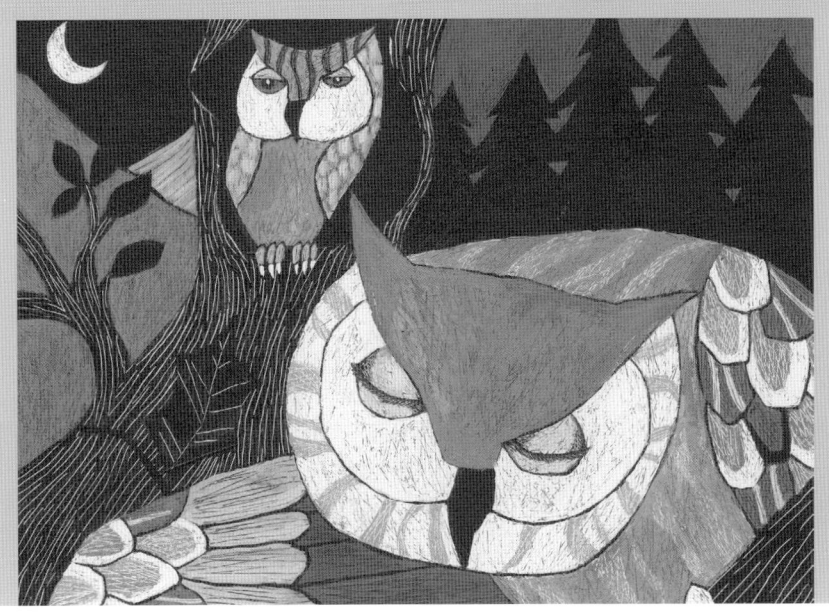

作業療法の知・技・理

山根 寛

Yamane Hiroshi

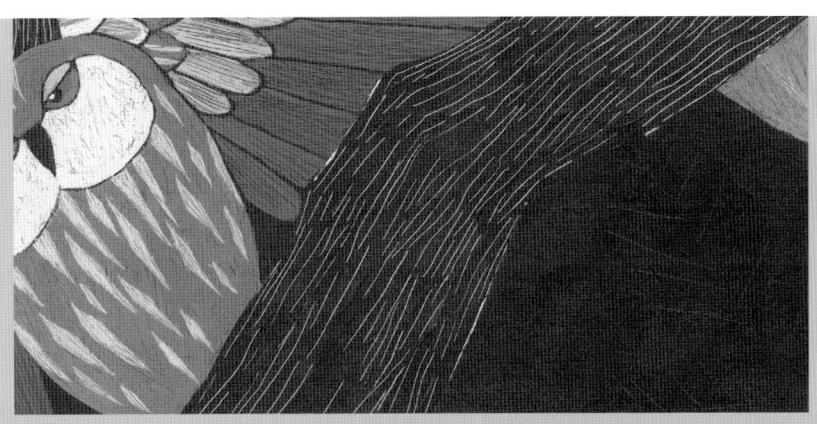

金剛出版

―序にかえて―

　気がつけば、齢60を重ねている。今までうろうろとしてきた時の流れの半分あまりを、ひとが日々の暮らしでしていることを治療や援助の手だてとする作業療法を生業としてきたことになる。作業を用いて病いや生活機能に支障がある人の治療や生活の援助・支援にかかわる作業療法という生業、時と経験を重ねれば重ねるほど、壁を越えれば越えるほど、新たな？（はてな）が現れてくる。それがまた、平凡で豊かな作業療法という仕事の奥深い魅力である。

　少し寄り道（今で思えば大切な寄り道であった）をしていたため、作業療法士の資格を得るため職を辞し、養成校に入学したのが、30歳になる年の春。もうすぐ2歳になる男の子が（長男）がいた。そして、朝は子どもを保育所に送り、夕方迎えに行って、夜は塾の講師で学費を稼ぐという生活が始まった。そんな自分の照れを「遅れてきた青年」と揶揄するように言いながら、作業療法士の資格を得ると、精神系総合病院に入職した。33歳、そこが終の働きの場と思い、病む人と共にある生活に身をおきながら、共にある場が自分の思いとは違う、自分の努力では変えることができない社会的構造の中にあることの限界を感じるようになった。

　そのような時に、大学への誘いがあり、「（そこの大学付属病院の精神科が）わが国の精神科作業療法の誤解（生活療法で形骸化した作業療法）を招いた元凶の場なので、10年は逃げない心づもりを」と、恩師冨岡詔子先生（元信州大学教授、佛教大学客員教授）に言われて意を決した。そして、「地域支援をフィールドにする」と、後戻りできない見得を掲げることで精神科病院における臨床への未練をすてることにした。教育・研究・臨床という何足ものわらじを履きながら、大学病院での臨床と地域生活支援の場をフィールドに、急性期の病状安定から生活支援まで、一貫した治療・援助のあり方を模索するという

生活が始まった。作業療法士になって7年，不惑の年であった。

　精神科作業療法への理解と自分や学生の臨床の場の構築のため，自由診療という形で大学の医学部付属病院に作業療法の場を設けて14年，やっと機を得て認可を得，精神科作業療法を開設して7年が経つ。自分に問い，人に問われて，ひとと作業やひとの集まりのことを考えながらの時の経過であった。そんな折，金剛出版の中村奈々さんより作業療法を伝える書籍刊行のお誘いがあった。2010年の春，期限は特に問わない，これまでの著作をまとめる形でよいということだった。それをきっかけに，自分にとって書くとは何だったのか，何を書いてきたのか振り返ってみて気がついた。確からしいという経験を初めて言葉にできたのは，作業療法の道に入って7年あまり経ってからのことであった。しかも，文字に表すという習性がなく，その折々に関心があることや請われて書いているため，系統だてて文字にしたものはわずかしかなかった。作業とは何か？　ひとが作業するとは？　作業を目的や手段として病いや生活機能に支障がある人に何ができるのか？　どのような効果があるのか？　つきない問いかけの答えを求める日々の営み，その時々の思いが風合いの異なる紡ぎの切れ端のように残っているだけであった。自分にとっては言葉にするまでの過程がもっとも大切で，言葉にした瞬間，もうその整いをすることなく，興味・関心は次のできごとに移っているためであった。

　　　　「われわれは，
　　　　　語ることができるより多くのことを，
　　　　　知ることができる」

　　　　　　　　Michael Polanyi (1892-1976),
　　　　　　『暗黙知の次元 ── 言語から非言語へ』より

とポランニーが言うように，体験し確かめたことをすべてを語ることはできない。しかし，この身が知り得たことはいくつもある。不十分ではあるが言語化を試みたものがある。そうした切れ切れのものを集めることで，何とか1冊分整った。

　今回，お誘いをいただいたことをきっかけに，雑多な文を整理してみた。そしてなんとなく，ひとが何か作業をする，作業活動ということをどのように考え，使っているかといった「作業療法の知」に関連があるもの，そうした作業療法のプロセスにおける治療・援助関係をどのように作るのかといった「作業療法の技」に関連がありそうなもの，そして作業療法という治療・援助構造やそれが展開されるひとの集まりや場など，作業療法のスピリットというか「作業療法の理」に関連するようなものが幾つかあった。計画することなく，意図することなく，求められることをおこない，おかしいなと思うことはしない。そういういつもの流れに沿うことで，この1冊が生まれた。

　書籍としての体裁のために表現を統一すること以外には，その時々に言語化した，発表当時のままとした。統合失調症のように用語変更があったものも，あえて発表当時のままにした。読み物的なものは，文字の視覚イメージとの関係からあえて平仮名表示にしているものもある。それぞれを書き人のその時の思いをくみ取りながら読んでいただけるとうれしい。そうした構成でもあるため，なぜそれを言語にしたのか，どのような意味をもっていたのかといった，自分の過去の言語化に対する思いを解題として加えてみた。すでに記憶の中で美化され加工されているであろうことを，その当時のまま見直す作業は，自己にとっての新たな回想法とでもいえるものであった。

CONTENTS

序にかえて 3

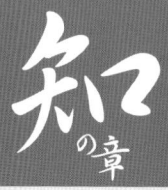

知の章 ── 作業活動の考え方使い方

発散的意識化を促す描画の利用　17
はじめに 17／Ⅰ 「描く」ことの特徴 18／Ⅱ 症例 私は話せない 19／Ⅲ 考察 24／おわりに 26

作業療法における物の利用
術後歩行困難となった接枝分裂病患者　28
はじめに 28／Ⅰ 症例 モモちゃんを治して 29／Ⅱ 経過 30／Ⅲ 考察 33／おわりに 39

退行現象を伴う寛解過程における作業活動の力動的観点からみた役割
精神分裂病少女の寛解過程より　42
はじめに 42／Ⅰ 症例 43／Ⅱ 経過 43／Ⅲ 考察 47／おわりに 52

作業療法と園芸
現象学的作業分析　55
はじめに 55／Ⅰ 作業療法と園芸 56／Ⅱ 園芸と周辺活動の現象的特性 57／Ⅲ 園芸の利用 62／おわりに 64

植物という命とのかかわり　66
はじめに 66／Ⅰ ひとと植物 66／Ⅱ 園芸と療法 67／Ⅲ 園芸療法の歩み 67／Ⅳ 療法としての要素 69／Ⅴ 園芸療法の適応と対象 70／Ⅵ 園芸療法の効果 70／Ⅶ 園芸の利用 71／Ⅷ 園芸療法の留意点 72

作業療法と音楽　74
はじめに 74／Ⅰ 「作業」を用いる療法 75／Ⅱ 作業療法における音楽 79／おわりに 85

記憶を呼び戻したピアノの役割
自殺未遂後記憶を失った分裂病患者の場合　88
はじめに 88／Ⅰ 症例 89／Ⅱ 経過 90／Ⅲ 考察 95／おわりに 100

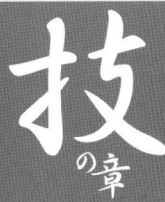

技の章 — 作業療法のかかわり

作業療法過程にみられるダブル・バインド
主体性を損なわない関わりを求めて　　105

> はじめに 105／I ダブル・バインドについて 106／II 作業療法過程にみられるダブル・バインド 107／III ダブル・バインド状況への対処 110／おわりに 114

「ふれない」ことの治療的意味
汚言に葛藤する患者の対処行動と自己治癒過程より　　116

> はじめに 116／I 対象の場 117／II 症例 118／III 経過 119／IV 考察 121／おわりに 126

作業療法における「つたわり」
ことばを超えたコミュニケーション　　128

> はじめに 128／I ことばとコミュニケーション 129／II ことばが「つたえる」働きを失うとき 130／III 発達とコミュニケーション 132／IV ことばを超えた「つたわり」の要素 134／V 「つたわり」を生かすかかわり 135／おわりに 137

からだの声に耳を傾けて聴くこころの声
身体化症状によりADL全介助となった少女の回復過程より　　139

> はじめに 139／I 症例 140／II 経過 140／III 考察 144／おわりに 148

幻想と現実の分離・再統合における作業療法の機能
統合失調症性強迫性障害・認知障害の事例より　　150

> はじめに 150／I 症例 151／II 経過 151／III 考察 157／おわりに 160

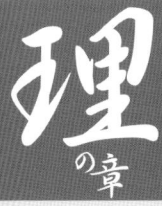

理の章 — 作業療法の視点

町の中の小さな畑から
慢性老人分裂病者を支える … 165

はじめに 165／Ⅰ 増える慢性老人分裂病者 166／Ⅱ 慢性老人分裂病者を支える小さな畑 168／Ⅲ 小さな畑に育ったトポスをめぐって 173／おわりに 177

分裂病障害にとっての集団と場 … 179

はじめに 179／Ⅰ 人と集まる理由 180／Ⅱ 分裂病者と集団，場 181／Ⅲ 集団と作業活動 184／Ⅳ 作業療法で集団を用いる 184／おわりに 187

パラレルな場（トポス）の利用 … 189

はじめに 189／Ⅰ パラレルな場の生まれた背景 190／Ⅱ 場（トポス）の構造と特性 191／Ⅲ パラレルな場の効用 191／Ⅳ パラレルな場の適応 192／Ⅴ 場に生じやすい問題と課題 195／Ⅵ パラレルな場を生かすコツ 196／おわりに 198

「パラレルな場」という治療構造：
ひとの集まりの場の治療的利用 … 200

はじめに 200／Ⅰ 「ひとの集まり」と療法 201／Ⅱ パラレルな場 203／おわりに 206

コミュニケーションとしての作業・身体 … 208

はじめに 208／Ⅰ 身体観：心身二元論の世界 208／Ⅱ 身体観：心身一如の世界 210／Ⅲ 日常と身体：身体図式と身体像 212／Ⅳ たとえばリンゴを 212／Ⅴ 「やまい」や「しょうがい」による関係の喪失 213／Ⅵ コミュニケーションとしての作業・身体 214／Ⅶ エピソード 215／おわりに 217

心身統合の喪失と回復
コミュニケーションプロセスとしてみる作業療法の治療機序　219

　はじめに 219 ／ Ⅰ 心身統合の喪失 220 ／
　Ⅱ 作業療法の治療機序 224 ／おわりに 230

作業療法とスピリチュアルケア
作業を通して生活（史）を聴く　233

　はじめに 233 ／ Ⅰ いくつかの別れ 234 ／ Ⅱ 生活（史）を語ること，聴くこと 236 ／ Ⅲ 作業療法士として 237

泣く・笑う
悲哀の仕事と作業療法　239

　はじめに 239 ／ Ⅰ 作業療法で出会った泣き笑い 240 ／ Ⅱ 作業療法にみられる悲哀の仕事と情動 243 ／ Ⅲ 作業療法のアプローチ 246 ／おわりに 247

愛しあい，結ぼれ，命を宿し，産み，育てる
障害がある人たちの生活支援をICFの視点から　249

　Ⅰ なにをいまさら，そしてまだ？ 249 ／ Ⅱ「なにをいまさら」という思い 249 ／ Ⅲ「そしてまだ？」という思い 250 ／ Ⅳ 病いと障害を生きる人たち 251 ／ Ⅴ 共に生きる 254 ／ Ⅵ そして，今 255

地域の人々への啓発：気づきと学びの泉「拾円塾」　257

　Ⅰ 気づきと学びの場「拾円塾」257 ／ Ⅱ 社会復帰病棟で暮らす　社会復帰が可能な人たち 257 ／ Ⅲ 家があっても帰る家がない　それならアパートへ 258 ／ Ⅳ 病院を出て3年かかった　自分自身のリハビリテーション 259 ／ Ⅴ なんとか教か？　なんで掃除してんね？ 259 ／ Ⅵ ただは気いゆるむから10円もらって「拾円塾」261 ／ Ⅶ「ありがとう」って言われる仕事がしたい 262 ／ Ⅷ「たかが拾円，されど拾円」気づきと学びの場 263

あとがきにかえて　265　　Index　266　　初出一覧　269

作業療法の
知・技・理

知の章

作業活動の考え方
使い方

作業とは何か，ひとが作業するとき，その心身のどのような機能が必要なのか，何が生じるのか。作業を目的や手段として，病いや生活機能に支障がある人にかかわることで，何ができるのか，どのような効果があるのか。そうしたつきることのない問いかけを自分自身に続けながら，少しずつ，これはという「確からしさ」のようなものを感じるようになったのは，作業療法士になって，7，8年あまり経った頃であった。

　この章では，そうしたひとが何か作業をする，作業活動ということを，私が作業療法士としてどのように捉え，使ってきたか，臨床の日々で得られた「作業療法の知」とでもいう作業活動の考え方使い方の「確からしさ」を折々に言葉にしたものを集めた。そのためか，この作業活動の考え方や使い方に関するものは，自分の経験を言葉にし始めた1990年代前半に書かれたものが多い。

発散的意識化を促す
描画の利用

はじめに

　通常の作業療法場面での作業活動や言語を介した関わりの中では，ある程度関係ができても，本人が無意識に抑圧しているものはもちろんのこと，抑制しているものは表出されないことが多い。抑圧されたものは症状や代償行為に変形した形で現れるか，精神症状が悪化し抑圧や抑制の力が弱まったときなどに，暴発のように現れる。しかし，前者では症状に苦しみ，後者では後で本人の自責感を高めることが多く，発散やカタルシスにつながるものではない。

　自我の脆弱な分裂病圏内の人たちには，抑圧・抑制されている内容にも，回復段階にもよるが，抑圧されたものは意識化されないままのほうが危険が少ない場合もある。しかし一方で，治療者と患者との間で共通の治療目的をもつためには，自分に起きている不安，焦燥感，イライラなどの原因がある程度明確になることが必要な場合もある。

　「描く」という行為は，言語表出に比べてより発散的な意識化の手段，すなわち描画という精神性と身体性を伴った表出を通して葛藤を意識化する手段として，作業療法の関わりのなかで利用することができる活動である。本論ではこの「描く」ことの仮説機能を明確にすると共に，その機能を利用して，一見相反すると思われる発散効果を伴った意識化に至った症例を通し，描画機能の適応について考察した。

I 「描く」ことの特徴

　「描く」という活動は，私たちが知覚し経験し，イメージとして捕らえているものを，視覚を通して意識し認知できる形で表出する活動と言える。描画表現は言語に比べ，言語中枢という知性化のフィルターを通ることが少ないため，無意識のイメージと意識されたイメージが一緒になって表出される。そして「描きながら見る，見ながら描く」という繰り返される行為を通して，無意識のイメージが意識され客観的に把握される。こうした表現手段としての特徴は，絵画療法の範疇で利用されていることであるが（徳田，1975；1982），作業療法の視点から注目したいのは，表出の過程である。それは描画行為が主として用具を使用し手を使うことで，手の機能と同一化した身体運動を伴うという点である。

　整理すると，次のような特徴をもつ作業活動と言える。
　①身体運動を介したイメージの表出（身体エネルギーの使用）
　②主に手で筆具を使用して表現（手の機能との同一化）
　③意識，無意識レベルが混在して表出（無意識の表出）
　④見ながら描く視覚を通した客観化（視覚化，意識化）
　⑤目と手の協調運動（意識的な感覚系と運動系の協調）

　このような「描く」ことの特徴が，一見相反する発散やカタルシスを伴った意識化，コミュニケーションの補助という機能につながると考えられる。

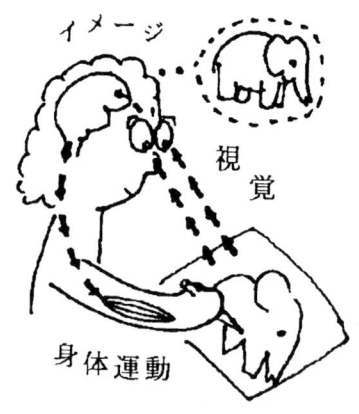

図1　「描く」シェーマ

II 症 例 ── 私は話せない

1. 症例紹介

Eさん。女性，47歳（OT開始時），27歳初発時精神分裂病と診断され，4回の入院経験がある。2子があるが現在は独立し，夫・姑との3人暮らし。

2. 生育歴，現病歴

3人姉弟の長女として生まれる。口数の少ない温和な性格で，学校時代の成績は中の上程度であった。高校卒業後，某大手の衣料品メーカーに就職する。20歳頃，職場で盗人扱いされていると被害的になり，上司に相談したことがあるというが，同僚ともよく旅行やスキーに行くなど交流も多く，勤務状態は普通であった。25歳（昭和3Y年）のときに見合いで結婚する。

結婚後3カ月目に一過性の精神変調を来すが，特に治療を受けることもなく自然寛解する。翌年妊娠中に再燃，ぼーっとして身の回りのことを構わなくなり，ぶつぶつと一人でつぶやいていたり，神社に出かけたまま一晩中歩き回っていたりするようになる。出産後増悪したため，産後3カ月目（X年5月）に受診し精神分裂病と診断され入院となる。初回は3週間で退院するが，1日で再入院となり3カ月後に退院となる。第2子（年子）出産後も同様に再燃し1年近く入院する。そのため2人の子どもの乳児期の養育は，同居の姑がおこなう。

その後28歳のときに1年余り入院するが，以後は外来で通院している。家では一応炊事などの家事はしているが，夫に女性ができ夫婦の接触はない。夫と同じ食卓では十分な食事ができず，間食したり夜中に菓子やスナック類を過食するようになる。症状は安定せず，時に姑に対し被害的なイライラ感から粗暴な行為を働くという状態が続いた。そのため，何度か離婚話も起きた。

そして，子どもが独立したり大学入学で家を離れ，姑と夫との3人暮らしが始まった頃「人とうまくつき合えない，主人もお前はおもしろくない人間だという。何とかしたい」と訴え，主治医の紹介でX+21年1月，作業療法開始となる。処方目的は対人関係の調整と症状の抑制であった。

3. 作業療法経過

1）1期：私は話せない。X+21年1月～8月

午前中は家事があるので，午後他の人と話ができたり一緒に過ごせる時間が良いという本人の希望で，比較的外来の参加者の多い絵画とミーティングの2グ

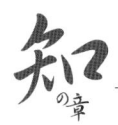作業活動の考え方使い方

ループ，週2回の参加で作業療法開始となる。参加当初は，ミーティンググループでは「家に居ても，しんどうて，しんどうて何もできない。食事も作れなくて……」と話し始めると，数十分息もつかないほど話し続け，他者の話を聞くゆとりはまったくない状態であった。絵画グループでは具象物を少しスケッチする程度で「私下手だから」と口数は少ないが，グループ後に個人面接を求め，うんざりするほど話しながら，最後に「私何も言えないんです。話せないんです」と言っては帰る日が続いた。

　自分が孤独であることなどを繰り返し話し，皆に聞いてもらえて嬉しいありがとうと言うようになるが，今しゃべり続けていたかと思うと，沈みこんでしまったり，急に元気になったりで，グループの皆が振り回されあっけにとられる。個人面接では姑に対する両価的な内容も少しは聞かれたが，話の主体は自責的な内容が多い。生活面では気分の変動が激しく「食べてばっかりで困るが，食べるとスッキリする。我慢すると余計食べてしまう。どうしましょう」と言いつつ，食事以外の過食が続いていた。過食については，体を壊さないために味わってゆっくり食べることや，夜中に食べるよりはたとえ一人であってもお茶の時間を作り，おいしく優雅に食べてみてはといった助言をする程度で，主訴を受け入れ支えるサポーティブな時期であった。

2) 2期：スッとしたけど。X+21年9月〜X+22年7月
　「家に居ると不満が溜まって爆発しそうです。でも爆発できないんです」と訴え，「何も話せません。何もできません」と何度も電話をかけてきたりするようになる。過食は自責の念を強め，言語は抑圧された攻撃衝動の発現の恐れから目的的な表現手段を失っていると思われた。あれこれしてみるというが，作業療法で皆がしているような活動は何をしても手に付かないため，気分をスッキリさせるのに役に立つかもしれないからと，面接前に発散的ななぐり描き［ナウムブルグやウィニコットの投影的方法（中井，1977）とは異なり幼児の乱画に類する］を試みることになった。

　初めは何度描いても「描こうと思っても，これしか描けません」と幾何学模様を描き並べるだけであった（図2）。そのためしばらくは，落書きのように気楽に描けるようにと，治療者との交互色彩分割（図3）を用いたり，思いっきり色を塗りつけるなどの方法を用いた（図4）。交互色彩分割の後のなぐり画きでは，強い筆圧でクレパスを何本も折りながら，黒や赤，紫といった色を塗りこめるようになる。そうして立て続けに4，5枚描いてみたり，「何かスッキリするけど，こ

の色きついですね」と淡い色を使ってはみるが，最後に黒で鋭線を描いたりする。1カ月ほどすると線が柔らかくなってきて，再び通常の面接にもどる。

　面接では，これまでの自責的な内容に対し，宗教や習慣の違う家に嫁ぐが夫は姑の肩をもち，自分の入る余地がなかったこと，姑に対する不満などが少しずつ聞かれるようになる。それにつれ，話せないという訴えは少なくなり，喜怒哀楽の感情変化に伴う表現も次第に聞かれるようになった。そして痩せたい，今の生活を何とかしたいと言い，ビューティースクールに通い始めたりする。一方作業療法では，食生活を含めた生活相談と料理のレパートリーを増やしたいとの希望で調理グループへの参加を開始する。しかし，人とのごく普通の関係や挨拶の意味など，当り前と思われることがわからない，できない，人の気持ちがわかりませんということは相変わらずであり，自己洞察の必要な内容については，すべて「わかりません」と切り放してしまう。

　抑圧された過剰エネルギーの発散解放という1過程を超えた期間である。

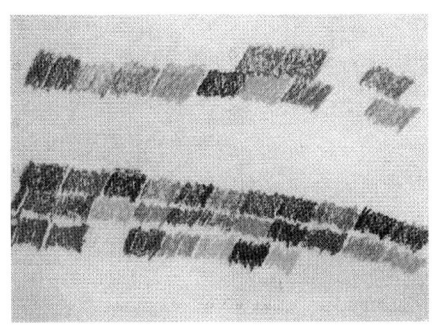

図2　自由画

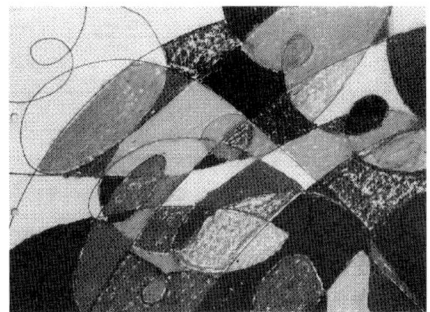

図3　交互色彩分割

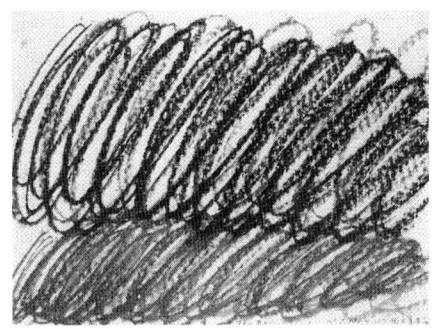

図4　自由画

発散的な意識化を促す描画の利用

作業活動の考え方使い方

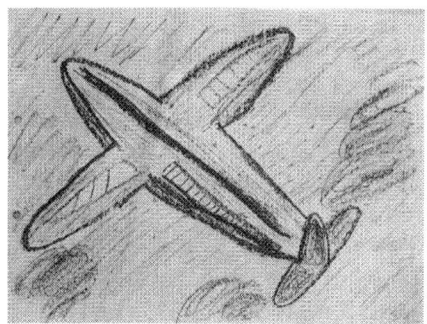

図5 「夢」

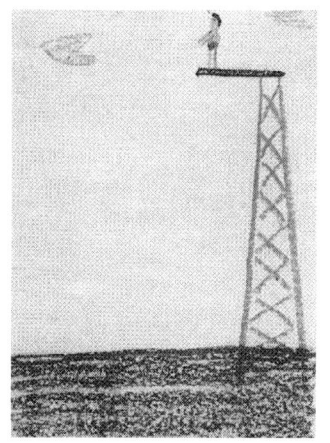

図6 「勇気」

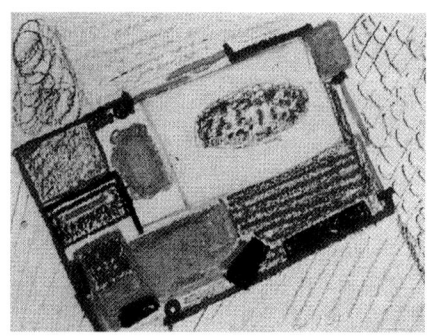

図7 「自由」

3）3期：本当の気持ち。

X+22年8月〜X+23年9月

一時的には生活相談などが生活の改善にもつながるが，グループへの参加も途切れがちになる。毎日のようにプログラムの希望が変わったり，離婚する，しないと気持ちの揺れが大きくなる。「何かモヤモヤがあります。前より話ができるようになって嬉しいのに，まだ話せない気分が残って困ります」と言うようになり，話す手助けにと絵画面接を再開する。描くことへの抵抗は少なくなっているが，何か描くものを言って欲しいとの希望があり，差し障りのない内容から始め，誘発線描画や少しずつ患者が表現したいと思われる課題を提示する方法を取った。

「夢」という題に飛行機の絵（図5）を描き「飛行機に乗って，どこかへ行きたい」と言う。「勇気」という題のときは飛び込み台に立つ人の絵（図6）を描き，「いまの私は思い切って飛び込めば何でもないのかもしれないが，よう飛び込めんでいる」と話す。「自由」という題に対して，自分の部屋の絵（図7）を描いた後の感想では，「なんでこんな絵描いたんやろ。私が自由なのは，一人で布団に入ってお菓子を食べているときだけなんや，寂しいな」と言うなり，大声で泣きだし「お父さん（夫）が好きなのに，私を振り向い

てもくれない」と声を絞り出すように叫んだ。治療者としては，どうしようもない現実の痛みをじっと聴く時期でもあった。

　こうして，「自潰できない腫れあがった膿瘍」に軽くメスを触れるような思いの課題画を続けるなかで，絵に現れる自分の本当の気持ちを意識し，言葉で表現するようになる。最後の入院のときから，夫に女性ができ自分に触れなくなったことへの不満，それでも自分は夫と暮らしたい，夫婦として話がしたい，話を聞いて欲しいといった気持ちや，姑への乱暴は夫への恨みの八つ当たりのような気がしますといった気づきを口にするようになる。夫に対するアンビバレンツな気持ちが語られるようになった時点で，面接に絵画は不要になった。

　抑圧されたものが解放される過程では，治療者のひざ枕で泣いてみたいと口にするなど，治療者を夫の代理にという感情が起きたり，アパートを契約し家を飛び出すなどのアクティングアウトも，何回かあった。今にして思えば，治療者への抵抗も含んでいると思われる陽性的な転移表現に対しては「ご主人に振り向いてほしいんですね。ご主人に代わることはできないけど，ご主人に言ってみたいことを話してみませんか」と受け，泣きじゃくりながら話される思慕の思いやいっそ別れてしまいたいという心の動揺を聞く日が続いた。このように抑圧されたものが意識化されることで，自分自身の現実検討，障害の受容という大きな課題に直面することとなった。

　描画の助けを通し，本当の自分の気持ちを少し表現できるようになり，現実に直面することになった時期である。治療者としては日々エネルギーを吸い取られるような思いの時期であった。

4）4期：私は母になる。X＋23年10月〜

　現実に直面した中で，再び離婚するかしないかという，大きな気持ちの揺らぎが起きる。しかし，主治医や担当ケースワーカーの支えもあり，「妻として扱ってもらえないのは情けないが，子どもが卒業したら戻って来ると言ってくれるし，Eの家にいることにします」と，少しずつ妻より母親になることを自分に言い聞かせ始めるようになる。

　そして，作業療法ではもう少し普通の主婦のようにいろいろなものが作れるようになりたいと，調理のグループに参加し，そこで練習したものを家で作ってみたりするようになる。決して平坦な道ではないが，家事を中心に週1回の調理（作業療法室勤務のNs担当外来グループ）に参加し，何とか自分の現実を通した生活が続いている。女性ケースワーカーが日々の生活相談，男性のOTRが「駆

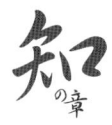

作業活動の考え方使い方

け込み寺」のような危機介入の役割をとるが，初孫もでき，地元に就職の決まった子どもの卒業を待つ今は，年に2,3度報告を兼ねた話を聞けばすむ程度になっている。

Ⅲ 考 察

　以上の経過をまとめて見ると，表1のようになる。この症例は，見合い，結婚で表面化した依存的で未熟な性格に起因する不安，宗教や習慣の異なる新しい環境の中で生じた夫や姑に対する葛藤が，妊娠出産に伴う母性の自覚形成という新たな課題と身体的不安定の中で，増悪顕在化したと推測される。

　そして一応の寛解はするものの，病気である引け目，外に女性を作り自分を避ける夫への不満，それでも嫌われたくないというアンビバレンツな思いの中で，本当に言いたいことは抑圧により潜在化し，過食や姑への粗暴行為という代償行為で現れていたり，誘発因がある度に症状の再燃という形で表出されていたと言えよう。

　しかし過食や止まることを知らないようなおしゃべりでも代償しきれずに，何も言えない，話せないという主訴になっていたと言える。そしてこの抑圧された衝動のエネルギーが，なぐり画きなどで手を動かして描くという身体運動エネルギーに形を変え解放されたと考えられる。1期で人とうまく付き合えない，話せない，という主訴を受け入れ，訴えを聴き続けた8カ月という準備段階があったこと，そしてこの激しい攻撃衝動とその発現に対する恐れが言語の表現機能を失わせている限界の段階で描画を用いたことが，この発散の効果につながったと言える（松井，1974）。また他の効果要因として，治療者と共におこなう交互色彩分割が，治療者が衝動の解放の責任を負う形で治療関係を形成する手助けになったこと，なぐり画きが無意識の可視化を図る課題よりも発散的な役割をもつ作業課題であり，この患者の自我の機能水準に適していた（松井，1974）ことなどがある。

　この発散により自責的発言という内に向いていた攻撃性が，夫や姑への不満として外に出されるようになると，自分に対しては痩せたい，今の生活を変えたいという願望が起きている。しかしこの段階では，自分や他者の感情に関することなど洞察が必要な内容に対しては，すべて「わかりません」と否定しており，葛藤は潜在したままであった。したがって，食生活相談などで現実生活の改善が進めば進むほど，もっと本当の気持ちを出してしまいたいという思いが強まり，再

表1 作業療法の経過報告

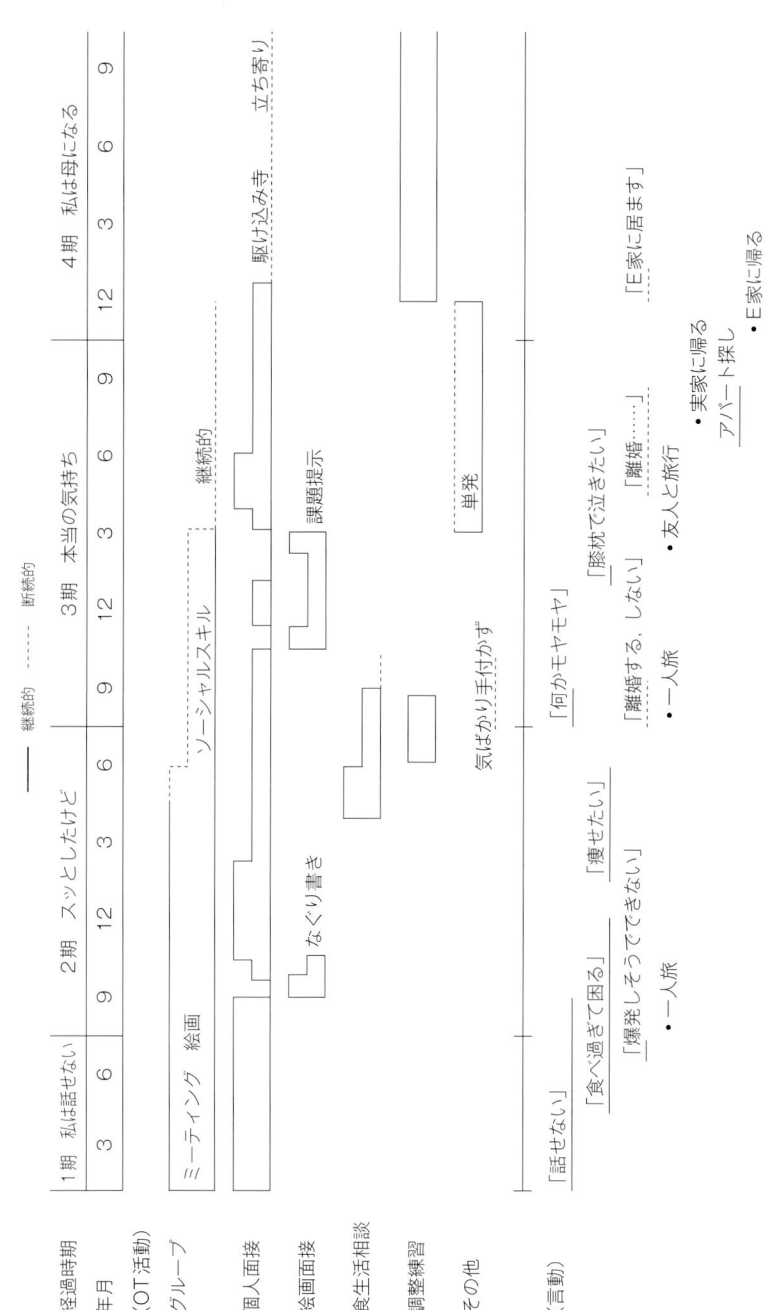

度の離婚騒ぎにまでなったものと思われる。そうして再び言語的関わりの限界を迎え，治療者がこれが口に出せれば少しは楽になれるのだろうか，まだ早すぎるのだろうかと思いながら課題を提示していったことが，意識化の代理自我の役割を果たし，表出を助けたと考えられる。このような課題画面接は多大な侵襲性を伴うものであり，対象者の自我機能水準と治療者患者関係の在り方によっては非常に危険な手段になる。この症例の場合は中井が分裂病の寛解過程における描画の利用で示唆した過程（中井，1974）よりはまだ安定しており，「自潰できない腫れあがった膿瘍」と表現したように介助があれば表出できる時期であったこと，そして，比較的客観的な距離の取れる陽性的な転移感情がベースにあったため利用できたと考えている。

おわりに

絵画を使用する場合，絵画療法との相違について問われることがあるが，非言語的接近に対する注意や適応は，通常の絵画療法と同じである（中井，1972；1976）。ただ作業療法の特徴が，作業活動を介して今起きていること体験している事実をいかに用いるかという点にあることを考えると，絵画の無意識の表出に基づく洞察を主目的とする精神療法的使用より，発散やコミュニケーションの補助手段としての利用が主となる。しいて言えば絵画というより，「描く」という作業活動の一つとして，より広くその機能を利用していると言える。

提示した症例においても，実際の作業療法の治療過程では，手芸，調理，食生活相談，ミーティンググループ，ソーシャルスキルグループなど，多くの作業活動や集団場面を，サポーティブに訓練的にと，その時々の必要性に応じて使用した。そして自分なりの生活になじみ，適応技術の学習という段階に入ってからは，再び具体的な生活や趣味に関する作業活動が主体になっている。

今回は描くという行為の機能の一利用について，症例を通して報告したが，さらにOccupationの原点に立って，作業活動の機能を見直して行きたい。なお，本論は第23回日本作業療法学会に概要を発表したものである。本論をまとめるにあたり，貴重なご指摘とご校閲を賜った松本雅彦教授に深く感謝いたします。

注

　誘発線描画法は，中井が試みとしておこなった省略された線による「省略ぬり絵」が契機になって試みられるようになった。対象者の前で治療者が画用紙に単純な線を描き（山型，波線など特に定形はない），その線を元に対象者に絵を仕上げてもらい，話を聞くという方法で，侵襲性が低いことやスクイッグルよりも治療者の抵抗感が少ないことが報告されている。

文　献

後藤多樹子他（1983）"誘発線"（仮称）による描画法．芸術療法 14；51-56．
松井紀和（1974）精神分析と絵画療法．芸術療法 5；21-24．
中井久夫（1972）精神分裂病の寛解過程における非言語的接近法の適応決定．芸術療法 4；13-25．
中井久夫（1974）精神分裂病状態からの寛解過程——描画を併用した精神療法をとおしてみた縦断的観察．宮本忠雄編：分裂病の精神病理 2．pp.157-217，東京大学出版会．
中井久夫（1976）"芸術療法"の有益性と要注意点．芸術療法 7；55-61．
中井久夫（1977）ウィニコットのSquiggle．芸術療法 8；129-130．
中里均（1978）交互色彩分割法．芸術療法 9；17-24．
徳田良仁（1975）絵画療法 1～3．理学療法と作業療法 9（5.6.7）．
徳田良仁他（1982）絵画療法．徳田良仁，式場聰編：精神医療における芸術療法．牧野出版．

　描画は，その精神内界の投影機能を，診断や精神分析療法の補助手段として利用されている。しかし，描かれた描画を解釈するという治療者主体の利用は，対象者に自分の心の内が見透かされるのではないかという，内面の露呈に対する抵抗が生まれることがある。芸術療法でおこなわれている絵画療法を追試しながら，作業という共有体験を通して関与する作業療法士として，描画行為そのものを治療手段として用いることはできないかという思いが常にあった。
　そうして作業分析から気づいた，行為としての描画の①身体運動を介したイメージの表出（身体エネルギーの使用），②主に手で筆具を使用して表現（手の機能との同一化），③意識レベルと無意識レベルが混在して表出（無意識の表出），④見ながら描くという同時進行による意識化（視覚化，意識化），⑤目と手の協調運動（意識的な感覚系と運動系の協調），といった特徴を生かした利用をするようになった。
　本論は，この描くという行為の身体性と精神性の相互性による，一見相反する発散的な意識化という描画行為の機能の利用を症例を通して示したものである。

（初出：作業療法9巻2号，1990年）

作業療法における物の利用

術後歩行困難となった接枝分裂病患者

はじめに

　「うまくできてないし，捨ててください」と残された作品。言葉通りに捨ててしまい，何となく埋めることのできない距離ができたり，「あずかっておきましょうね」と大切に保管したことで，ちぐはぐしていた距離がすっと埋まることがある。このように，作業療法の関わりにおいては，その作品の扱い（山根，1989）や場合によっては患者の持ち物，使用している器具といった物（object）の扱いが，治療者患者関係の成立や治療の進展に大きく影響する。

　治療過程における物の役割やその利用については，精神分裂病の寛解過程において見られる退行現象などと関連して，2, 3の報告（井上，1985；阿部，1987；牛島，1982）がある。これらは，Winnicottが言う「移行対象」[transitional object (Winnicott DW, 1979)] の概念に関係したものである。作業療法の分野では，松浦（1990）の患者との人形づくり，そして間接的には銀山ら（1986）の人形を使った即興劇も，物を介した対象関係の利用の一つと言える。

　本論では，症例を通して作業療法過程における物の意味や役割，物を介した対象関係（object relationship）についてまとめたものを報告する。症例は，術後の不安などから独歩困難となり，患者の持ち物であった人形を介して治療関係が成立し，治療上のいくつかの危機を乗りこえ，再び歩けるようになった接枝分裂病の女性である。

I 症　例──モモちゃんを治して

　女性，59歳（作業療法開始時），接枝分裂病。4人姉妹の次女で，2歳のとき，脳膜炎（meningitis）に罹患し，その後遺症で精神発達遅滞となる。IQ は不明であるが，日常生活の観察からは borderline intelligence level と思われる。長女は患者が33歳のときに，三女は患者が1歳半のときに死亡。両親と同居していたが，父親に続いて数年後に母親が亡くなってからは（患者55歳），夫を亡くした末の妹親子と同居していた（図1）。その他の生育歴等に関する情報は入手できず，詳細は不明である。

　母親が死去してしばらくして幻視・幻聴と思われる訴えがあり，不眠が続き Y 病院に入院（初回，56歳），その時に接枝分裂病と診断された。入院して2年目に急性腹症をおこし，その治療のために筆者の勤務していた病院に転院し，急性すい臓炎，胆嚢炎の疑いで手術を受けることになった。手術は成功したが，術後15週くらいまで38.9度の熱発が続き，臥床を余儀なくされた。術後2カ月，下肢の硬直がみられるようになり，ベットサイドにて理学療法士により運動療法が開始される。しかし術後4カ月，下熱後も体を動かすことへの不安が大きく独歩困難なため，精神科担当医より情緒の安定と起居移動の自立援助を目的に作業療法の処方が出された。

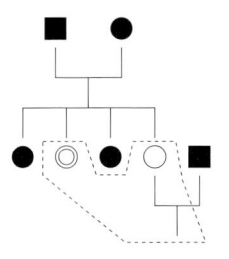

図1　発病時の家族構成

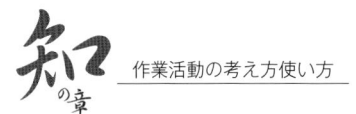
作業活動の考え方使い方

II 経過

作業療法処方時の状態と方針を表1に，経過を表2にまとめた。経過を4期に分けてみることにする。

表1 作業療法処方時の評価・目標

初期評価	IQ	borderline intelligence level 寡黙，言語コミュニケーション可
	情緒	身体を動かす事への不安が大きい
	身体	下肢全体の軽度廃用性萎縮 屈筋群の軽度拘縮 歩行への身体機能的支障無し 心因性歩行障害の疑い
	移動	車椅子使用
	生活	人形との世界が主 ほとんど臥床，ほぼ全面介助
理学療法の内容		ベットサイドで他動運動 座位・起立訓練
作業療法の目的		不安軽減，情緒安定 起居移動の自立援助

1. 1期：「歩かない，歩けない」術後から作業療法開始

処方時病棟に面接におこなったときは，膝を抱え込むように体を丸め，ベットの中で毛布にくるまっていた。言語によるコミュニケーションは可能であるが，寡黙で初対面者に対する緊張の高さがうかがえた。ほとんど1日中ベットで寝てすごし，看護婦に両腋を支えられながら数m位歩くこともあるが，通常の移動は車椅子で人に押してもらうという状態であった。他動的な四肢の動きに対しても，全身をこわばらせるため，覚醒時には徒手他動運動も困難であった。

熟睡時の徒手検査では，長期臥位による下肢全体の廃用性萎縮，屈筋群の軽度拘縮が見られたが，立位や歩行に大きな支障をきたすとは思われない程度であった。

2. 2期：「人形を通した関係づくり」開始～1カ月

術後，意識を回復してから，うす汚れた体長40cm位の手作り（作者不明）と思われる稚拙な人形を離さず，いつも抱いたり話しかけていた。毛布にくるまったままの患者に対し，どのように関わっていこうかと考えながら病室に通い，それとなく人形に話しかけをするようにした。人形の話になると笑みが浮かび，しばらくして「モモちゃん」と人形の名前を教えられた。

それから「モモちゃん元気」が挨拶代わりになる。人形への関わりと共に少しずつ患者の身体に触れることも可能になり，全身のリラクゼーションと機能回復を目的に他動運動を開始した。人形と患者の関係に気づき，人形を通して間接的に患者との関係づくりを始めた時期である。

表 2　作業療法の経過

経過時期			1期			2期		3期		4期	
手術後経過月	1	2	3	4	5	6	7	2	3	8	9
OT開始後						1			3	4	
できごと	・手術のため転院 ・手術 熱発臥床		・PT処方		・OT処方 ・ドレン抜去解熱下降				・精神科病棟へ転棟 ・人形壊される ・人形修理		・退院	

［OT活動］

支持行動　――――――――――――――――――――――

起居移動を指導・訓練　　座位　立位　室内歩行／室内歩行
　　　　　　　　　　　　　　　　　　　散歩　　　散歩

人形を介した関わり
　　人形を介した話しかけ　――――――
　　人形を介した他動運動　‐‐‐‐‐‐‐‐‐‐
　　　　　　　　　　　　　　　人形を抱いて散歩　――――――

継続的 ——　　断続的 -----

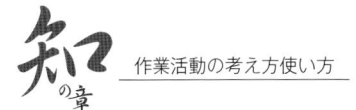
作業活動の考え方使い方

3．3期：「他動運動から歩行へ」開始2カ月〜3カ月

　人形に話しかけながら，患者におこなう予定の運動を人形相手に遊ぶようにしておこない，モモちゃんの後はHさんと言って，人形にしたのと同じ働きかけをおこなうようにする。1カ月余りして，モモちゃんと散歩できるように，を合言葉に，座位から立位，室内歩行へと進める。次第に人形を仲介にしなくても直接の関わりがもてるようになり，2カ月余りすると，人形を抱いて治療者と手をつなぎ，室外の散歩にも行くようになる。

　術後の経過も安定しているため，この時点で，合併症病棟から精神科病棟へ移ることになった。人形を介した関係づくりから直接の働きかけへと進んだ時期である。

4．4期：「新たな危機を乗り越えて」開始3カ月〜4カ月

　転棟直後は，一時的に失禁や歩行困難などの退行症状がみられたが，病棟に訪問して関わりを続け，2，3日で落ちつきを取り戻した。しばらくは身体を震わせて人形を堅く抱きしめたままであったが，落ちついてくると，人形を抱いてあやすように話しかけながら，少しずつ病棟内を歩くようになり，再び治療者との散歩にも出かけるようになった。

　安堵も束の間，やっと新しい環境になれ始めたとき，ある患者がその人形を取り上げ，足を引きちぎってしまうという事件が起きた。そのショックで，「モモちゃんが死んだ。恐い恐い」と言い，パニック状態となり，再び全面的な介助が必要になった。新しい人形が弁償されるが，モモちゃんと違うと受け取ろうとしない。病棟の看護とのカンファレンスで，作業療法室でモモちゃんを治してもらおうという話しかけを患者におこなうことにする。患者とは，Hさんの手術が成功したように，作業療法室でモモちゃんを元通りに治すから，また一緒に散歩をしようという約束をし，引きちぎられた人形を修繕した。

　元通りになった人形を見せると「モモちゃんが生き返った」と，笑みを浮かべほおずりをした。それまでの全面介助の状態が信じられないほどの回復であった。そうして作業療法開始から4カ月，身辺の行為も自立し，人形を身の回りの品と一緒に紙の袋に入れて，「ありがとう」と言って退院して行った。

Ⅲ　考　察

本症例における「人形という物」の意味や役割，人形を介した対象関係の変化を考察し，さらに作業療法の場における物の意味と役割や，物を介した対象関係の変化についてまとめた．

1．人形が果たした役割

作業療法経過にそって，人形を介した対象関係の変化と人形の役割についてまとめると図2のようになる．

作業療法開始時は，患者は転院，手術，初めての病棟といった環境急変によるさまざまな対象喪失［object loss（小此木，1989）］体験を伴う危機状態にあった．そしてこの危機状態を，唯一自分につながりがありなじみのある人形に依存する形ですごしていたと考えられる．このときの人形は，不安や危険がいっぱいの現実から患者を保護するもの，時に鎮静剤のように気持ちを落ちつけてくれるもの

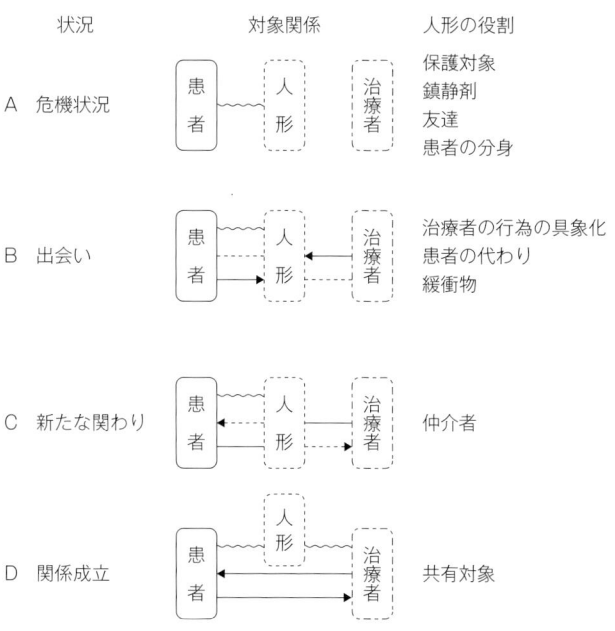

図2　人形を介した対象関係と人形の役割

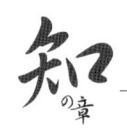

や友達としての役割を果たしていた（図2-A）といえる。ある意味では，人形は患者の分身としての役割をしていたとも考えられる。

そうした時期の治療者の接近は少なからず侵襲的なものであるが，治療者が人形に親しく話しかけるという間接的な関わりから，治療者患者関係への糸口が生まれたものと考える（図2-B）。この時期の人形は，患者にとってはそれまでの保護者，友達もしくは自分の分身という役は変わらないが，治療者にとっては，患者に対して治療者の行為を分かりやすくする（具象化）役割を果たした。また人形が緩衝物として働き，患者の気持ちに不用意な介入をしないですむ心理的距離を保つ役割を果たした。

そして，人形を含めた治療者との関係ができはじめ（図2-C），歩行訓練が可能となり，人形を介さなくても関係が持てるようになった（図2-D）といえる。この関係が成立する過程では，人形は患者にとって友達であり，保護者であり，治療者の仲介者の役を果たしていたと考えられる。病棟が変わった時期の退行状態は，一時的な危機に対し図2-Aの段階に戻ったものと思われる。

また，人形を壊された時は，患者にとっていつも自分の危機や不安に際し共にいてくれた対象を失い，この対象喪失に伴う情緒的な危機に対する反応（小此木，1980）として，パニックとなり引きこもったと考えられる。したがって，人形が修繕され，患者にとって死んだと思われた人形が生きかえったことで，それを契機に，自分が受けた手術による外傷体験に対する補償の意味も含めて，手術という危機状態を与えた転院先である病院やスタッフとの関係が成立し始めたともいえる。

経過全体を通してみると，患者にとっての危機状況において，退行現象を伴った危機の回避，さらに危機状況から再び現実に対処できるようになるまで，人形が図2のようにその時々に応じいくつかの役割を果たしていたとみることができる。本症例が接枝分裂病であることによる関わり上の特異性，媒介となった物が象徴的な要素を持ちやすい人形であることの影響も部分的にはあると思われるが，基本的には，精神発達遅滞を伴わない症例の退行状態（飛鳥井，1986；Balint M，1978）や寛解過程（永田ら，1976；永田，1976；中井，1974）に見られる対象関係と同様と考えられる。

2. 物の意味と役割

人形「モモちゃん」は，治療者にとっては最初はうす汚れた稚拙な人形でしかなかったが，患者にとっては特別な意味をもっていた。このように物は，その文

化圏における比較的普遍的といえる一般的な意味や価値をもつとともに，個人にとっての固有の意味や価値をあわせもつ。症例で人形がはたした役割をふりかえりながら，物の一般的な意味や役割と固有の意味や役割についてまとめる。

　まず一般的な意味と役割であるが，治療者が人形に話しかけるのを見て患者が安心したように，たとえ表面的ではあっても，物はそれに関わる人の行為を具象化し，予測しやすくする。この具象化と予測の容易さが，予測のつかない不安を軽減する働きをする。

　そして，物の扱い方にその人の気持ちが現れる（投影される）ため，間接的にその人の様子がわかる（もしくはわかった気になる）。この人と物との関わりに見られるノンバーバルな情報がコミュニケーションを補うため，直接の会話よりはワンクッションおけ，結果的に相手の気持ちへの不用意な介入をしないですむ心理的距離を保つことになる。

　また，何か気持ちが落ちつかず拠り所のない時や，あらゆる刺激に対して過敏になっている（過覚醒状態）場合などに，いつもの編み物をすると落ちつくとかお気に入りの人形を抱いていると安心するといった事実がある。これは具体的な物との関わりや「なじみの感覚」が，刺激の所在を明らかにし，自己内外の刺激を単純化し，刺激に対する閾値を平準化するためではないかと考えられる。さらに，物を自分の思うように扱うことで有能感が満たされる。

　次に，症例にとっての「モモちゃん」のように物が個人にとって固有の意味をもつようになった場合には，新たな役割が加わる。固有の意味は，その物が個人の物になったり（所有），それを用いて作品を作るなど個人の手が加わったり（加工），個人の思い入れ（意味付け）などにより生まれる。また，物に自分の名前を書いたり（記名），名前をつける（人格化）など，やや意識的に固有の意味をもたせる行為が行われることもある。ここで，個人にとって固有の意味をもつようになった物を，便宜上「もの」と呼ぶことにすると，物が「もの」になる関係は図3のようになる。この場合，個人にとって固有の意味を持つようになる過程は通常意識されないことが多く，そのため自分にとっての意味もほとんど自覚されていないとみてよい。

　人はこの「もの」との関わりにおいて，「もの」を直接の対象としたり，自他の代理や補いにしたり，また「もの」を介して現実対象と関わることで，実際の現実を自分にとって受け入れやすい状況（自分にとっての幻想的現実，または操作可能な現実）にする。これは一般の物との関わりにおいても見られることであるが，「もの」に対してより一層明確になる。

作業活動の考え方使い方

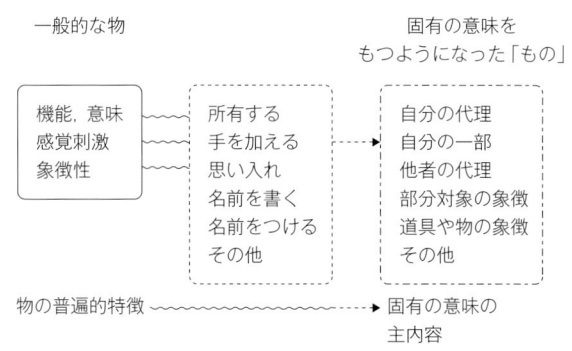

```
    一般的な物                    固有の意味を
                             もつようになった「もの」

  ┌─────────┐   ┌─────────┐   ┌─────────┐
  │ 機能,意味 │   │ 所有する │   │ 自分の代理 │
  │ 感覚刺激 │〜〜│ 手を加える│ ─→│ 自分の一部 │
  │ 象徴性   │   │ 思い入れ │   │ 他者の代理 │
  └─────────┘   │ 名前を書く│   │ 部分対象の象徴│
                │ 名前をつける│  │ 道具や物の象徴│
                │ その他   │   │ その他    │
                └─────────┘   └─────────┘

   物の普遍的特徴 〜〜〜〜〜〜〜〜→  固有の意味の
                              主内容
```

図3　物が固有の意味をもつ「もの」になる関係

　図3に示した「もの」として固有に付加される役割の一例を示すと，
　①自分の代理　：ぬいぐるみに自分を投影し，自分の分身のように扱うような場合
　②自分の一部　：その「物」が自己の延長としての意味を持つような場合
　③他者の代理　：父母や友人などの代わりを果たす人形のような場合
　④部分対象の象徴：毛布が乳房の象徴になったりする場合
　⑤道具の象徴　：スーパーマンのマントの代わりとして，自分の幻想的な有能感を満たし補うふろしきのような場合

などがある。これらは，狭義の移行対象（牛島，1982）なものからフェティシュなもの，自分と現実との関わりの中での代理自我など，状況によりさまざまな意味をもつと考えられる。そうした意味をもちながら，大きくは現実から自己を守りそして現実に適応するために，気持ちを静める鎮静剤や保護，場合によっては賦活剤，ときに満たされない実際の対象の代わりなどのさまざまな働きをすると思われる。

　また，関わる者にとっては，直接個人に働きかける代わりに「もの」に働きかけることで，働きかける対象の代わりや働きかける側の仲介の役割をする。

　以上の一般的な物と固有の「もの」の役割を，直接関わる個人にとっての役割，そして物を介して関わる場合の関わる者にとっての役割に分けてまとめると，表3, 4のようになる。

表3　個人にとっての物の役割

一般的な物	・緩衝作用（作業依存による心理的距離の保持） ・自己内外の刺激の単純化（現実的刺激の効果） ・刺激に対する閾値の平準化（現実的刺激の効果） ・有能感（自己能力の延長として物や道具を使用）
固有の「もの」	・緩衝作用（現実対象との心理的距離の保持） ・自己内外の刺激の単純化 ・刺激に対する閾値の平準化 ・鎮静剤（落ちつかせ，安心させる役割） ・賦活剤（元気づける役割） ・保護（現実からのシェルターの役割） ・代償物，遊び相手，代理者（幻想的依存対象） ・反抗しない攻撃対象 ・自己の投影対象 ・有能感の充足（物や道具の象徴的使用による）

表4　関わる者にとっての物の役割

一般的な物	・自己の行為の具象化 ・非言語的コミュニケーション（相互） ・緩衝物（心理的距離の保持）
固有の「もの」	・自己の行為の具象化 ・非言語的コミュニケーション（相互） ・緩衝物（心理的距離の保持） ・患者の代わりに働きかける対象 ・治療者と患者の仲介役 ・患者に対する鎮静剤としての利用 ・患者に対する賦活剤的な使用

3.「もの」を介した対象関係

　次に人形を介した対象関係（図2）から，作業療法の場における一般的な患者・「もの」・治療者の関係について図示すると，図4のようになる。それぞれの関係に対する対処もしくは治療的利用について考えてみる。

　図4-Aは，ある意味で患者は現実と離れ，「もの」との関係を中心とした幻想的（主観的）な世界を作っている段階である。現実を避けた患者と「もの」との世界といえる。このような関係においては，治療者が患者にとって固有の意味をもつようになった「もの」の存在を認めることで，その「もの」と患者の関係を通して間接的に患者を理解したり，治療者患者関係の糸口を見つけることができる。

知の章　作業活動の考え方使い方

A：「もの」との世界
　　（幻想的・主観的世界）

↓↑

B：「もの」を通してみる世界

↓↑

C：「もの」を介した
　　間接的な関わりの世界

↓↑

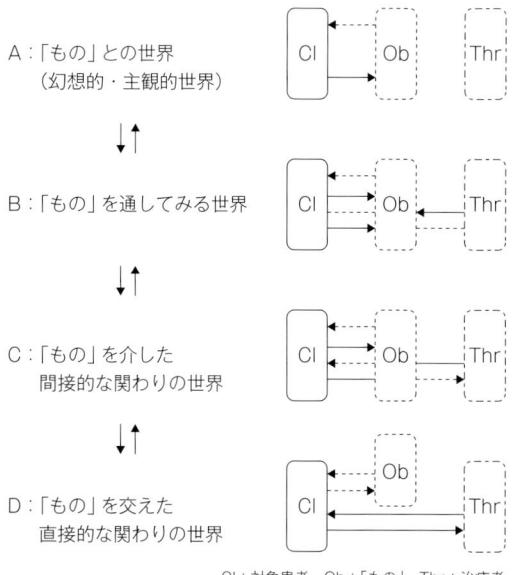

D：「もの」を交えた
　　直接的な関わりの世界

Cl：対象患者　Ob：「もの」　Thr：治療者

図4　患者－「もの」－治療者関係

　図4-Bは，患者は客観的な現実の存在を少し認識しながらも，自分の安心できる対象関係としては，「もの」との幻想的な関係が主になっている段階である。「もの」を通して現実と触れているともいえる。治療者側からは，患者の代わりに，「もの」に働きかけることで，間接的に患者へ働きかけることができる。

　図4-Cは，患者が客観的な現実の対象を認めながら，「もの」を仲介にして現実の対象と関係をもつ場合である。この段階になると，治療者患者双方が「もの」を仲介にしたコミュニケーションが可能である。人形を使った即興劇（銀山，1986）などへの参加が，大きな混乱なく可能になる段階でもある。

　図4-Dは，「もの」は実在の対象としてありながら，あるだけで安心できる存在になる段階である。「もの」を媒介にしなくても，直接のコミュニケーションが可能になる。

　以上述べた図4のA～Dのそれぞれの対象関係は，段階的，発達的に進むというわけではなく，その時の患者と現実の対象のあり方によって，いつでもどの段階にでも移行する。通常，作業療法過程では図4-A，Bレベルでの関わりが比較的多い。したがって，実際には前述した鎮静，賦活の作用を主に用いながら，そ

の「もの」を仲介に間接的に働きかけることになり，「もの」の役割を治療上に生かすためには，治療者としては，
　①固有の意味をもつ「もの」の存在に気づく
　②「もの」の存在を認め，どのような役割をしているかを知る
　③患者-「もの」-治療者関係の段階に応じた役割をとる
といったことが必要になる。

　Winnicott は「精神療法は二つの遊ぶことの領域，つまり患者の領域と治療者の領域が重なり合うことで成立する」（Winnicott DW, 1979）と，客観的論理的な現実にとらわれずに治療者が遊べることの大切さを述べている。作業療法においても，患者にとって安全で安心である「もの」を介した世界の中に加わっていける自然な姿勢が大切である。またそれは，「赤ん坊が一人でいることのできるほどよい母親（good enough mother）」（Winnicott DW, 1977）のような，対象者の世界を乱さない，適度な現実的対象としての距離を保った関わりでもある。

おわりに

　作業療法は作業活動を介するといいながらも，その実際的な機能に依存し，ややもするとその関係性については，あいまいなまま経過してしまいがちである。患者の危機回避や治療関係を作っていく過程だけでなく，デイケアなどで精神障害者が主体性を獲得していく過程（浅野，1988；高橋，1986）においても，物を介した対象関係の理解が新たな治療の進展を生むものと考える。

　作業療法の過程における物を介した対象関係，物の意味と役割を考える上で，「移行対象」（Winnicott DW, 1979）やその類似現象（牛島，1982）の概念は有用であった。ただ作業療法の過程における物の意味や役割を，そうした概念だけで説明することには無理があり，独自の整理が必要である。さらに，作業療法の過程においては，物との関係だけではなく，作業療法の過程そのものに，現実の生活に向けての「移行現象」[transitional phenomena（Winnicott DW, 1979）] に類似した機能がある。作業活動そして作業療法の過程が，現実の生活に対する保護から，再び現実の生活に戻る移行機能の役割を果たすとき，作業療法がより有効に作用するものと考える。作業療法の場のもつ機能を明確にする上でも，作業療法過程における物との関係，移行的な現象に関しては引き続いて検討したい。

　本論の一部は第25回日本作業療法士学会で発表したものである。発表時，そし

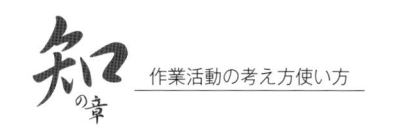

て本論をまとめる過程で，貴重なご意見をいただいた福岡大学病院の作業療法士松浦千衣氏に感謝します．

文献

阿部あや(1987)分裂病の寛解過程の一考察——行対象が用いられた分裂病症例を中心にして．臨床精神病理8(3)；255-264．

浅野弘毅(1988)デイケアプログラムの治療的意義——「移行対象としてのデイケア」試論．岡上和雄編：精神科MOOK22. pp.227-236, 金原出版．

飛鳥井望(1986)深い依存的退行状態を生じた破瓜緊張型分裂病の一例．精神科治療学1(1)；136-144．

Balint M(1968)The Basic Fault : Therapeutic Aspects of Regression. Tavistock Publications Ltd.（中井久夫訳(1978)治療論からみた退行．金剛出版）

銀山章代(1986)グループ活動の治療的利用について——第一報——人形劇．第6回近畿作業療法学会誌；39-41．

井上洋一(1985)青年期分裂病の寛解過程にみられた退行現象について．精神医学27(3)；279-286．

松浦千衣(1990)人形作り——分裂病の一少女より．作業療法9；197．

永田俊彦，小俣枝三子(1976)口愛期退行を経過して寛解した一破瓜病者の世界．臨床精神医学5(11)；1451-1459．

永田俊彦(1976)精神病院の治療状況と分裂病の寛解過程について．精神医学18；951-957．

中井久夫(1974)精神分裂病状態からの寛解過程——描画を併用した精神療法をとおしてみた縦断的観察．宮本忠雄編：分裂病の精神病理2. pp.157-217, 東京大学出版会．

小此木啓吾(1980)愛する対象を失うとき．小此木啓吾，小川捷之編：現代のエスプリ別冊臨床心理学3「成熟と喪失」．pp.92-113, 至文堂．

小此木啓吾(1989)対象喪失——悲しむということ．中公新書．

高橋哲郎(1986)米国メニンガー・クリニックの昼間病院治療．臨床精神医学15(8)；1313-1318．

牛島定信(1982)過渡対象をめぐって．精神分析研究26(1)；1-19．

Winnicott DW(1965)The Maturational Processes and the Facilitating Environment. The Hogareh Press.（牛島定信訳(1977)情緒発達の精神分析理論．岩崎学術出版社）

Winnicott DW(1971)Playing and Reality. Tavistock Publications Ltd.（橋本雅雄訳(1979)遊ぶことと現実．岩崎学術出版社）

山根寛(1989)完成作品の活用法．作業療法ジャーナル23(3)；372-373．

作業療法の過程において，言語によるコミュニケーションが困難な場合や治療関係が十分成立していない状況においては，使用する素材や道具，作品，対象者の所有物などの物（object）の扱いが重要な役割を果たす。物（object）には，関わる者の行為を具象化し予測しやすくしたり，現実をその人にとって受け入れやすい状況にするなど，さまざまな機能があり，治療・援助関係の成立や治療の進展に大きく影響する。

　本論は，そうした物（object）の機能の一つである，対象者の所有物が「移行対象」（transitional object）としての役割を果たした症例との関わりを通し，作業療法の場における物（object）の意味や役割を明らかにすることを試みたものである。危機回避や治療・援助関係の構築だけでなく，対象者が主体性を獲得していく過程においても，物（object）を介した対象関係の理解が治療の進展に新たな視野を開く。

（初出：作業療法 11 巻 3 号，1992 年）

退行現象を伴う寛解過程における作業活動の力動的観点からみた役割

精神分裂病少女の寛解過程より

はじめに

　精神分裂病急性期の症状消失後の寛解過程においては，中井（1974a）や永田（1981）が述べているように，回復の過程と治療環境とは相互に微妙に作用しながら進行する。この回復の過程の初期には，退行現象を伴う寛解過程に関する報告（永田ら，1976；飛鳥井，1986；井上，1985；阿部，1987）に見られるように，治療環境の中でも非言語的な物や表現を媒介とした治療構造が大きな役割を果たす。
　近年，作業療法においてもその非言語的な治療特性を生かし，急性期からの関わりが試みられるようになってきた（冨岡，1987；毛束，1988；浅井ら，1989）。本論では，寛解過程における現実との交流の始まりと言われる探索行動（中井，1974b；永田，1986）の時期において，作業活動や作業療法の場が果たす役割，作業活動を介した対象関係について考察した。
　提示する症例は，急性期の精神症状が消えた後の寛解過程初期において，あたかも幼児期からの遊びや活動を通した発達過程を歩みなおすかのように作業活動をおこない，幼児的退行状態から脱し定時制高校へ編入学した分裂病の少女である。

I 症例

　女性，M子17歳（作業療法開始時），精神分裂病。一人娘で，両親と3人家族。父親は土建関係の仕事に従事し，機嫌のいいときはM子をかわいがるが，気性が激しく短気，些細なことで激怒する。空笑しているM子を見て，煮えたシチューの入っている鍋や抜き身の日本刀を投げたりしたことがある。母親は自分の学歴（中卒）が低いことに対する劣等感が強く，M子にはせめて短大まではと望んで育ててきた。M子のことを「この人」と呼び，「なんとかしてあげたいけど，この人を見ていると私を見ているみたいで，情けなくなるんです」とアンビバレンツな感情を示す。家系に遺伝負因はない。

　一人娘ということもあり，随分甘やかされて育つ。小学校の教師からは少し変わった行動があると言われたということであるが，両親は気がつかず，母親の目には茶目っ気もありやんちゃな子として映っていたようである。

　腎疾患で入院した中学2年時，多少の精神変調（詳細不明）があり某神経科を受診する。そのときは特に問題もなく高校に進学するが，1年の夏ごろから独りでぶつぶつ言ったり，人の言うことに耳をかさなくなる。授業中居眠りをしていて，起こした級友につかみかかり，止めに入った教師に殴りかかる。いつもと様子が違い，受診をすすめられ入院となる。2カ月で復学するが，半年後通学中に線路上に立ち電車を止めたことがきっかけで休学となった。患者の話から判断すると，幻聴による作為体験によるものと思われる。

　精神的な混乱もおさまり，デイケアに通うようになったものの，活動中でも菓子やキャンディを買いに行き，始終食べていたり，些細なことで急に怒りだすなどデイケアのグループへの参加は困難であった。そのため個人的なサポートが必要と，デイケアのスタッフより依頼があり作業療法の処方がだされた。幻覚妄想が前景にあり，幼児的な退行現象が著しく情緒不安定なため，症状を軽減し対人関係の調整を図り，できれば復学を目標にとの処方内容であった。

II 経過

　作業療法処方時の評価を表1に，経過を表2にまとめた。退行期から復学までの作業活動の変化から，経過を5期に分けてみることにする。

知の章　作業活動の考え方使い方

表1　作業療法処方時の評価・目標

初期評価	精神症状	急性期の精神症状消失 ときどき幻聴によると思われる独語 空笑，被害妄想
	情　緒	不安定 幼児的退行現象が著しい
	日常生活	両親と生活，身辺行為一応自立 通院は人混みを避ければ電車可
	対人行動	一方的な意思表示 恒常性にかけ，アンビバレンツ
作業療法の目的		症状軽減，情緒安定，対人関係調整，可能なら復学

1．1期：「塗り絵に集中」開始～1カ月余り

　作業療法参加当初は，丸顔でおかっぱ頭，ありあわせの物を適当に着せられたような服装にも無頓着で，「あめちゃんほしいわ，あめちゃん」など幼児語を使い，児戯的な言動がめだった。落ちつきなく始終歩き回り，ときどき独語や空笑がある。作業療法室にあった幼児の塗り絵を見つけると，それが気に入ったのか一生懸命塗りはじめる。30分あまり独り言を言いながら色を塗って遊ぶ。

　子どもが駄菓子屋で目移りするように，いろいろな活動に気が移る。実際には興味が拡散するだけで活動にはつながらないが，塗り絵だけは30分から1時間余り夢中になって遊ぶ。一人遊びをしながら母親に確認を求めに来る子どものように，少し塗っては見せにくる。塗る絵は選択的で，叱られている子どもなど不快な場面の絵は「あかんわ，あかんわ」と呟きながら捨て，キャンディを食べている女の子，父親と手をつないで散歩している子ども，シャボン玉遊びといったかわいらしく楽しいものばかり選んでいる。

　塗り絵が1カ月余り続き，この間は，父親に遊園地につれて行ってもらったことや，父親がなんでも買ってくれることなど，しきりに家族をほめる。幼児的な退行期といえる時期であった。

2．2期：「張り子」開始2カ月～3カ月

　塗り絵を5枚ほど仕上げたころには，ほとんど独語や空笑は見られなくなった。塗り絵を介しての話しかけもできるようになっていたため，作業療法士の手伝いをしてもらうという形で，いくつかの活動を示すと，張り子のお面作りを選ぶ。「私アホやから」「できへん，難しいわ」と言いながらも，作業療法士と共同で作

表 2　作業療法の経過

経過時期	1期	2期		3期		4期			5期	
経過月	1	2	3	4	5	6	7	8	9	10
できごと									・編入試験合格	
言動	独語・空笑	独語空笑減少					作品プレゼント（で友達作り）	・勉強したい		
	家族をほめる言葉			父親に対する不満表出						
[作業活動]										
喫　食	菓子・キャンディー（オーラル欲求充足的）									
塗り絵	5枚									
張り子		ピエロ面		（アナル欲求充足的）						
切り絵				切ることに熱中						
陶　芸					（攻撃性発散）					
学　習					作業療法士を道具的に利用し依存			数学　英語　他		
その他					卓球		タバコ空箱細工	毛糸の犬		

――――― 継続的　　------ 断続的

退行現象を伴う寛解過程における作業活動の力動的観点からみた役割

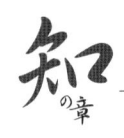

り始める。紙を破り，水糊を塗って貼りつける活動が気に入り熱心にする。お面の型ができると，ピエロにしてほしいと言って作業療法士に色を塗らせる。これも1カ月余りでできあがり，他患にほめられ喜んでいる。次は切り絵をしたいと言い自分から始める。

　独語，空笑が減少し，菓子の量や食べる頻度も減少し始め，幼児的な言葉が消え始めた時期であった。

3．3期：「切り絵」開始3カ月～5カ月

　難しい部分は「ここやって」と依存しながらも，次第に一人作業ができるようになる。そうして1時間余りひたすら紙を切りぬいてすごすといった参加が続く。力を入れすぎるため，カッターナイフの刃が何本も折れ，下敷きのカッティングマットがぼろぼろになるほどであった。

　「紙切ってるとワッとなりそうや」，「切るとスッとするわ」など作業活動に伴う気持ちを述べるようになる。そうして次第に，父親が短気でシチューやソースのビンを投げつけられたことなど，父親に対する不満を口にするようになり，自分のことや両親のこと（アンビバレンツな感情が多い），高校生活のことなどを話し始めた（3カ月目）。

　抑圧されていた不満が少し言語化され始めた時期と思われる。

4．4期：「陶芸ブローチなど」開始5カ月～7カ月

　1カ月あまり夢中で紙を切った後は，自分から希望し陶芸を始める。ブローチなど次々と見栄えのよいものを作ろうとする。粘土をちぎる・ねる・こねることはできるが，本人が望むような見栄えの良い作品はうまく作れないため，いろいろな希望をだしては作業療法士に手伝わせる。作業療法士を道具的に使って自分が気に入った作品を作っては，それを他者にプレゼントする。子どもが自分のおもちゃを他の子どもに貸したりゆずったりするように，作品をプレゼントすることによって，他者との関わりをもつようになった時期であった。

　この時期，自由に参加できるオープングループにもときどき加わるようになるが，個人依存により少し場に入ることができる程度であった。

5．5期：「受験勉強と合間の手芸」開始8カ月～

　年を越して1月に入り，定時制でもいいから高校に行きたい，勉強を教えて欲しいと言う。無理して学校に行かなくてもよいのではという話もするが，高校に

行きたいという気持ちが強いため，毎日作業療法室で自習をし作業療法士がみることになる。計算や暗記物は見掛けよりできるが，判断を必要とする応用問題になると気が散り，いつも作業療法士がそばにいないとだめといった状態で始まった。勉強の合間に，陶芸をしたり，毛糸で犬の人形を作ったりしながら，編入試験にどうにか受かり，定時制高校の2年生に編入が決まる。4月に学校が始まると，朝作業療法室に来て宿題をしたり，ときどき気分転換に手芸をしてすごし，夕方学校に行くという日々が始まった。

母親が自分も高校の勉強がしたいと同じ学校を受験し，同時に合格し1年生として入学した。このことがその後の経過にいろいろな影響を与えることになるが，本論ではここまでを症例として提示する。

Ⅲ 考 察

作業活動のパフォーマンスとそれに伴う具体的な身体感覚など作業活動が果たした役割，モラトリアムな環境としての作業療法の場の役割，そして作業活動を介した対象関係の変化についてまとめた。

1．作業活動が果たした役割

作業療法の経過にそって，それぞれの作業活動が果たした役割についてまとめると表3のようになる。

菓子類を「食べる」ことは口愛期（oral phase）的欲求を満たし，塗り絵や貼り絵の「塗る・破る・貼る」という行為と身体感覚は肛門期（anal phase）的欲求を満たす行為である。こうした幼児的退行期の欲求を満たす行為に加え，下絵のかわいく楽しい絵（患者が選択）は，現実には満たされない依存欲求をイメージの世界で代償する役割を担ったといえる。

このように身体感覚・イメージレベルで幼児期的な依存欲求が満たされると共に，作業療法士に頼まれて張り子作りを手伝う行為は，幼児が親の手伝いをして認められる嬉しさのように，自己評価を高め新たな信頼・依存関係へのきっかけになったと思われる。

そうして自分から取り組んだ切り絵は，刃物によって紙を「切る」という行為が，象徴的にもパフォーマンスとしても，適応的な攻撃性の発散を伴うものである。その適応的な行動化が，抑圧されていた不満の言語化を助けたといえる。ま

知の章　作業活動の考え方使い方

表3　症例にとって作業活動の果たした役割

作業活動	象徴的行為	作業活動の役割
菓子類　→	食べる（取り入れ）　→	口愛期的欲求の充足
塗り絵　→	塗る（汚す）　→	肛門期的欲求の充足
	下絵選び（象徴的意味）　→	依存欲求の代償 （イメージの世界）
張り子　→	破る，塗る，貼る　→	肛門期的欲求の充足
	手伝う　→	幼児的自己評価充足
切り絵　→	切る（破壊）　→	攻撃性の身体的発散 攻撃性言語化のきっかけ
	作品（創作）　→	攻撃性の作品への昇華 自我の（再）統合の兆し
陶芸　→	ねる，こねる　→	肛門期的欲求の充足
	作品（創作）　→	肛門期的欲求の昇華 自我の補強 自我の（再）統合
	手伝わせる　→	信頼・依存関係の確認
	プレゼント　→	支配的な他者との関係
学習　→	教わる　→	依存欲求の充足 信頼・依存関係の充足
	学ぶ（成長）　→	信頼・依存関係への応え 自我の強化

　た陶芸は，肛門期的欲求を満たす「ねる・こねる」という行為が，作品へと昇華されることで，自我の再統合への助けになったと考えられる．
　さらに作業療法士を道具的に使い，できた陶芸作品をプレゼントすることで，自己中心的に他者との関係をもつようになった．これは信頼・依存関係の芽生えと考えても良い．そうして作業療法士を仮自我としながら，自我の再統合の過程につながる知的活動へと，自我を補強する活動に移っている．
　このように，治療者が環境として提供した作業活動のなかで，患者が遊びながら自然に選んだものは，あたかも遊びや学習の発達過程を歩みなおすような一連の流れをもっている．そして退行状態や退行状態からの離脱初期においては，素材や道具との感覚的な関わり，「破る・切る」といった手の機能と同一化した身体的な行為など，作業活動のパフォーマンスに含まれる適応的な行動化の機能が大きな役割を果たしている．そうして，幼児的な退行状態から自我の補強・再統合に向かう経過にそって，作業活動は治療者や他者との関係成立の媒介となり，学

習など作業活動本来の目的的使用へと進んでいる。

2. 作業療法の場の役割

当初患者は，退学そしてデイケア通所という形で治療の枠内に入り，退行状態をおこし始めていた。しかし，デイケアの場やグループワークを主とするプログラムは，入院に比べ治療の枠が緩やかで社会的つながりも多い。そのため良くも悪くも「病院内退行」（鈴木ら，1971）にまでいたらず，かえって患者を不安定な状態に置く結果になったものと思われる。

個人作業療法の場は，同じ場を共有しながら個人の目的に応じて参加，スタッフは個々のレベルに合わせて対応するというパラレルな集団の場であり，安全・安心の保障を主目的とした，治療構造の枠がはっきりした環境であった。この治療枠がはっきりした作業療法の場が，外部刺激に対する閾値が低下し退行現象をおこした不安定な状態に対して，混乱を回避し安全感を与える保護の役割を果たし，患者に安心して退行できる場を与えたと考えられる。

そして退行状態における欲求が充足されるにつれ，作業療法室の中のさまざまな作業活動やその材料・作品・道具など，自由に見て触れ試みることのできる環境が，具体的な体験を通した試行錯誤や現実検討を助けたと考えられる。さらに，スタッフや他の患者など模倣の対象となる対人的な環境が加わり，現実世界に向けての探索行動（中井，1974b；永田，1986）を支える状況を提供したといえる。このように作業療法の場は，現実社会との接点をもちながらも，実際の生活場面とは少し異なり，サイコドラマでいえば舞台やときに舞台の袖としてのモラトリアムな場の役割を果たしている。

これらの作業療法の場の役割と留意事項についてまとめると表4のようになる。作業活動に関しては，遊びの発達にそって，それぞれの段階の要素を含んでいる作業活動が，いつでもその場ですぐとりかかれるように用意されていること，そしてできるだけ多くの道具，素材，できあがった実際の作品などが，見て触れて選べるように置かれていることが望ましい。

対人的な環境は，背景としての現実的な状況の利用という点

表4 作業療法の場の役割と留意点

役　割	シェルター機能（混乱回避，安全感 etc.） 退行の保証（発散，気分転換 etc.） 試行の保証（試行錯誤，現実検討 etc.） 模倣の対象（同一化，学習 etc.） 有能感の充足（受容，集団所属感 etc.）
留意点	発達段階を充足する作業活動の提供 見て，触れて，試みることの保障 パラレルな場として利用できる場の設定 経過にそった流動的な治療時間の設定 対象関係の変化に応じた対応

知の章 作業活動の考え方使い方

から，侵襲性の少ない半開放的なパラレルな利用が保証された環境の方がよい。治療者の関わり方に関しては，物を媒介とした二者関係成立の過程（山根，1992）を考慮した，対象関係の変化に応じた対応が必要である。

3. 作業活動を介した対象関係

退行状態から現実世界へと移行する段階と作業活動を介した対象関係を図示すると，図1のA〜Fのようになる。A〜Dに見られる患者（Cl），物（Ob），作業

A：物・作業活動との世界
（幻想的・主観的世界）

↓↑

B：客観的な現実を背景に，
物・作業活動を通してみる世界

↓↑

C：物・作業活動を介した
間接的な関わりの世界

↓↑

D：物・作業活動を交えた
直接的な関わりの世界

↓↑

E：物・作業活動・作業療法士を
介した現実との関わり

↓↑

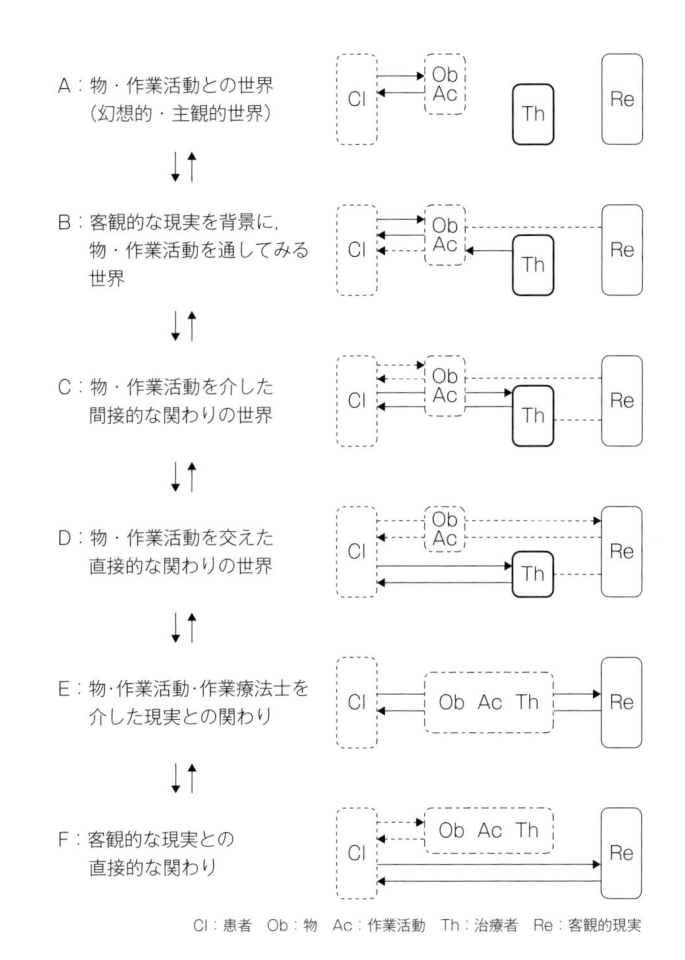

F：客観的な現実との
直接的な関わり

Cl：患者　Ob：物　Ac：作業活動　Th：治療者　Re：客観的現実

図1　移行の段階と対象関係

活動（Ac），治療者（Th）の関係が，患者治療者の二者関係の成立段階（山根，1992）に，E，Fがその関係を通した現実の世界への移行段階にあたる。

　図1-Aは，患者にとっての対象関係は，物や作業活動へ依存した幻想的（主観的）な段階である。治療者としては，作業療法環境を外からの刺激に対するシェルターのように使うことで，安心・安全の保障をすることが主な働きかけになる。作業活動のパフォーマンスとそれに伴う具体的な身体感覚は，現実的な枠を与える。

　図1-Bは，患者は自分にとって重要な対象者など特定の存在を少し認識しながら，まだ物や作業活動などに依存した幻想的な関係が主な段階である。物や作業活動に働きかけることで，安全な心理的距離を保ちながら間接的に患者に働きかけることができる。

　図1-Cは，物や作業活動を仲介とした治療者との二者関係が成立した段階である。作業活動を共におこなうことなどで，共通感覚（中村，1979）を生かした，言葉を越えたコミュニケーションが可能になる。言葉に二者間の共通の意味が生まれ始める時期でもある。

　図1-Dは，物や作業活動などを仲介にしなくても，お互い直接のコミュニケーションが可能な段階である。作業療法の場では治療者への個人依存を生かして，グループの中で課題行動などにも参加できるようになる。

　図1-Eは，物や作業活動，治療者など作業療法の環境全体に依存する形で，客観的な現実と関わりが持てるようになる段階である。そして作業療法の場をベースに外泊や外勤，アルバイトなど社会との関わりを試行的に始める時期でもある。

　図1-Fは，直接患者自身がもどっていく現実と関係を持つようになる段階である。作業療法過程における人や物は，時折の鎮静剤のような役割を果たす程度になる。

　本症例はA〜DもしくはE初期への移行例といえる。A〜Fのそれぞれの関係は，発達的ではあるが段階的に進むわけではなく，常に行きつ戻りつしながら移行する。この移行の段階と作業活動・作業療法の場の役割の比重の変化をシェーマにすると図2のようになる。

知の章　作業活動の考え方使い方

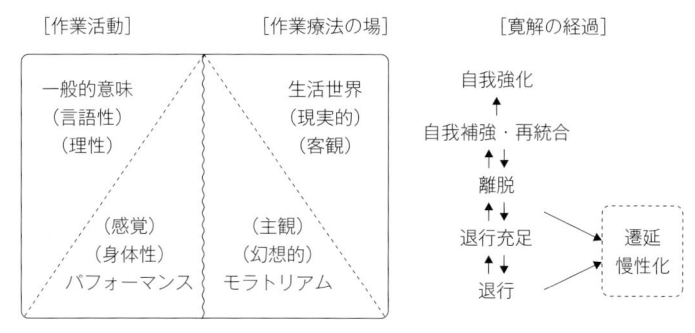

図2　寛解過程に伴う作業活動・作業療法の場の役割の比重の変化

おわりに

　幼児的退行状態にあった分裂病の少女の回復過程を通して，作業活動や作業療法の環境が，幼児的退行状態からの離脱や自我の補強・再統合の過程で果たす役割と対象関係の変化などについて述べた。

　常に遷延と慢性化の危険性を合わせもっている退行状態にある患者に対して，その欲求をどの程度充足するかという判断は難しいが，治療的な退行現象の保障，退行状態からの離脱の促進に関する，作業療法の非言語的な治療構造の機能について2，3の知見が得られたと考える。

　作業活動にともない，身体の運動と共に起きる感覚刺激に対する人の反応は，その個人の生育過程における体験の影響を大きく受ける。それが幼少時の体験と深い関わりを持って記憶されたものであれば，快不快を問わず「なじみのある感覚」として，また言語的・知的な認知を必要としない刺激として，人の記憶や情動に直接作用する。すでに関連する2，3の報告（山根，1990；1991；1992）をしたが，作業療法の場の持つ機能を明確にするために，作業活動のパフォーマンス性を考慮した作業療法の治療構造について，さらなる検討と議論を進めたい。

　本論をまとめるにあたり，福岡大学病院松浦千枝氏との意見交換があったことを記して感謝する。

文 献

阿部あや(1987)分裂病の寛解過程の一考察 —— 移行対象が用いられた分裂病症例を中心にして. 臨床精神病理 8(3);255-264.
浅井邦彦他(1989)急性期の作業療法. 作業療法ジャーナル 23;796-802.
飛鳥井望(1986)深い依存的退行状態を生じた破瓜緊張型分裂病の一例. 精神科治療学 1(1);136-144.
井上洋一(1985)青年期分裂病の寛解過程にみられた退行現象について. 精神医学 27(3);279-286.
毛束忠由他(1988)作業療法過程でみられた一精神分裂病者の寛解過程. 作業療法 7(1);62-69.
永田俊彦(1981)精神分裂病者の急性期症状消褪直後の寛解後疲弊病相について. 精神医学 23;123-131.
永田俊彦(1986)急性分裂病症状消失後の回復の指標. 精神科治療学 1(3);375-381.
永田俊彦, 小俣枝三子(1976)口愛期退行を経過して寛解した一破瓜病者の世界. 臨床精神医学 5(11);1451-1459.
中井久夫(1974a)精神分裂病状態からの寛解過程 —— 描画を併用した精神療法をとおしてみた縦断的観察. 宮本忠雄編:分裂病の精神病理 2. pp.157-217, 東京大学出版会.
中井久夫(1974b)世に棲む患者. 川久保芳彦編:分裂病の精神病理 9. pp.253-277, 東京大学出版会.
中村雄二郎(1979)共通感覚論. 岩波現代選書.
鈴木寿治他(1971)個人治療から見た病院内退行. 精神分析研究 16(3);1-12.
冨岡詔子(1987)青年期の分裂病患者に対する早期作業療法の一経験. 信州大学医療技術短期大学部紀要 13;35-46.
山根寛(1990)発達的な意識化を促す描画の利用. 作業療法 9(2);124-130.
山根寛(1991)記憶を呼び戻したピアノの役割 —— 自殺未遂後記憶を失った分裂病患者の場合. 作業療法 10(4);327-335.
山根寛(1992)作業療法における物の利用 —— 術後歩行困難となった接枝分裂病患者. 作業療法 11(3);274-281.

作業活動にともなう身体感覚刺激，その刺激に対するひとの反応は，個々の生育過程における体験の影響を大きく受ける。幼少時の体験との関わりが深いものであれば，快不快を問わず「なじみのある感覚」として，また言語的・知的な認知を必要としない刺激として，ひとの記憶や情動に直接作用する。退行現象からの離脱を含む寛解過程は，発達過程の歩み直しといってもよい経過をたどる。治療的退行状態をどの程度受け入れるかの判断は難しく，その扱いには，病状の軽減と遷延・慢性化の危険性が表裏一体にある。そのような場合に，作業療法の非言語的な治療構造が大きな助けになる。

　本論は，自我機能の脆弱な病理特性をもつ統合失調症の患者の，急性期の退行状態からの離脱を含む寛解過程を通して，作業活動や作業療法という環境が，退行状態からの離脱や自我の補強・再統合の過程で果たす役割と対象関係の変化などについて述べたものである。

〈初出：作業療法12巻3号，1993年〉

作業療法と園芸

現象学的作業分析

はじめに

　作業療法の特質は，「生活」「具体性」「主体性」で示すことができる。対象者自らが作業活動をおこない（主体性，具体性），自らの五感を通して（具体性）確かめ（主体性）ながら，自分が生きる世界（生活）を見出していく（主体性）ことが作業療法の本質である。そして作業療法士は，病いや障害とともに生きる（生活）人たちに対し，さまざまな作業活動（生活，具体性）を用い，場を提供することで，その人たちの新たな生活の可能性に向けて援助をする。
　しかし，作業療法の科学性が問われ，効果が問われるなかで，ややもすると作業療法も「学」として自分や他者を説得するため，哲学の領域で指摘されているように（中村，1992；竹田，1993），「普遍性」「論理性」「客観性」という自然科学の数値化による証明に幻惑される恐れがある。「生活」や「主体性」という作業療法の特質は，感性的性質のように，対象者の主観性が入り込む精密な測定が不可能なものである。そうした特性を把握し伝えるには，自然科学的手法を越えた視点が必要である。
　「作業を使う」という今回の特集にあたり，自然科学的数値化の難しい要素を幅

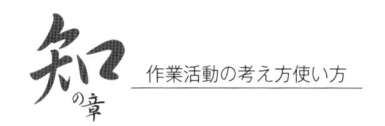

広く含む園芸（gardening）を対象としてとりあげてみた。自分の身体性（五感）を解放（開放）し，作業療法に求められている哲学的・現象分析的（鎌倉，1992）な視点から，その特性と利用がどこまで伝えられるか試みることにする。

I 作業療法と園芸

　精神障害領域においては，園芸はなじみの深い種目として，作業療法の創世期から用いられてきた（加藤，1991；金子，1982）。もともとは生活に関連した作業活動を用いた働きかけの一つとして，農耕・畜産などと共に仕事的作業種目として紹介されている（早坂ら，1973；小林，1970）。そして，わが国で作業療法士の教育が始まり，力動的意味合いにも視点が向けられるようになり，作業療法のテキストでも，心身両面への治療的応用について触れられるようになった（菊池ら，1976；小林ら，1985）。しかし，十分な作業分析がおこなわれないまま，最近のテキスト（日本作業療法士協会，1990）では園芸の項目は消えている。
　その理由として，園芸ができる場所のある病院が少なくなったこと，生活スタイルの変化，また医学的リハビリテーションとして院内で用いられる種目としての制約，効果に対する自然科学的根拠の証明の難しさなどが考えられる。特に精神科の領域では，生活療法に取り込まれ形骸化し，使役性・非治療性が非難された従来の作業療法（仕事療法）（日本精神神経学会理事会，1975；浅野，1993）との違いを示すため，作業活動の治療的利用という側面の強調が必要であった時代的背景も影響している。下請け・内職作業などと共に古いイメージをもつ園芸が避けられたとも考えられる。
　しかし実際には，作業療法全体では4分の1の施設（日本作業療法士協会，1991）で，精神科領域では半数以上の施設（日本作業療法士協会学術部精神部門講習会実行委員会，1989）で，園芸が作業活動の一つとして用いられている。アメリカでは身体障害をも対象に用いられ，歴史は浅いが園芸療法士の養成コースもある（大塚，1994）。

Ⅱ 園芸と周辺活動の現象的特性

　ここでいう園芸は，プランター栽培から簡単な道具でおこなえる家庭菜園程度をさす。土を掘り起こし，土を細かく砕き平に均し，畝を作り，種を蒔き，苗を植え，水を撒き，草をとり，育てる，収穫するという園芸本来の活動と，収穫したものを食べる，育てた植物を利用して作品を創る，育てたものや作ったものを売るという周辺活動を含めた，一連の「行為・動作」，「環境・対象との関わり」，「場・人との関わり」として捉え，その現象的特性の整理を試みた（表1）。

1．行為・動作の特性

　園芸に伴う行為や動作の特性は，通常は特に意識されたり自覚されるものではなく，意図的に作り出されるものでもない。楽しみ喜びとしておこなうという，人にとっての原初的な作業の条件（アソシアシオンとしての労働条件［今西，1981］）が満たされたとき，自然に，行為や動作に伴って起こるものである。

1）土を掘る，砕く，均す，畝を作る

　土を掘り，砕き，均し，畝を作る作業は，道具を使う抵抗の大きい粗大な動作である。この粗大な身体エネルギーを消費する動作は，新陳代謝を増進し，心身を賦活する。「もの」を産み出す土壌を作るために，土を掘り起こし砕く行為・動作は，病的な行為に向けられやすい歪んだエネルギーを，生産的な破壊作業へと向ける。衝動（精神的エネルギー）が身体エネルギーに代償され適応的に発散される行為といえる。

2）育てる

　種を蒔く，苗を植える，水を撒く，草を取るといった育てる作業は，少し注意や集中を必要とするやや巧緻的な動作から抵抗の少ない比較的粗大な動作まで含み，人の基本的な作業欲求を満たす。我々の内に深く内在する，慈しみ育てられることへの希求が，植物を育てることに投影，昇華され，自己尊重や自我の育成につながる。それは精神分析的な表現を借りれば，昇華された口愛期・肛門期レベルの欲求充足ということもできる。ともあれ，どのような表現手段を借りようと，これから育つものを植え，その成長を見ながら世話をすることは，人に喜びとやすらぎ，自己の有用感を与える。

知の章　作業活動の考え方使い方

表1　園芸とその関連活動の特性

	要素		運動の特性		意味機能
行為・動作	土を掘り砕く	→	スコップや鍬など道具を使う 抵抗の大きい粗大な動作	…	運動に伴う新陳代謝増進心身の賦活 創るために壊す作業（衝動適応的発散） 身体自我感覚の回復
	均し畝を作る	→	鍬やレーキなど道具を使う やや抵抗のある粗大な動作	…	運動に伴う新陳代謝増進心身の賦活 創りだす作業（自我の保持拡大）
	種を蒔き，苗を植える	→	少し注意集中を必要とするやや巧緻的な動作	…	役割活動（有用体験），自己尊重，自己評価
	水を撒き，草を取り育てる	→	抵抗の少ない比較的粗大な動作	…	基本的な作業欲求の充足，有用体験 昇華された口愛期肛門期的欲求充足 育てる喜び（自我保持拡大）
	育てたものを収穫する	→	抵抗の少ない粗大な動作からやや巧緻的な動作	…	達成感，充足感，有用体験 生産する楽しみ（自我保持拡大）
	育てた草木で作品を創る	→	抵抗の少ないやや巧緻的な動作	…	創りだす作業（自我の保持拡大）
	自分たちが育てたものを調理し食べる	→	調理の多くは巧緻的な動作	…	消費する楽しみ（自我開放） 欲求充足
環境・対象	四季の変化や天候，野菜の生育など自然にあわせる	→		…	季節や時間の感覚の回復状況に合わせる（実存的受容） 生活の自然なリズム回復
	作物が育つ	→		…	季節や時間の感覚，実存的受容 自己尊重，自我の育成，有用体験
	自然な環境（土水空気植物）に身体の感覚を通してふれる	→		…	新陳代謝増進，自然な気分転換，触れる安心感（適応的な退行） 身体性の回復
場・人	参加する	→		…	生活のリズム，受容される体験 共通体験，共有感覚，愛他的体験
	創ったもの育てた物を売る	→		…	社会現実生活との関わり 具体的な社会適応技術の習得
	共に食べる	→		…	消費する楽しみ（自我開放） 共食（人との交流）

*ここに示す意味機能は，園芸という活動が自然を相手に人がものを創り働くことの原初的な条件（アソシアシオンとしての活動条件）が満たされたときに起こるものである。

3）収穫する

　そして，育てたものを収穫することは，自分の行為の実りの証である。たとえ1本のナス，1輪の花であっても，自分が植えたものを収穫するとき，何かを成し遂げたという喜びと豊かな気持ちに満たされる。特に園芸の結果（作品）である花や実は，育てた命の結実であると同時に，我々自身の命を養う生産物であり，収穫する者の心に豊かな安心感を生む。言葉を換えれば，何かを産み出す行為が自我の保持と拡大をもたらすといえる。

4）創る

　育てた草花を用いてリースなどの飾りや鉢物などを創る作業は，少し注意や集中を必要とするやや巧緻的な動きを中心とした，抵抗の少ない動作で，適度に新陳代謝を増進し，心身を賦活する。

　こうした創作的行為や結果は，自己表現を促し，自己愛を充足し，自我の保持や拡大につながる。

5）食べる

　また，収穫したものを調理し食べることは，消費する楽しみの中でも最も原初的なものであり，自我を開放し，基本的な欲求（生理的欲求）を満たす行為である。調理や食べることに関連する動作の多くは，巧緻的で生活に密着した動作であり，ADLの訓練においても重要な位置を占める。

2. 環境・対象の特性

　作業療法で用いる作業活動の種目の中で，園芸は四季の変化や天候，植物の生育など自然な環境に，直接，身体感覚を通して触れるという点が大きな特徴である。

1）自然にあわせる

　草花や野菜を育てる中に，自然のうつりかわりがある。植物が育つ季節にあわせて，寒いとか暑いとかを自然に感じながら，四季のうつりかわりを身体で受けとめている。そして季節の変化と日々の天候に左右されながら，草花や野菜が生育する過程には，四季のリズムと共に，大きな時間の流れと生命のリズムがある。そのリズムは，季節感や時間の感覚，基本的な生活のリズムを取り戻す指標となる。

2) 植えたものが育つ

　四季の変化や天候，植物の成長は，自分の意にかなうものではなく，自分が水を撒いたり草を取ったりして育てながら（主体的な行為），天候や育つ植物に任せる（実存的な受容）相互の関わりである。この時間と生命のリズムのなかで，水を撒き，草をとり，肥料を施す自分のおこないに対して，作物は育ち，花をつけ実をむすぶことで応える。その応えが自己尊重や自我の育成を生む。

　おかしなことに，自分が種を蒔き，苗を植える行為をするとしないとでは，まるでその関係が違う。自分が直接手を下さない場合は，山の草木やよその畑を見て，きれいだとかきれいでないというような，ありふれた関わりに終わってしまう。しかし，自分が手を下すと世界がまるで変わる。蒔いた種の芽がでるかどうか，芽や植えた苗の1本1本の育ちの違いが気になる。蒔いた種が土を押し上げ芽を出す，思わずがんばれという気持ちがわく。みずみずしい双葉が開き，日々大きくなる。そしてできた花や実は，店頭で買うときと違い，育ったものすべてがいとおしく大切になる。不思議なものであるが，それが園芸における相互の関係性であり，しかも相手が人間でないというところに，自分への侵襲性の少ない安全感，安心感がある。

3) 自然にふれる

　ただぼんやり見ているだけでいい。畑に育った野菜，病室の窓際に置かれた鉢植え，陽の光は緑の葉にろ過され，緑の葉の動きで風が見える。ただぼんやり見ているだけで，自分も目の前の自然の一部になったようなやすらぎと安心を覚える。

　土や水・空気・植物という自然な環境に，身体の感覚を通してふれる一体感，それは自分の感覚を通して世界に触れることであり，現実的な身体感覚に支えられた安心感を生む。

　このしっかりと自己の行為に応えてくれながら侵襲性の少ない相互関係，世界とのふれあいが園芸の大きな特性の一つである。人が人工的な部屋のなかに観葉植物を持ち込むのも，こうした自然との関わりを無意識に求めてのことであろう。

3．場・人との関わりの特性

1) 参加する

　園芸は一人でも可能な作業であるが，植物を育てるということに関わる（参加する）ということは，季節のそして1日のリズムに合わせることになる。動物を育てるほどではないにしろ，命ある植物が相手であるから，日々世話が必要にな

る。それが生活のリズムを作る。

　また，一人でおこなうこともあるが，何人かの仲間とおこなう場合は，一般に集団で起きるダイナミックスがみられる。しかし他のグループワークに比べ，間に自然や植物という共通の対象があることにより，年齢や能力の差が支障にならず，かえってお互いの役割が生かされる。その共通の実存的な対象を介した活動は，共通感覚，共有体験を通し，受容され愛他的な体験の場となる。

2）売る

　園芸には，収穫した野菜や，育てた花，創ったものを自分たちで楽しむだけでなく，他の人に売るという活動もある。「おいしそうなナスね，良くできたのね」と買う人に，「雨が降らないので毎日の水撒きが大変だったけど」とナスを渡す。他の手芸作品を売る場合と違って，園芸でできたものは自分と自然との合作という意味あいが大きく影響する。売る者と買った者が，自分たちが共通に体験した自然を共有体験として，ナス一つを介してその瞬間につながる。

　また売るという行為は，社会・現実生活との関わりであり，具体的な社会適応技術の習得の場になる。作業療法の特性ともいえる主体的な体験の場が，イメージ化が苦手なため般化が困難といわれる分裂病障害に対するSocial Skills Training（以下SST）の欠点を越え，自発的な生活技能訓練の場となる。

3）共に食べる

　自分たちが収穫したものを仲間といっしょに食べるという行為は，消費する楽しみ（自我開放）とともに，「同じ釜の飯を食った」という言い方に表されるように，深いつきあいを意味，または意図する，対人関係に関連した生活行為である。協同作業のなかで収穫されたものを共に食べる，それは人との交流の原点でもある。

4. 療法としての特性

　前述した園芸やその周辺活動の特性は，作業療法の点数化に反対する決議がなされた第72回日本精神神経学会総会で，菅が若い医師により発言を妨げられたという演題「作業療法の奏効機転」（菅，1975）で語ろうとした，作業の身体的，生物学的要素の殆どを含み，さらに広義に精神療法的な奏効も示唆するものである。

　療法としての適応という点では，作業の内容は，種を蒔く，水を撒くなど，簡単ではあるが欠かすことのできない作業から少し難しい作業まで幅広い。生産から消費，遊びと，生活の基本的なものを全て含んでいて対象を選ばない。しかも

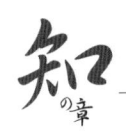

個々の作業は定型的であるが，作る野菜や育てる植物とその成長過程により作業は変化に富んでいる。そのため，個々の能力やそのときの状態に関わらず，個々に応じた役割活動がおこなえ，年齢・障害の程度を越えて，対象を選ばないことが特徴である。

また園芸には，生活のリズム作り，適切な自己表現など，生活指導やSSTの対象にもなっている多くの目標が内包されている。しかも内包される目標は似ているが，自分が植えたナスを育てるため，ナスの成長に合わせておこなう日々の世話が自ずと自らの生活リズムを整えるように，生活指導やSSTとは手段が異なる。この受動から能動へと主体を移した，そして活動そのものが目標を内包した具体的な体験という手段の違いが特徴といえる。この作業療法の特性である主体的な生活体験の場が，イメージ化が苦手なため般化が困難といわれる分裂病障害などに対するSSTの欠点を越え，自発的な生活技能訓練の場となる。

Ⅲ 園芸の利用

園芸は比較的短期のリハビリテーション対象者から慢性期のリハビリテーション対象者まで，能力，年齢，障害の程度を越えて利用できるが，自然相手のため多少の工夫が必要になる。紙面の制限からそのすべてを述べることはできないが，園芸の主な種目の特徴を表2に示し，以下幾つかの実践例を紹介する。

比較的慢性化した障害をもちながら生活する人に対しては，家庭菜園のように季節々々の野菜作りが利用できる（菅，1975）。春から夏にかけて，豌豆，ジャガイモ，西瓜，トウモロコシ，茄子など，秋から冬にかけては，甘藷，大根，何種類かの中国野菜と，活動が途切れることがない。収穫した物を食べるのは旬を食べるような楽しみ。たくさん採れると販売する。外来の患者や病院のスタッフ，近所の人などが買う。自分たちが作った野菜を，商品として値踏みし買ってくれる人がいる。そうした四季に応じた，生活に密着しながら遊びの要素を含んだ活動が，生活のリズムを作り，拠り所を作り，その生活を支える場となる。

同じ慢性化した病や障害でも，身体機能に制限があり，畑に出るという移動が困難な人に対しては，病室の窓際や病棟の近くに陽あたりの良いわずかな場所があればおこなえる鉢植えやプランター栽培が向いている。一人々々の名札をつけたチューリップの鉢，秋に病棟のデイルームでそれぞれが植えた球根，水をやり，芽の伸び具合に一喜一憂し，春に品評会をおこなった。痴呆を含む老人病棟での

表2　園芸の作業種目の特徴

活動	特徴
挿し木	作業テーブルがあればあまり場所を選ばずにおこなえる。特に対象を選ばない。
鉢植え，プランター栽培	草花から野菜作りまで，わずかな場所があれば，病棟でもおこなえる。 少人数や個別の関わり，移動に支障のある人にも適している。 根菜類以外はほぼ作ることができ，1〜2カ月と比較的短期に育つ葉野菜や二十日大根などのミニ野菜，草花が作りやすい。
水耕栽培	ヒヤシンスなど花の球根やカイワレ，モヤシといった双葉までの発芽を利用した野菜，トマトの水耕栽培など土がなくても育てられるのが特徴。 少人数や個別の関わり，移動に支障のある人にも適している。 土の代わりにセラミックボールなどを用いた観葉植物の栽培もある。 いずれも室内でおこなえるのが特徴，作るものによっては季節の影響を受けるが，ほぼ1年中，時期を選ばずおこなえるのが特徴。
観葉植物の世話	老人など何か役割のあることに意味がある人には適切。 少人数や個別の関わり，移動に支障のある人にも適している。 本格的におこなえば，OTやデイケア等で，育てた鉢植えを各部署に貸し出しその世話をするというグリーンサービスをプリボケーショナルなグループワークとしておこなうことも可能。
菜園，花壇	育てて収穫するまでに3〜6カ月はかかり，季節の制限もあるので，比較的慢性のリハビリテーションを目的とした人に向く。
リースなど作品作り	通常の手工芸と同様に使える。 少人数や個別の関わり，移動に支障のある人にも適している。

ことである。病棟の看護婦さんから，促しと禁止の言葉が多かった会話の中に，「あら芽がでて，今日はいい天気でチューリップもうれしそうね」といったような，何かほっこりする会話が増え，気持ちの通い合いが深くなったと聞いた。ねらいは成功であった。

　10代半ば，花なら咲きかけたつぼみのときに発病，人との関わりを避け閉じこもりがちな分裂病の少女と，作業療法士は2人でプランターに花の種を蒔いた。小さな芽が出て，つぼみができる頃にも少女の表情に大きな変化はなかった。初めて花が咲いたとき，通りかかった他の患者さんがきれいねといった。少女は「この作業療法士さんと植えたの」と笑みを浮かべた。芽がでて本当に育つか心配だったことなどを初めて話してくれた。小さな草花が育つのにあわせて，少女の閉じていた気持ちも開いていたのだ。

　40歳の彼は，退院してアパートで一人暮らしをしていたが，部屋に引き篭もり食事も十分にとらなくなった。体力の低下だけでなく，身体機能全体の低下がひどく入院を勧められたが，いやだという。せめて身体だけは大切にしようという

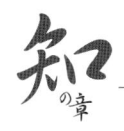

誘いに応じて園芸に参加、断続的ながら続けて来るようになる。細かなことは苦手といい、額から玉のような汗を流しながら土を掘り起こす。身体を動かすと気持ちがいいというようになる。今では話友達もでき、ナイトケアにも通い始めている。

園芸は、私たち人間が生活の中で作業活動をするという基本的なもの、今の社会の労働が失っているものを多く残している。作業療法ではもっと利用できる作業活動である。

おわりに

園芸は生活に関わるあらゆるものを内在している。作業療法で利用する作業活動の一つとして、少しはその特性を説明できたであろうか。園芸に関わらず、人が本来、作業活動をおこなうことの意味や人と作業活動との相互関係に視点を向けるきっかけになることを願う。

作業療法を本当におこなうには、私たち作業療法士一人々々が、自分の身体性を解放（開放）し作業活動と関わるなかで、人と作業の関わりの普遍的現象を知る方法を身につけなければならない。それは自分自身の作業療法体験そのものである。左の脳に頼り作業療法学を説こうとするあなたがいるなら、与謝野晶子の「やわ肌の　あつき血潮に触れも見で　さびしからずや　道を説く君」（みだれ髪）を贈りたい。

文　献

浅野弘毅（1993）わが国における「社会復帰」論争批判③生活療法の全盛. 精神医療 4（3）.
早坂啓他（1973）農作業. 井上正吾編：精神科作業療法の理論と実際——現状と反省. pp.231-238, 医学書院.
今村仁司（1981）労働のオントロギー——フランス現代思想の底流. 勁草書房.
鎌倉矩子（1992）作業療法研究の方向性. 作業療法 11；180-183.
金子嗣郎（1982）松沢病院外史. 日本評論社.
菅修（1975）作業療法の奏効機転. 精神経誌 77；770-772.
加藤普佐次郎（1991）精神病院に対する作業療法ならびに開放治療の精神病院におけるこれが実施の意義及び方法. 秋本波留夫, 冨岡詔子編著：新作業療法の源流. pp.171-206, 三輪書店.
菊池恵美子他（1976）園芸. 田村春雄, 鈴木明子編：リハビリテーション医学全書 9 作

業療法総論. pp.268-272, 医歯薬出版.
小林清男 (1970) 園芸・農耕・畜産. 小林八郎他編集：精神科作業療法. pp.146-152, 医学書院.
小林正利他 (1985) 園芸. 日本作業療法士協会編著：作業・その治療的応用. pp.168-172, 共同医書出版社.
中村雄二郎 (1992) 臨床の知とは何か. 岩波新書.
日本作業療法士協会編著 (1990) 作業療法学全書第2巻基礎作業学. 共同医書出版社.
日本作業療法士協会 (1991) 作業療法白書 1990.
日本作業療法士協会学術部精神科部門講習会実行委員会 (1989) 精神科作業療法の現状. 作業療法 8 (4)；649-656.
日本精神神経学会理事会 (1975) 今回の「作業療法」点数化に反対する決議. 精神経誌 77；543-544.
大塚能理子 (1994) アメリカにおける園芸療法. 日本作業療法士協会ニュース 157；3.
竹田青嗣 (1993) はじめての現象学. 海鳥社.
山根寛, 梶原香里, 徳永修宗 (1994) 町の中の小さな畑から——慢性老人分裂病者を支える. 作業療法 13 (3)；224-233.

　治療の効果が問われるとき，すべての療法はその根拠として科学性が問われる．その科学性とは，「普遍性」「論理性」「客観性」という自然科学の数値化を指すことが多く，作業療法も科学性という言葉に大きく幻惑されてきた．しかし，「生活」「具体性」「主体性」といった感性的性質を扱う作業療法の特性は，自然科学の数値化という手法だけでは示すことができないものが多い．ひとと作業の関係は，哲学的・現象分析的な視点からも捉える必要がある．
　耕作，播種，撒水，除草，収穫など園芸本来の活動と，収穫したものを食べる，育てた植物を利用して作品を創る，育てたものや作品を売るという周辺活動など，ひとの生活行為のすべてを含む園芸活動は，その影響の根拠を自然化学的数値化により示すことが難しいよい例である．園芸活動の機能と効果を問われるとき，その豊かな要素を還元的に捉えても，何がどのように影響したのか，その全容を説明することは難しい．
　本論は，そうした作業療法の場で見られる，一連の「行為・動作」「環境・対象との関わり」「場・人との関わり」の現象的特性をどこまで伝えられるか，園芸という一つの作業を用いてその言語化を試みたものである．

(初出：作業療法 14 巻 1 号, 1995 年)

植物という命との
かかわり

はじめに

　浅春の里山を歩く，雪解けの土をぷっくりと持ち上げている芽吹いたばかりの小さな緑，そのけなげさに，ふと足が止まる。幾百年の時の流れをみてきた古樹，その閑かなたたずまいに，時をわすれる。長い病いの床，花一輪の小さな命に，ひととき痛みとつらさがやわらぐ。

　植物のしずかな命とのかかわりは，ひとにさまざまな想いを抱かせる，ひとの心身の機能をおだやかに高め，やわらかに静める。

　園芸療法の紹介にあたり，「行為・動作」「環境・対象とのかかわり」「ひととのかかわり」という視点から，園芸や園芸に関連する現象をみておくことにする。

I　ひとと植物

　ヒトは地球に誕生して以来，植物を採取し，植物と共生する虫や動物を捕り，そして植物を育て利用するようになることで文明を築いた。ヒトの人への永い進化の過程において，命の恵みをもたらし，多くの危険から身を隠し守ってくれた植物に対する反応は，習性として私たちのDNAに刻み込まれている。というより，そうした習性があるものが，種として存続し，今，私たちとしてある。

緑に包まれ，緑にはぐくまれてきたヒトの進化の過程が私たちの身体の奥底に刻まれ，自然回帰の気持ちとなり，緑に安らぎを求め，緑を見るとやすまるのだろう。気がつけば，花は，喜びや悲しみの場にいつも共にあり，私たちの気持ちを伝え，すべてを包み込んでいる。

II　園芸と療法

　音楽療法や園芸療法などのようにさまざまな事物を介する療法は，狭義の医学的治療に対し補助的療法と呼ばれている。その多くは，作業療法（occupational therapy の訳で，わが国では1965年に作業療法士が資格化された）で用いられているさまざまな作業種目が，1900年代半ばより単独の療法手段として発達したものである。
　補助的療法を，治療媒体により「創作・表現」「生物（命）」「運動・行為」に分類すると，表1のようになる（山根，2000）。
　狭義には，「対象者の心身の状態を把握し（評価），目的と方法を示し（治療・援助計画），経過結果を明確にし（効果判定），必要な調整をおこなう知識や技術をもった者（専門家）による働きかけ」を療法という。一方で，何らかの活動や環境にともなう癒しや健康法なども含めて，広く療法と呼ばれることもある。
　園芸療法に限らないが，昨今のガーデニングブームのなかで，さまざまな思惑も含み，療法という言葉がいろいろな意味で用いられている。ここでは，植物という対象そのものや植物が育つ自然環境，植物の育成，植物の利用に関するさまざまな要素を，ひとの身体や精神機能の維持・回復，生活の質の向上などに用いることを，園芸療法と呼ぶことにする。

III　園芸療法の歩み

　園芸は作業療法における作業活動の一つとして，その歴史と共に古くから利用されてきた。治療的な視点による利用は，18世紀後半〜20世紀にかけての道徳療法（moral treatment）の興隆のなかで，精神障害や知的障害がある人たちに用いられたのが始まりである。
　その後，都市化，産業構造の変化，道徳療法の衰退，精神病に対する医学的治

作業活動の考え方使い方

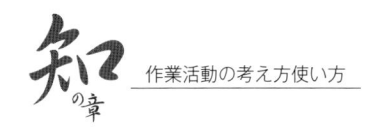

表1　作業療法のさまざまな媒介より生まれた補助的療法

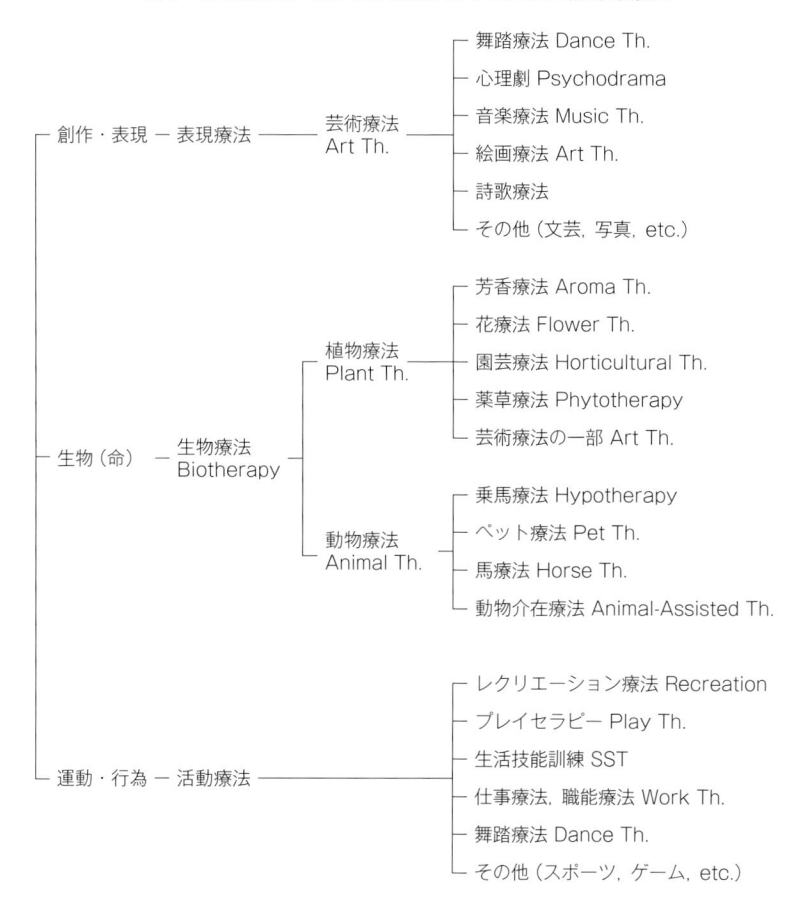

- 創作・表現 — 表現療法 — 芸術療法 Art Th.
  - 舞踏療法 Dance Th.
  - 心理劇 Psychodrama
  - 音楽療法 Music Th.
  - 絵画療法 Art Th.
  - 詩歌療法
  - その他（文芸，写真，etc.）

- 生物（命） — 生物療法 Biotherapy
  - 植物療法 Plant Th.
    - 芳香療法 Aroma Th.
    - 花療法 Flower Th.
    - 園芸療法 Horticultural Th.
    - 薬草療法 Phytotherapy
    - 芸術療法の一部 Art Th.
  - 動物療法 Animal Th.
    - 乗馬療法 Hypotherapy
    - ペット療法 Pet Th.
    - 馬療法 Horse Th.
    - 動物介在療法 Animal-Assisted Th.

- 運動・行為 — 活動療法
  - レクリエーション療法 Recreation
  - プレイセラピー Play Th.
  - 生活技能訓練 SST
  - 仕事療法，職能療法 Work Th.
  - 舞踏療法 Dance Th.
  - その他（スポーツ，ゲーム，etc.）

療の台頭などにより，園芸の治療的活用も作業療法と共に一時衰退した．そして，2度の大戦で，傷痍軍人の社会復帰を目的としたリハビリテーションの需要が高まり，再び生活を構成するさまざまな作業活動を用いる作業療法が見直された．それにともなって，音楽，絵画などさまざまな活動が療法として独立するようになり，園芸療法もそうした流れのなかで生まれた．

アメリカでは，1960年代に大学で園芸療法の講義がおこなわれるようになり，1973年にアメリカ園芸療法協会（American Horticultural Therapy Association：AHTA）が設立された．園芸療法士の資格は，一定の教育課程を終え実務経験を

あわせてAHTAに申請する認定資格である。

　ヨーロッパでは，園芸やガーデニングの歴史は長いが，療法としての普及は少し遅く，1978年にイギリス園芸療法および農業訓練協会（Horticultural Therapy and Rural Training Association : H. T.）が設立された。資格制度はなく，大学やH. T. などで実践者を育てる講座や講習会がもたれている。園芸療法は，そうした講座や講習会を受けた実践者や作業療法士を中心におこなわれている。

　わが国では，園芸は1900年代初頭から精神病院で作業治療の手段として用いられ（菅，1932；加藤，1991），知的障害児・者の養護教育における体験学習や，作業所，授産施設においては作業種目の一つとして用いられてきた。園芸療法という形で注目されるようになったのは，1990年代に入ってからである。

　現在，欧米で園芸療法士の資格を取得したひとや研修を積んだ人たちが中心となって，園芸療法の紹介や研修会が開かれている。まだ統合された組織にはなっていないが，生活環境との関連もあり，農学，医学，リハビリテーション，造園，園芸，福祉，教育などさまざまな領域の関係者により，職域を超えて研修会や研究会がもたれている。

　療法としてだけでなく都市や生活の環境としての園芸の役割に関する国際的な情報交換も盛んになり，1994年には日本で第24回国際園芸学会議（IHC）が開催された。

IV　療法としての要素

　園芸に関する療法としての要素は，大きく「園芸活動そのもの」「周辺活動」「植物という対象」「植物が育つ環境」に分けることができる。

　耕す，種をまく，水をまく，草を取るといった，植物を育て収穫するという一つの目的に向けた園芸本来の活動，鑑賞する，草花で作品を作る，収穫した物を調理し食べる，売るといった周辺活動，それらは生産から消費，遊びと，ひとの生活の基本的な活動のすべてを含んでいる。

　また対象，素材としての植物は，「視る，聴く，嗅ぐ，味わう，触る」というひとの五感を刺激する。植物の実りと植物が生み出す酸素，植物の周りには必ずある水は，ひとにとって命の保証を意味する。さらに，生物として食の相と性の相を繰り返すひとの一生を凝縮したようなサイクルがある（山根，1997）。その過程で，ぐんぐん成長する緑の新芽に，若さや希望を，実りや次の命を残して枯れる

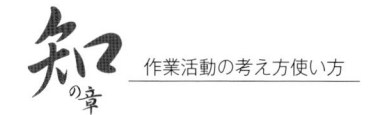

姿に，成熟と役割の達成をと，私たちは植物に自分や自分の人生を重ねてみる。

そして，季節の変化と日々の天候に影響されながら，草花や野菜が生育する過程には，1日の繰り返しや四季という，時の流れと生命のリズムがある。そのリズムは，病いにより失いかけた季節感や時間の感覚，基本的な生活のリズムを取り戻す指標となる。

園芸の療法としての要素は，複雑多様であるが，治療や援助で効果的に利用するためには，ひとの心身の機能になにがどのように影響するのかを知り，調整することが必要になる。

V　園芸療法の適応と対象

園芸療法は，身体に障害がある人，知的に障害がある人，高齢者，トラウマをもつ児童，精神的な障害に悩む人，麻薬中毒など各種依存症，非行犯罪歴のある者など，性や年齢を問わず幅広い対象に用いることができる。

回復過程からみれば，早期治療早期退院を目的とする急性期や緩和ケアが必要になる時期においては，環境調整など間接的な利用の対象となり，長期にわたる療養生活や維持期においては，直接的な園芸療法の対象となる。もちろん，好みの問題は考慮しなければならない。治療や援助目的からすれば，心身の機能訓練，職業訓練，レクリエーション，教育にとその適応は広い。

育てる植物とその成長過程により作業は変化に富む。そのため，個々の能力や障害の状態に関わらず，それぞれに応じた活動がおこなうことができ，年齢・障害の程度を越えて，対象を選ばないことが特徴である。

VI　園芸療法の効果

植物とのかかわりは，活動として，素材として，環境として，私たちの心身にさまざまな効用をもたらす。しかし園芸はその多様な要素のために，対象，適応と効果，その根拠と利用方法などの検討が十分になされないまま，経験に頼った過剰な期待や利用もみられる。

園芸に関するさまざまな要素がもたらす効果を整理すると表2のように分類できる。

表2 療法としての園芸の主な効果

身体的効果	基本的身体機能の賦活，維持・改善 感覚（知覚，認知）運動機能の維持・改善 新陳代謝の促進　　他
心理的効果	心的エネルギーの変換によるカタルシス，気分転換 適度な沈静と賦活による安心，安らぎの提供 痛みや疲労の軽減 基本的欲求（生産，消費，遊び，ゆとり）の充足 時間や季節の見当識 生活のリズムの回復 自分や人生の投影による安心，自己洞察 自己能力の現実検討 実存的受容 コミュニケーションの補助　　他
環境的効果	温度，湿度の調節機能 防音，減音機能 清浄機能　　他
経済的効果	環境・心理効果から派生する作業効率の向上

　心理的，身体的効果が通常のリハビリテーションにおける効果であり，環境的効果は治療や療養生活だけでなくひとの生活全般における間接的な効果，経済的効果は職場など主に仕事に関連する環境としての間接的な効果といえよう。

Ⅶ　園芸の利用

　ある年齢に達したひとや病いや障害とともに生活しなければいけないひとたちにとって，長期にわたる治療は生活を奪い，濃厚な治療や働きかけは効果より負担の方が大きくなることがある。
　療養生活を送る人にとっては，家庭菜園のように季節々々の花や野菜作りがいい。春から夏にかけて，碗豆，ジャガイモ，西瓜，トウモロヨシ，ナスなど，秋から冬にかけては，甘藷，大根，何種類かの中国野菜と，活動は途切れることがない。収穫した物を食べるのは季節の旬を食べる楽しみ。これほどリアリティオリエンテーションに適切な素材はない。
　同じ慢性化した病いや障害でも，身体機能に制限があり，戸外に出る移動が困難な人に対しては，部屋の窓際や病床の近くに陽あたりのよいわずかな場所があ

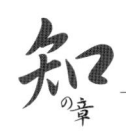

れば，水栽培，鉢植えやプランター栽培が利用できる．窓の外に部屋の中に，生きた植物が見えるだけでもよい．

　植物は生きている．変化する．面倒をみたらその分だけ応えがある．仮に世話の仕方が誤っていたとしても，不平不満は直接返ってこない．そこが同じ命でも動物の飼育と異なるところである．植えた種や球根に水をやり，芽の伸び具合に一喜一憂する．「あら芽が出て，今日は天気がよくていいね」といったような，何かほっこりする会話が，治療や援助のかかわりのなかに増える．かけられたことばが刺激となり，閉ざされていた感覚が意識され，はじめて「ああそうか」と気づく．病気でいろいろな機能が失われるなかで，ひととしての身体感覚の共通性は比較的最後まで残り，コミュニケーションの基盤となる．

　ひとは病気になると，身体のリズム，生活のリズムが崩れ，身を守るために五感を閉ざすようになる．その崩れたリズムや閉ざされた五感を，薬物で元に戻そうとしても難しい．しかし，植物は色や臭い，ふれたときの感じ，その実りの味わい，風の仕事による音などが，四季に応じてひとの五感を刺激し，感覚を呼び覚ます．

　植物という命とのかかわりは，植物が生きる時間や自然など環境とのかかわりでもある．そうした四季に応じた，生活に密着しながら遊びの要素を含んだ活動が，医食同源と同じように植物の世話をすることがそのまま，生活のリズムを作り，心身の機能を改善し維持し，役割と習慣により生活を支える．

Ⅷ　園芸療法の留意点

　園芸は自然相手のため多少の工夫が必要になる．

　まず，ローカル性を生かすということである．植物は自然環境やひとの生活に直接関係するもので，確かに外国産の珍しい植物もいろいろな楽しみ方はあるが，実際に日々の生活や療法の手段として用いる場合は，植物が生育する環境，そしてその植物と同じ環境に住む人の生活と関連があるものを用いた方がよい．その土地の風土と分化，そこに生きる人の生活習慣，対象となる人のライフサイクルや好み，障害の状態，それらがローカル性にあたる．

　もちろん，パティオ形式の庭，レイズドベッドの使用，植物の色，香り，感触の利用など，今まで私たちの習慣がなかったものでも，出会いと気づきが生活文化を豊かにすることもある．そうしたグローバル性という点を考えてのことである．

そして，利用する道具などは，できるだけ市販されているものを，対象者の機能にあわせて改良工夫して用いるのがよい。
　また，一部には毒性のあるものや棘のあるもの，ある人にはアレルギーの対象になるものもあるといったことに対する注意などは，一般的に必要なことである。

文　献

菅修(1932)東京都立松沢病院における作業治療実施の歴史並に其の現状. 救治会々報 52；15-32.
加藤普佐次郎(1991)精神病院に対する作業療法ならびに開放治療の精神病院におけるこれが実施の意義及び方法. 秋本波留夫, 冨岡詔子編著：新作業療法の源流. pp.171-206, 三輪書店.
山根寛(1997)作業療法と園芸療法. 日本園芸療法研修会.
山根寛(2000)作業療法と関連のある集団療法. ひとと集団・場——集まり，集めることの利用. pp.161-170, 三輪書店.

　植物という命との関わりには，前論からも明らかなように，生活の基本となる「生産と消費」の要素がすべて含まれており，ひとの心身機能のすべてを賦活する。それが，植物という対象や園芸活動を療法として用いることの豊かさである。
　本論は，園芸という活動を療法としてどのように活用するかの紹介にあたり，すでに述べた園芸や園芸に関連する現象を，あらためて療法という視点から取り上げ，ひとと植物の関係，園芸を療法として用いるようになった歴史的経緯，療法としての要素，適応と対象，効果，利用の仕方と利用上の留意点，などを概略的に紹介したものである。

(初出：総合ケア 2001 年 4 月号, 2001 年)

作業療法と音楽

はじめに

> 音と リズムと 響き
> 重なり合って
> 高ぶる気持ちを静め
> 鬱ぐ気持ちを包み
> 悲しみを
> 喜びを
> ことばにならない気持ちを
> 表し伝える

　音楽は，日々の生活，生老病死の苦しみを和らげ，祈りを助け，ことばにならない思いを表し，伝え，そのなかに喜びを生みだす，人類の始原から営まれてきた創作・表現活動である。音やリズム，音楽を聴き，奏で，踊り，楽しむ，音楽に関する諸活動には，病める心を癒し，心身の諸機能を維持改善する要素がある。
　作業療法（occupational therapy）では，国際生活機能分類（International Classification of Functioning, Disability and Health；ICF）（WHO, 2001）でいう生活機能（body functions and structures, activity, participation）（山根，2005a）に障害がある人に対し，生活を構成する諸活動（作業療法では「作業」（山根，2005b）という）を介入手段として治療・援助をおこなう。したがって，音やリズムと

いった音楽の要素と，文頭で散文的に表現したような音楽の創作・表現活動としての特性を，必要に応じて使い分けている。医療やリハビリテーションにおける音楽の利用を考える一助に，作業療法の概要と，作業療法で音楽をどのようにとらえているか，作業分析の視点（鷲田，1999；山根，2005c）から，音や音楽と人，生活との関係などについて紹介する。

I 「作業」を用いる療法

　ひとの一日は，さまざまな「作業」で成りたっている。病気や障害は，生活という視点からみれば，一人で食事ができない，一人で移動ができない，ひとと話ができないなど，原因が何であれ，ひとの生活に必要な何らかの「作業」に支障がおきている（作業障害）状態といえる。

　作業療法は，そうした作業障害がある人に対して，「作業」や他者との交流を治療・援助の手段とし，病状の軽減や心身諸機能の改善，日常生活や社会生活の制限・制約の減少をはかり，生活の自律と適応を援助するリハビリテーション技法の一つである。

　作業療法の概要の紹介として，作業療法における「作業」とは何を指しているか，対象をどのようにとらえているのか，そしてシステムプログラムとしての作業療法プログラムの特性，作業療法の治療機序などについて述べる。

1. 作業療法における「作業」とは

　作業療法では，表1に例示するように，ADL（Activities of Daily Living；日常生活活動）やIADL（Instrumental Activity of Daily Living；手段的日常生活動作）に相当する生活維持に関連する活動から仕事に関連する活動，遊びや余暇に関連する活動，社会生活に関連する活動，活動で消費したエネルギーを回復し，体内に取り入れた食べ物や経験したことを消化し心身に収める休養・熟成ということを含めて，作業療法では生活を構成するすべての営みを「作業（occupation）」という（山根，2005c）。

　occupationは，通常は仕事と訳されているが，その語源はoccupyといい，ひとが必要なものを「占め，費やす」ことを意味する。そうした意味より，作業療法における「作業（occupation）」は，病気などで生活機能に障害がある人が，生活を再建するために，ひとや時間，物，空間などを精神的・物理的に占め費やす活

知の章　作業活動の考え方使い方

表1　作業療法における「作業」の例

生活維持に関連する活動－いきる・くらす	
身辺処理	日々生きるのに必要な身のまわりの処理
生活管理	暮らしに必要な物や事の管理
仕事に関連する活動－はたらく・うむ	
職業的活動	生計をたててゆくために日常従事する活動
学業	将来生計をたててゆくために必要な活動
家事	家庭内のくらしに関するいろいろな仕事
育児	乳幼児を養い育てることに関する活動
遊び・余暇に関連する活動－あそぶ・つくる・たのしむ	
原初的遊び	発達過程にみられる子どもの自然な遊び
余暇活動	仕事・労働に対比しゆとりを回復する活動
社会的活動	自由意志に支えられた社会生活における活動
社会生活に関連する活動－つながる・ひろがる	
生活拡大	移動機器，交通機関の利用，公共機関など社会資源の利用……
情報伝達	電話，電子メール，その他コミュニケーション活動……
休養・熟成（やすむ）	
休養	生理的，精神的にエネルギーを補充する
熟成	身体的，精神的に取り入れたものを消化，吸収，熟成する

動という見方をしている．

2. 作業療法における対象理解と関与

　作業療法では，対象となる人がどのような心身機能・身体構造で，1日をどのように過ごしどこに援助が必要なのか（活動の状態），その人は自分の日常生活や社会生活に対してどのような希望があり，それに対する制限や制約が何かあるのか（参加の状態），またどのような環境で生活している，もしくは生活しようとしているのか（環境因子），その人自身はどのような個人的特性をもっているのか（個人因子），といった国際生活機能分類 ICF（WHO，2001）の概念で対象をとらえる（図1）．

　すなわち，病気や障害を含む個人の健康状態を，生活機能（心身機能・身体構造，活動，参加）と背景因子（環境因子，個人因子）の相互性でとらえ，心身機能・身体構造の維持・改善をはかり，治りきらない病気や障害を抱えて生活しなければならない人の生活の再建と支援に向けたライフ・マネジメントをする．

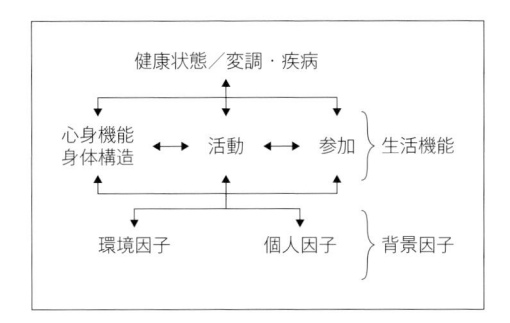

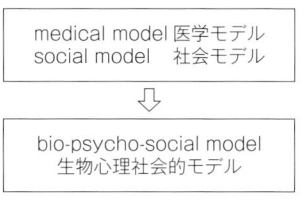

図1　作業療法における対象理解（国際生活機能分類より）

　治療医学においては，介入すれば何らかの効果（影響）があるが，リハビリテーションでは対象者が自分で取り組まないと効果がないため，治療的介入とともに，環境を調整し，対象者が主体的に取り組めるよう援助が必要になる。そのため，さまざまな作業を用いて，対象である人とその生活機能，すなわち心身機能・身体構造の状態とADLやIADLを含めて1日の活動の制限，さらに日常生活や社会生活への参加の制約をアセスメントをする。そして作業を用いて，心身機能の改善をはかり，病気や障害による生活機能の障害があっても，生活に必要な作業ができ，活動的で生きがいのある生活ができるよう，生活の自律（self-control）と適応（adaptation）の援助をすることが，作業療法の役割といえる。

3．作業療法はシステムプログラム

　作業療法の手順は，他の療法と大きく異なるものではないが，図2のようになる。まずその対象者と状態が作業療法の適応対象であるかどうかを判定し，生活機能全体のアセスメントをおこない，作業療法としての目的と目標を設定する。
　そして，治療医学の場合は，必要な介入手段を治療者が判断し提供することが可能であるが，リハビリテーション，特に作業療法では，対象者がどのような生活を望んでいるかで治療・援助目的と介入手段が異なり，治療的ニーズにより介入手段を選択しても，それを対象者が受け入れるかどうか，興味・関心をもっておこなうかどうかにより，効果が大きく異なる。脳機能の活性化やニューロンネットワークの発火には，対象者自身の関心の有無が大きく影響するため，治療的ニーズを考慮しながら，対象者自身がしてみたい，してみておもしろいという作業を選択することが，作業療法における介入手段としての作業選択のコツである。

知の章　作業活動の考え方使い方

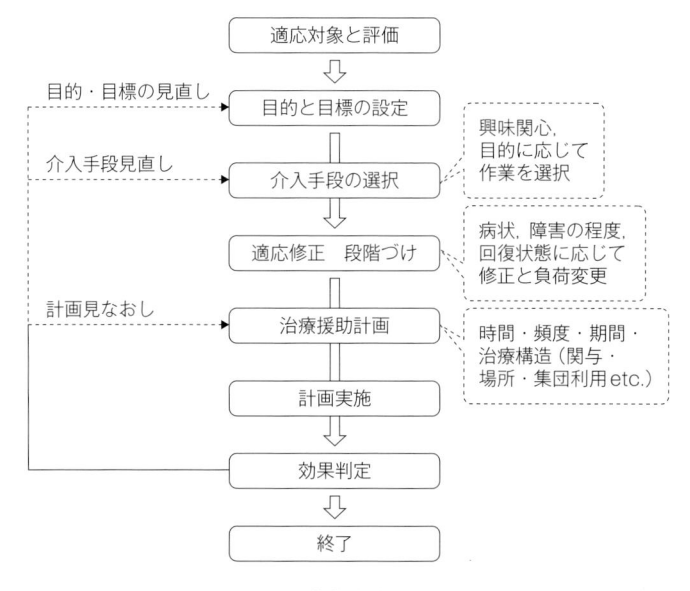

```
                            ┌──────────────┐
                            │ 適応対象と評価 │
                            └──────┬───────┘
                                   ↓
  目的・目標の見直し         ┌──────────────┐
  ─ ─ ─ ─ ─ ─ ─ ─ ─ ─ ─ ─→ │ 目的と目標の設定 │
                    │       └──────┬───────┘        ┌─────────────┐
                    │              ↓                │ 興味関心，    │
  介入手段見直し      │       ┌──────────────┐      │ 目的に応じて  │
  ─ ─ ─ ─ ─ ─ ─ ─ ─ ─→     │ 介入手段の選択 │ ─ ─ │ 作業を選択    │
                    │       └──────┬───────┘      └─────────────┘
                    │              ↓                ┌─────────────┐
                    │       ┌──────────────┐        │ 病状，障害の程度，│
                    │       │ 適応修正 段階づけ│ ─ ─ │ 回復状態に応じて│
                    │       └──────┬───────┘        │ 修正と負荷変更  │
                    │              ↓                └─────────────┘
  計画見なおし       │       ┌──────────────┐        ┌─────────────┐
  ─ ─ ─ ─ ─ ─ ─ ─ ─ ─→     │ 治療援助計画 │ ─ ─ ─ │ 時間・頻度・期間・│
                    │       └──────┬───────┘        │ 治療構造（関与・│
                    │              ↓                │ 場所・集団利用etc.）│
                    │       ┌──────────────┐        └─────────────┘
                    │       │ 計画実施     │
                    │       └──────┬───────┘
                    │              ↓
                    └────→ ┌──────────────┐
                            │ 効果判定     │
                            └──────┬───────┘
                                   ↓
                            ┌──────────────┐
                            │ 終了         │
                            └──────────────┘
```

図２　作業療法の手順

　このように作業の選択には，対象者の希望を重視するが，対象者が選択した作業が治療的ニーズと一致しないこともあるため，その作業が治療・援助に適するよう修正（adaptation）したり，作業負荷の段階づけ（grading）をおこなう。
　そして，治療・援助計画を立て実施し，効果判定をおこない，目的・目標，介入手段，治療・援助計画の見直しをおこないながら終了をむかえることになる。治療・援助計画は，１回の時間，１週間の頻度，期間，治療構造（セラピストの関与，実施場所，グループの利用など）を配慮して立てられる。
　まとめると，作業療法は，急性期の病状安定に始まり，基本的な心身機能・身体構造の改善，生活に必要な技能の修得，再燃再発の防止，そして生活支援まで，一貫した治療・援助をおこなう。介入手段も一種目の作業ではなく，病状や回復状態に応じて，作業を取り替え，グループの利用の仕方を変え，治療形態も個人治療やグループ療法など，対象者に必要なものを取り替えていく，いわゆるシステムプログラム（山根，2003；2007a）が作業療法の特徴である。

```
                ┌─────────────────────────────┐
                │ ・身体図式や脳地図の修正          │
                │ ・感覚運動機能, 精神認知機能の改善  │ ⎫ 心身機能維持改善
                │ ・ニューラルネットワークの強化・形成 │ ⎭
                └─────────────────────────────┘
                              ⇩
                    ┌──────────────────┐
                    │  身体との関係性の回復  │
                    └──────────────────┘
                              ⇩
                ┌─────────────────────────────┐
                │ 回復した心身の統合機能を用いた     │ ⎫ 活動向上参加促進
                │ 生活の再建, 社会参加の促進        │ ⎭
                └─────────────────────────────┘
                ┌─────────────────────────────┐
                │ 神経心理学レベルから生活にいたる,   │
                │ 作業を介した生活機能の改善        │
                │           ↓                  │
                │   生活の自律と適応の援助         │
                └─────────────────────────────┘
```

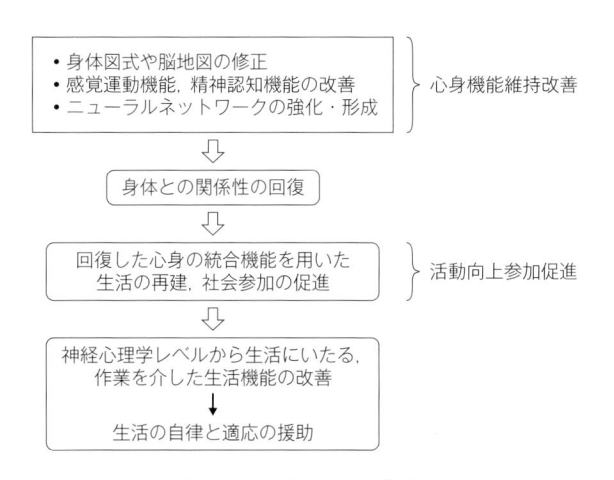

図3　作業療法の治療機序

4. 作業を用いる療法の治療機序

　作業を用いる療法は，作業・身体を介して，病気や障害により失われた，自分と身体の関係性，そして生活や社会との関係性の回復をはかるものである。その治療機序は図3に示すように，脳機能と生活機能という視点からみれば，

　①疾患や障害により現実の身体との乖離が生じた身体図式，脳地図の修正
　②疾患や障害により機能不全をおこしている感覚運動機能や精神認知機能の改善
　③ニューラルネットワークの強化，再形成

を作業を手段としておこなうことで，病気や障害で失った自己と身体の関係性を回復し，回復した心身の統合機能を用いて生活の再建，社会参加の促進をはかるものといえる（山根，2008）。

　言葉を換えれば，神経心理学レベルから生活にいたる，作業を介した心身の機能，活動と参加に関する生活機能全般の改善にあたる。

Ⅱ　作業療法における音楽

　作業療法では，治療・援助の手段として用いる作業に対し，その作業をおこなうために人の精神や身体のどのような機能が必要なのか，またその作業をおこなうことで精神や身体の機能の何がどのように賦活されるのか，作業特性を分析す

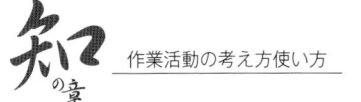

る（山根, 2005b；鷲田, 1999）。

　医療やリハビリテーションにおける音楽の利用を考える一助に，作業療法では活動の一つとして音楽をどのようにとらえているか，作業分析の視点から，音楽の起源，音楽の表現様式，療法として音楽を用いる場の治療構造や効用などについて述べる。

1. 音楽の起源 —— 人と音楽

　ひとにとって音楽とは何か，意思伝達の手段としてことばをもたなかった時代から，ひとは，唸り，泣き，叫び，笑うといった声音により，喜怒哀楽の情動を表してきた。この情動を表出する声音が，発声機能や言語の発達にともない音階へと変化し，音楽が生まれた。そして生きるために必要な食料を確保し，災害や病魔から身を守るために，人々は集まり，人知を越える力に対し共に祭祀をおこない神仏に祈った。世界中のあらゆる宗教が，音楽をもっているのは，そうした人と音楽の関係が理由の一つにあるからと推測される。

　この情動表現や神仏への祈りとともに，生活に重要なこととして，気持ちの伝達と交わり（交流と共同）がある。ひとは命を保つ食料を得るための農耕や狩猟において，古代より集団を形成し，声を掛け合って，共同作業をおこなってきた。個の命や種の保存のために，協力して闘い，危機を乗り越え，生産し収穫するために共に鼓舞したり，また種の保存につながる愛の相手の獲得にむけ性的興奮を高めるためなどに，リズムや歌，踊りがあった。

芸術としての音楽
娯楽・芸能としての音楽
労働にともなう音楽
宗教における音楽
⇧
情動表出願い・祈り意思伝達
⇧
怒り恐れ喜び哀しみ思い

音楽は本来ひとの暮らしの苦しみをやわらげ
祈りを助けその中に喜びを生みだすもの

図 4　音楽の起源

これら原始的な音楽が，やがて民族音楽や民俗音楽に進化し，さらには，恋愛によって生じる情動や生活のなかの歓喜，悲哀，苦痛などさまざまな情動が，より人間的な情緒の世界を表現する芸術としての音楽を生みだしたものと推測される（図4）。

2. 表現様式の特徴と音楽

図5は，心身機能の発達課程における舞踏，造形・描画，音楽，文学（言語）の表現様式の違い（高江洲，2000；松井，1980）を比較し，そのイメージをスケッチしたものである。声音から音楽が生まれる過程が言語表現の系統発生とすれば，図5は言語表現の個体発生に相当する。

ひとの意思の伝達行動は，図の左から右へ，無意識的といえるものから意識的なものへと発達する。基本的には身体による表現に始まり，ジェスチャーなど手による表現，次第に視覚的表現から言語表現へと，心身機能が発達するにつれて表現様式は知性化され複雑になる。また，ノンバーバルなものからバーバルなものへと知性化が進むにつれ，表現機能は高まるが，反面言語性が高いほど知的防衛も大きく働くようになる。

何らかの原因で脳機能が低下したり，脳実質に異常が生じると，意思伝達機能は，より知性的客観的な要素の高い言語表現（図の右）から崩れて，皮質下レベルに近いもの（図の左）ほど残りやすい。そのため，認知機能が低下した人とのかかわりにおいては，非言語的表現がコミュニケーションに有用な手段となり，

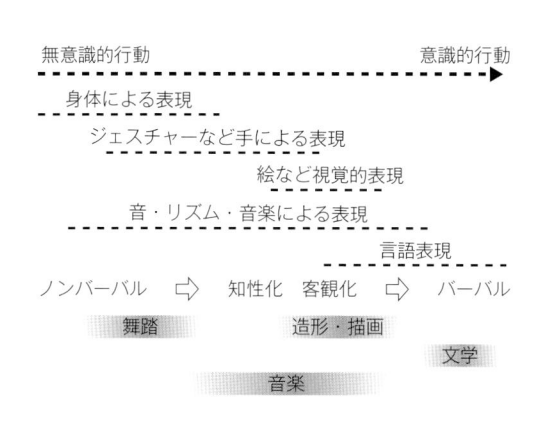

図5 音楽の表現様式の特徴

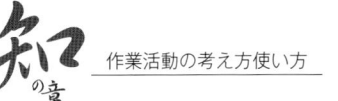

言語表現が十分にできない場合や知的防衛が働いている場合には，非言語的表現が気分転換や発散，カタルシスなど適応的な情動発散に重要な役割を果たす。

こうした表現様式という点からみれば，音楽は，音・リズムといった非言語的な表現に始まって，言語的意味をもつ歌詞があるものまで，他の活動に比べ広い表現様式をもった活動である。この表現様式の幅の広さが，治療・援助関係において，言語機能が十分発達していない子どもや認知症，精神的な抑圧が働いている人などへの働きかけに大きな力を発揮する。

3. 音楽の利用

上述したような音楽の起源におけるひとと音楽の関係や音楽の表現様式の特性などから，経験的に治療として用いられていた（Macdonald EM, 1970 ; Merriam AP, 1964）。その要素を取り出し構造化することで，音楽の療法としての利用に関する理論や技法は生まれた。

したがって音楽は，図6に示すように，生活環境の改善，趣味やレクリエーションとしての音楽活動といった日常的利用に始まり，次第に治療的要素が構造化され，リラクセーション，イメージの誘導，行動療法，精神分析・精神療法の補助，リハビリテーションの手段など，さまざまな療法としての利用がなされている（村井，2002；坂上，2000；日野原，2002；篠田，1997；Thaut MH, 2005）。

作業療法においては，音楽を用いて侵襲性の少ない治療・援助をおこなう。そしてその音楽を治療手段とした医療の場から，ふたたび音楽を楽しむことができ

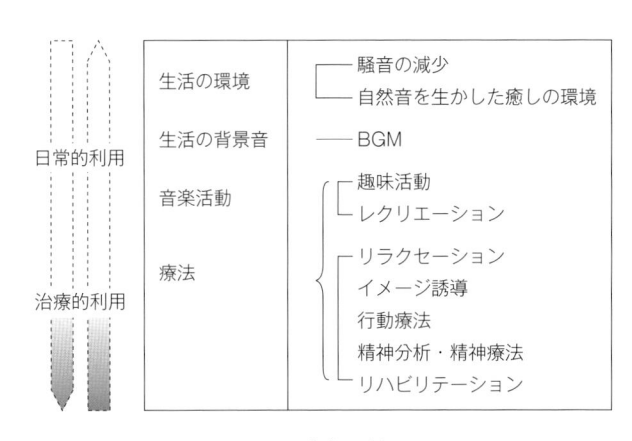

図6　音楽の利用

る生活の場へという，リハビリテーションの基本的な視点のもとに，音やリズム，音楽に関する諸活動を用いている。

具体的には，図7に示すように，身体療法における神経生理学的な利用に始まり，精神療法の補助としての音楽によるイメージやリラクセーションの利用，精神科リハビリテーションにおけるリラクセーションや回想，レクリエーションの手段として，その他にも活動療法や表現療法の手段として，音やリズム，音楽に関する諸活動を利用している。

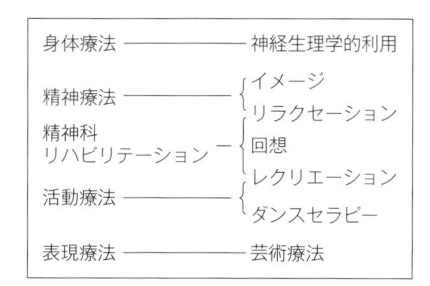

```
身体療法 ──── 神経生理学的利用
                ┌ イメージ
精神療法 ────┤ リラクセーション
精神科         │ 回想
リハビリテーション ┤ レクリエーション
活動療法 ────┤ ダンスセラピー
                └
表現療法 ──── 芸術療法
```

図7　作業療法における音や音楽の利用

こうした音楽の利用は，音楽療法における利用と大きく異なるものではないが，システムプログラムという視点から，対象者の病状や回復状態，ニーズに応じて，他の作業と共に使い分けることが，音楽療法における利用とは異なる作業療法の特徴である。

例えば，リズムを用いた歩行訓練や発話・言語訓練のように，他の作業を用いても可能であるが，音楽を用いたほうがより効果的な場合には音楽を用い，基本動作の訓練などにおける楽器演奏の利用のように音楽活動も利用できるという場合には，対象者に応じて音楽活動を含めより適切な作業を用いている。このように音楽を作業種目の一つとして，その特性を活かしながら，環境の改善，感覚運動機能の改善，精神認知機能の改善，コミュニケーション機能の改善や対人機能，課題遂行機能の改善など心理社会的機能の改善に利用する。

4. 音楽を用いる治療構造と効用

療法として音楽を用いる場の治療構造は，図8のように示すことができる（山根，2007b）。「音楽を聴き，歌い，奏で，創り，楽しむことを中心に，音やリズム，音楽に関する諸活動を通して，病める心を癒し，身体や精神機能の維持・回復，生活の質の向上をはかる」と，音楽の療法としての利用を定義している（山

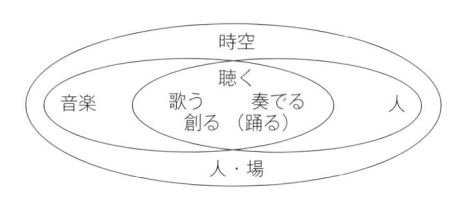

```
        時空
      ┌─聴く─┐
音楽 │ 歌う 奏でる │ 人
      │ 創る（踊る）│
      └────┘
        人・場
```

音楽を聴き，歌い，奏で，創り，楽しむことを中心に，音やリズム，音楽に関連する諸活動を通して，病めるこころを癒し，身体や精神機能の維持・回復，生活の質の向上をはかること

図8　音楽を用いる療法の治療構造と定義

作業活動の考え方使い方

根，2007c）。

　この聴く，歌う，奏でる，創る，踊るといった音楽活動の要素や環境を用いる効用は，詳細な説明は省略するが，図9のように示すことができる。

　作業療法で音楽を用いることの具体的な効用としては，作業療法をおこなう場や療養生活の環境やQOLの維持・向上としての環境療法的効用がある。また，

```
環境　　　┌ 心理的効用　心地よい音空間
　　　　　└ 物理的効用　音による音の制御

感覚運動　┌ 感覚機能の改善
　　　　　│　　聴覚と前庭機能の改善
　　　　　│　　固有覚機能の改善
　　　　　│ 音声と発話機能の改善
　　　　　│　　音声，構音，流暢性，リズム
　　　　　│ 自律神経系の賦活
　　　　　│ 循環器系の機能の維持・改善
　　　　　│　　血圧の安定，全身持久力，呼吸機能，etc.
　　　　　│ 神経筋骨格と運動機能の維持・改善
　　　　　│　　⇨筋骨格構造，関節可動域
　　　　　└　　⇨姿勢保持，歩行，巧緻動作，目的動作の協応性

精神認知　┌ 全般的精神機能の改善
　　　　　│　　⇨意識，見当識，意欲，知的機能，etc.
　　　　　│ 個別的精神機能の改善
　　　　　│　　⇨注意，記憶，精神運動機能，知覚，思考，etc.
　　　　　│　　⇨情動のコントロール
　　　　　│　　⇨高次認知機能の賦活・改善
　　　　　│　　⇨言語に関する精神機能
　　　　　│ 統合的精神認知機能の改善
　　　　　│　　⇨適度な鎮静と賦活，不安・痛み・疲労の軽減
　　　　　│　　⇨情動の適応的発散（カタルシス，発散，気分転換）
　　　　　│　　⇨自己愛・基本的欲求の充足，自我開放
　　　　　│　　⇨普遍的体験，回想と希望
　　　　　│　　⇨達成感，有用感・有能感の充足，自信の回復
　　　　　│　　⇨自己能力の現実検討，自己認識，自己概念の育成
　　　　　└　　⇨身体自我の強化，身体図式の形成

心理社会　┌ コミュニケーションの改善
　　　　　│ 課題遂行機能の改善
　　　　　└ 対人機能の改善
```

感覚運動機能と精神認知機能の全般的精神機能および，個別的精神機能はICF国際生活機能分類に準じたもの。

図9　音・音楽の効用

身体障害領域においては，音やリズム，音楽活動の神経生理学的な機能を利用した，感覚機能，音声・発話機能，循環器系機能，運動機能など維持の改善，自律神経系の賦活などがある．

　そして精神科領域では，基本的な精神機能の改善にも用いるが，主には情動の適応的発散や自己愛の充足，有用感など統合的な精神認知機能の改善やコミュニケーション機能や対人機能の改善など心理社会的な効用を目的に用いられることが多い．特に精神科領域では，精神病理に直接介入することの精神的リスクが大きいため，楽しいと思って音楽活動をすること，その身体的な心地よさや安心感から生まれる精神的な落ち着きなど，身体性と精神性の相互作用を用いている．このように病理に直接触れないことが，病理に直接介入するよりも治療的であることが多い．特に入院治療でいろいろな介入的治療がおこなわれるなかで，音楽により病気を忘れて過ごす時間をもつことや，歪んだ情動エネルギーを音楽活動という身体エネルギーに変えて発散する，音楽に投影して表現するといったことが，重要な治療要素になる．

　音楽を聴いて楽しむだけでいいのかという声もあり，音楽を用いれば何でも療法と言うことにも問題はあるが，緩和期のリハビリテーション，精神科の急性期リハビリテーションなどにおいては，上述したような音楽の利用が，他の介入的治療の効果を高めている場合が多い．治療システムという視点から，このような音やリズム，音楽の機能は重要である．

おわりに

　心身の機能・構造の維持・改善といった治療介入は，それぞれの専門職種が対象を限定して関与するが，生活機能の改善といった生活全般にわたるものは，一職種や特定の治療介入で成りたつものではない．生活の自律と適応にむけて，回復状態に応じて作業種目や治療形態を組み替える作業療法のシステムプログラムにおいても，作業療法士がすべての作業種目に精通することは不可能である．理学療法や言語聴覚療法など他の療法との連携や役割分担を含め，包括的な治療・援助が必要である．

　その連携において，医療の進歩や高齢化による疾病構造の変化から，生活機能の障害を管理しながら生活することを余儀なくされた人が増加（蒲原，2002）しているなかにあって，音楽は魅力的な活動の一つである．ただ，音楽は音やリズ

ムなどの構成要素と音楽の創作・表現活動としての意味，芸術性などあまりにも多様な要素をもっているがゆえに，まだその機能の分析を含め特性を十分活かしきれていない．今後さらなる臨床研究と精査を含めて，音楽を使いこなせる職種とのコラボレーションに大きく期待する．

　最後に自戒をふくめ，芸術を医療やリハビリテーションに活かす時，またその語り合いにおいて，「誰のため，何のため」という，基本的な問いかけを忘れたコラボレーションであってはならないと思う．

文　献

日野原重明(2002)音楽と癒し──健康と音楽．宗教と医療との関わり．現代のエスプリ 424；26-34．
蒲原聖可(2002)代替医療──効果と利用法．中央公論社．
Macdonald EM (1970) Occupational Therapy in Rehabilitation 3rd. Bailliere, Tindall and Cassell.
松井紀和(1980)音楽療法の手引き──音楽療法家のための．pp.1-44, 牧野出版．
Merriam AP (1964) The Anthropology of Music. Northwestern University Press.
村井靖児(2002)世界の音楽療法の動き．現代のエスプリ 424；57-69．
坂上正巳(2000)芸術療法とその技法──音楽療法．こころの科学 92；60-65．
篠田知璋(1997)ストレス緩和療法──音楽療法．薬の知識 48；102-105．
高江洲義英(2000)イメージ表現の心理学．こころの科学 92；18-23．
Thaut MH (2005) Rhythm, Music, and the Brain──Scientific Foundations and Clinical Applications. Taylor & Francis Group.
鷲田孝保(1999)作業分析と作業構造論．日本作業療法士協会監修：作業療法学全書第2版第2巻基礎作業学．pp.33-41, 協同医書出版社．
WHO (2001) International Classification of Functioning, Disability and Health (ICF). (障害者福祉研究会編(2002)ICF 国際生活機能分類──国際障害分類改訂版．中央法規出版)
山根寛(2003)精神障害と作業療法第2版．pp.2-23, 三輪書店．
山根寛(2005a)作業・作業活動と生活機能．鎌倉矩子, 山根寛, 二木淑子編：ひとと作業・作業活動第2版──ひとにとって作業とは？　どのように使うのか？．pp.88-103, 三輪書店．
山根寛(2005b)作業・作業活動とは．鎌倉矩子, 山根寛, 二木淑子編：ひとと作業・作業活動第2版──ひとにとって作業とは？　どのように使うのか？．pp.2-23, 三輪書店．
山根寛(2005c)作業分析とは．鎌倉矩子, 山根寛, 二木淑子編：ひとと作業・作業活動第2版──ひとにとって作業とは？　どのように使うのか？．pp.106-119, 三輪書店．
山根寛(2007a)回復過程に応じた集団作業療法プログラム．鎌倉矩子, 山根寛, 二木淑子編：ひとと集団・場──集まり, 集めることの利用第2版．pp.135-137, 三輪書店．

山根寛(2007b)音楽を用いる療法の構造.山根寛編:ひとと音・音楽――療法として音楽を使う.pp.38-65,青海社.
山根寛(2007c)療法としての音楽とは.山根寛編:ひとと音・音楽――療法として音楽を使う.pp.2-12,青海社.
山根寛(2008)心身統合の喪失と回復――コミュニケーションプロセスとしてみる作業療法の治療機序.作業療法27(1);73-82.

作業療法では,対象者の病状や障害の程度,回復状態,興味・関心,治療・援助目的に応じて,いくつもの作業を組み替え,使い分けながら,急性期の病状安定から生活支援まで,一貫した治療・援助をおこなう.そうしたシステムプログラムとしての機能上,音楽も活動の一つとして用いるが,通常おこなわれている音楽療法とはその利用の仕方が異なる.作業療法では,人間がおこなう行為すべてを作業として,作業分析の視点からその要素を捉えて利用する.したがって,音楽についても,音楽の起源に始まり,音や音楽と人・生活との関係,音楽の表現様式,音やリズムなどの音楽の要素と心身機能の関係,創作・表現活動としての音楽の特性,といったことを考慮して用いる.

本論は,医療やリハビリテーションにおける音楽の利用を考える一助に,作業療法で活動の一つとして音楽をどのように捉えて利用しているかを概略的に紹介したものである.

(初出:音楽医療研究第3巻,2010年)

記憶を呼び戻した
ピアノの役割

自殺未遂後記憶を失った分裂病患者の場合

はじめに

　精神分裂病で入院中，投身による自殺未遂で歩行障害，失語，記憶障害を合併した患者に対し，整形外科的治療に平行して，コミュニケーション障害の調整を主目的に作業療法士として関わった。

　精神障害者の自殺企図の動機に関しては，症状や自信の喪失などいくつかの考察もある（梶谷，1987；山上，1987）。松本らも感想として述べているように（松本，1989），自殺は単独者の行為であり，治療者としては手の届かないむなしさを感じるものである。しかし，どのような理由であれ，行為が未遂に終わり身体の障害を合併した場合には，二重の障害の受容という大きな問題を迎えることになる（冨岡ら，1988）。

　本症例は，生命をとりとめた後，一度は配偶者が，「このまま記憶が戻らない方が幸せなような気がする」とさえ言うほどであった。しかし，記憶を失うということは，同時にこれまでの生きた証を失うことでもある。この患者にとっても，記憶を取り戻す道程は，まさに生きた証を取り戻すと同時に，精神分裂病と身体障害という二重の障害の受容の過程であった。

　身体障害と失語を伴い，記憶障害についても外傷による器質性健忘と心因性健忘の程度もはっきりしない，試行錯誤の作業療法過程において，記憶の回復に幼少時より母から教わったピアノが大きな役割を果たした。患者にとっての音楽の

個人的意味と，脳機能モデルに基づいたピアノを弾くという作業活動固有の仮説機能を示し，それらが相互に果たした役割について考察した。また本症例にしめすような音楽の利用上の留意点についての考察を加えた。

I 症 例

症例は35歳既婚男性。精神分裂病。父親が音楽関係の大学教授，母親がピアノの教師という音楽一家の3人兄弟の長男として生まれた（図1）。幼少時は祖父母とも同居しているが，患者の育児は家政婦にまかせられ，3歳頃から母親よりピアノやバイオリンなど熱心な音楽教育を受けて育った。

音楽で身をたてるほどの才能はなかったようであるが，音楽を得意とし，高校時代は自分から発起人になって，ブラスバンド部を作るなど活発に活動している。しかし，高校3年生のとき，父親の浮気を契機とした家庭の崩壊の中で発病し，粗暴行為を主な理由に半年あまり入院した。

寛解後，音楽系大学を勧める両親に反対し，某大学哲学科に進学した。しかし，音楽に関しては，教会の日曜学校で伴奏したり，音楽論を雑誌に投稿したりと関心を持ち続けていた。卒論のテーマも中世の音楽論であった。

大学在学中，2年生のときと卒業前に再発し，ともに精神衰弱状態で入院するが，何とか卒業し就職する。その後再発，就労を繰り返しながら，27歳のとき，入院中に知り合った現在の妻と結婚した。精神医療に強い批判をしながらも，病的体験を前景に社会からの逃げの場として病院を用いているようにみえた。妻は，患者は頭はいいが自己中心的で，一方的に結婚させられたと述べている。また患者とその家族の関係については，患者は父親に関しては自分と遊んでくれた思い出や音楽の教授であるということ以外にはふれず，母親とは常に愛憎交錯した関係にあり，妻である自分が入り込む隙間がないほどであると述べている。

33歳のとき，職場で比較的

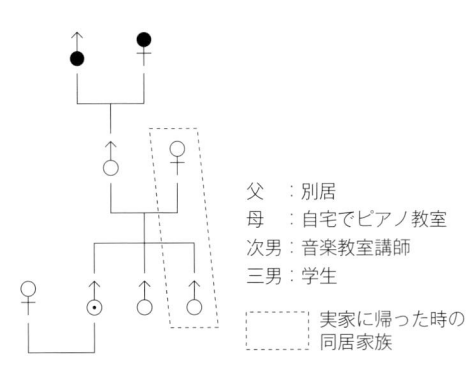

父　：別居
母　：自宅でピアノ教室
次男：音楽教室講師
三男：学生

　　　実家に帰った時の
　　　同居家族

図1　発病後の家族構成

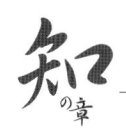

関係のよかった上司が退職したことや，患者自身の交通事故（バイク運転中，軽い接触転倒）などが重なり不安定になった．本人の希望で6度目の入院となるが，入院まもなく建物2階より飛び降り，自殺を図った．未遂に終わるが，左大腿骨複雑骨折，右踵骨複雑骨折，骨盤骨折，左前頭部挫滅，脳挫傷で，1カ月余り昏睡状態が続いた．その間に，骨折に対する外科手術が施された．CT所見では，顕著な異常はみられず意識は回復したものの，失語があり情緒不安定で，記憶の回復はほとんど見られなかった．事故後4カ月の時点で，情緒安定，周囲とのコミュニケーションの調整を目的に，精神科主治医より作業療法の処方が出された．

II 経過

作業療法処方時の状態と方針を表1に，経過を表2にまとめた（実線は継続的な，破線は断続的な状態を示す）．作業療法士としての関わりと患者の変化を軸に，全体の経過を記憶の回復に沿って4期に分けてみることにする．

1．1期：「記憶回復の低迷停滞期」受傷～作業療法開始2カ月

処方受理までのいきさつは，前述の通りである．処方時，言語に関しては，こちらのいうことは比較的理解でき自発語はあるものの，「いやですねー」「いわゆるね，かなー」「すきですねー」といった数種の言葉だけであった．意味の通じにくいことが多く，喚語の迂回・遅延反応が顕著な健忘失語状態であった．記憶に関しては，失語の影響もありその程度や原因ははっきりしないが，家族の名前を思いだした程度で，逆行健忘状態にあると思われた．

身体機能面は，下肢装具装着で杖歩行まで可能との見通しであったが，脊髄の圧迫障害で残尿・失禁があり，導尿カテーテルを装着し，右下

表1　作業療法処方時の評価・目標

初期評価	言語	健忘失語（喚語の迂回遅延が多い）
	記憶	逆向健忘（家族の名前程度）
	身体	CT所見異常なし
		右下腿観血骨接合後ギプス固定
		ベット上の挫位が可
		導尿カテーテル（脊髄圧迫障害）
理学療法の内容		ベットサイドで他動運動
		自動運動指導
		車椅子への移動訓練
作業療法の目標		失語記憶障害に起因する不安の軽減
		周囲とのコミュニケーションの調整
		家族の支持・指導

表 2　作業療法の経過

経過時期	1期						2期					3期				4期	
受傷後経過月	1	2	3	4	5	6	7	8	9	10	11	12	13	14	15	16	
OT開始後					1	2	3	4	5	6	7	8	9	10	11	12	
できごと	・受傷 ・意識回復			・OT処方		・転棟	・OT室誘導 ・ピアノにふれる					・アパートへ退院 ・通院拒否	・訪問支持			・自宅へ	
[OT活動] 支持行動																	
言語訓練																	
歩行訓練						車椅子操作	立位バランス		階段昇降		電車利用						
音楽							ピアノを毎回 レコード時々					患者のキーボード				楽譜演奏	
訪問								2/W							通院時		
夫婦面接					1/W												
ピアノ弾き方				指押しリズム無			常同的繰り返し		リズム少		テンポ緩急少 楽譜演奏少					・事故をのぞいて	
失語回復状態			・喚語迂回遅延多					・少しずつ回復			・日常会話支障無し						
記憶回復状態				・家族の名前程度				・幼少時のことを断片的			・精神科入院のこと ・発病前の記憶がつしつながる						

―― 継続的　------ 断続的

知の章 ― 作業活動の考え方使い方

腿はギプス固定され，ベットサイドでの他動運動と一部自動運動の指導が，理学療法士により実施されていた。

作業療法としては，失語に起因する不安の軽減・情緒の安定を目的とした関わりを中心に，家族や看護スタッフなど周囲の人たちとのコミュニケーションの調整を開始した。

病室に行き，妻の訴えも含め患者の話を聴き，周囲との通訳・調整の役を果たすことから始めた。自分の言うことが分かってもらえるということが理解できてからは，患者も情緒的に少し安定してきた。作業療法を開始して約1カ月後には，外科病棟より合併症病棟に移り，言語訓練に加え，車椅子の操作訓練を開始した。しかし，喚語の反応は少しずつ回復するものの，記憶に関しては大きな進展はなかった。

2．2期：「ポジティブな記憶の回復による一時的安定期」開始3カ月～6カ月

作業療法を開始し3カ月目に入り，歩行訓練と気晴らしを主目的に記憶の回復につながるきっかけ探しを兼ね，楽器や音響器材などもある作業療法室に誘導することにした。作業療法室は，患者が精神科に入院中のことを知っている他の患者もいるため，初期は他の患者からの刺激を避けて通常の活動と時間帯をはずして利用した。音楽に関しては，幼少時よりたしなみ，得意としていたことはわかっていたが，個人的にどのような意味合いをもっているか不明であったため，こちらから直接の働きかけには用いなかった。しかしその初めての誘導時，部屋の隅においてあったピアノを見て，「これ，さわれますか」と患者自ら鍵盤にふれた。

ピアノを弾くというより，鍵盤を人差指で押しているという状態であった。リズムは失われ単調でテンポは遅いものの，よく聴けば「上を向いて歩こう」「エリーゼのために」のフレーズの，断片の繰り返しであることがわかった。本人は音がでることを楽しむかのように，30分余り夢中になって鍵盤にさわっていた。

同伴していた妻が，「あなたピアノが得意だったのよ。ショパンもベートーベンも弾いてたのよ」と叫ぶ声に，本人は「僕，分かりませんね」と繰り返していた。そのことをきっかけにピアノで音遊びをしたり，レコードを聴いたり，音捜しをしたりといった活動を，プログラムの中に徐々に取り入れた。

最初はただ鍵盤を指で押しているという状態であったが，次第に断片的であったフレーズがつながるようになってきた。その頃から（2週間位），ピアノやバイオリンを習ったことなどが，ポツポツと思い出され，語られるようになった。

「お母さんはね，僕にしっかり練習しなさいよと言って，ピアノを教えてくれま

したね」,「お母さんはね,ピアノの先生でね,お父さんもね,大学で音楽を教えていましたね」,「僕が上手に弾くと喜んでいましたね」,「お父さんはね,僕と遊んでくれましたね」と,語られる内容は発病前,特に幼少時のポジティブなものが主であった。

そうして,音楽に関連して思い出される幼少時のことなどを,雑談のなかでつなぐようにし,ピアノにふれて1カ月位から停滞していた記憶の回復が進み始めた。

ピアノを弾いた直後は言葉も多くなり,歩行のためのバランス訓練など身体的な動きも良くなるという効果もあった。こうして3カ月,短下肢装具装着でなんとか平坦部の杖歩行が可能になり,受傷後10カ月,整形外科治療が終了し退院が決まった。

ピアノを弾くという視点からみると,単に指で押すという状態から,単調で常同的ではあるものの,昔よく弾いていたというういくつかの曲を弾けるようになっていた。また,レコードで聴いた音探しは少しできるが,楽譜を見ての演奏はほとんど曲にならない状態であった。

治療としては,一つ目の山を越えた時期といえる。

3. 3期:「ネガティブな記憶の部分的回復による抵抗期」6カ月〜10カ月

退院は決まったものの,記憶の回復は十分とは言えず,精神的にもまだ不安定であった。分裂病発病前の高校生時代のことまでは比較的つながったが,今回の受傷前の生活に関することなどに対する記憶は曖昧であった。また,自宅が遠方で高層住宅であるため,階段昇降が十分にできない患者にとって,自宅への退院は不可能であった。そのため,病院の近くにアパートを借り,記憶の回復を含め自宅での生活と通院時の交通機関利用,階段昇降の訓練を目的に,外来で通院することになった。

アパートから通い,ピアノを弾いて話をしたり,歩行練習をしたりという日々がはじまる。徐々にではあるがリズムがとれるようになり,少しは楽譜を見て弾けるようになった。それにつれ想起される記憶の内容も,最初の音楽に関連した幼少児のポジティブなものから,次第にネガティブなものも含まれるようになってきた。父親のことについてはふれていないが,精神科に入院した時の様子や,入院中の不快な体験などを思いだし始めたときに,ピアノに触れなくなり通院が途切れてしまった。

心配して電話をかけると「いやですねー。病院に行きません」と言うだけであった。少し時期をおきながら,よく聴いてみると,精神科の病院に通うということ,

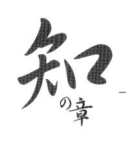

そして自分は相手を思い出せないのに，自分のことを知っていて声をかけてくる患者や職員がいることが嫌，しかし，妻が勤務に出る日中は話し相手もなく寂しいということであった。

　これまでの入院中，患者はかなり弁が立ち敬遠されながら，院内の患者間の活動ではいろいろな意味で一目おかれていた。そうしたことを知っている他の患者が，患者の状態をいぶかって，外来診察時に声をかけてくるようであった。また日中，集金や訪問セールスなどアパートを訪れてくる者と，十分な対応ができないことなども負担になっていることがわかった。

　そのため本人と相談し，病院から来たということは伏せてアパートを訪れ，話相手になりながら生活の相談や指導をおこなうようにした。

　ピアノを通して呼び起こされたネガティブな記憶が意識され，抑制が働いた時期といえる。ノンバーバルな手段を用いて働きかけをする治療において，注意を要する時期であった。

4．4期：「記憶回復に伴う抵抗から受容へ」開始11カ月～

　訪問により話相手になりながら，駅の階段の昇降を実際の通院経路を使って練習するといった関わりを始めて3カ月あまりたち，精神科通院時の件については「しかたないね」というようになる。多少の判断の遅れはあるものの，何とか日常の会話も支障がなくなり，杖を使用しての階段昇降も可能となった。自宅から病院まで，電車を利用しての通院も，何度かの練習でできるようになった。作業療法を開始して11カ月，アパートに移ってから約5カ月で自宅に戻ることになった。

　自宅に帰ってからは，家での生活の相談と通院指導，危機介入的サポートが始まった。この時，記憶に関しては，事故に関する部分だけが空白となっているほかはほぼ思い出されていた。また，しばらく触れることのなかったピアノにも触れ始めていた。テンポの緩急が一定せず音楽としての全体的な統合はよくないが，「ドレミの歌」や「エリーゼのために」，時にベートーベンの「運命」の一部などを，来院時に気の向くまま弾いてくれたりもした。

　実際の自宅での生活が始まり，事故前の生活の記憶がさらにはっきりしてくると，受傷前に比べ妻と自分の立場が逆転していることに気づき，悩むようになってきた。本人は「どうしてか分かりませんね」と言うが，妻が勤務の都合で帰宅が遅くなったりする日が続くと，便で汚れた下着が部屋中に散らかっていたり，トイレットペーパーを1日に6ロールも使いトイレが詰まって階下に水もれして

いたりといったことがおきるようになった。そのため本人以上に妻の方が疲れはて，二人の生活を続けるのは限界ですと訴える時期もあった。しかし，妻を含めた何度かの面接の中で，患者は働けない自分の情けなさや，妻に離婚をほのめかされたときの不安を話し「わかれたくないですねー」と一言。そうして，作業療法士が緩衝役になりながら，再び二人の生活は続いている。

III 考　察

　健忘に対する最近の研究（浅井，1976；高橋ら，1989）や事例の報告（松木ら，1981；市川ら，1982；渡辺ら，1987）には，この症例の心因的背景などを部分的に示唆するものもある。しかし，精神障害，身体障害両面の要素が相互に関係した記憶の障害の評価や治療に関しては，比較できる事例もなく，心身両面に起きるリスクに対する配慮を中心に，試行錯誤しながら進めた作業療法であった。脳挫傷による器質的影響や，失語がどの程度影響しているのかわからず，精査もおこなえない状態の中で，基本的には記憶回復を主たる目的におかず，不安の軽減と周囲とのコミュニケーションの調整，具体的な生活面の相談指導を主においたことが治療を自然に進展させた。

　受傷から，外科的治療，リハビリテーション，家庭復帰への経過を振り返ってみると，身体的な治療や介助が中心となる初期の段階では，精神分裂病という疾患の特異的な影響はみられなかった。

　しかし，健忘が時に自殺の代理であるとの見方（高橋ら，1989）があるように，今回の受傷の一因である精神分裂病障害にまつわる諸々の問題が，記憶の回復の停滞にも関係していたと考えられる。

　結果的には，患者にとってアンビバレンツな要素を持つピアノを弾くということが，記憶回復のきっかけとなった。治療道具としての音楽には，いろいろな特性があるが（松井，1980；村井，1988b）患者にとっての音楽の個人的な意味と，ピアノを弾くという音楽そのものの特性という二面から，この症例において音楽という作業活動が果たした役割を考察してみる。

1．個人的な音楽の意味について

　まず患者にとっての，音楽の個人的な意味について考えてみる。育児を家政婦にまかせながらピアノを熱心に教える母親との関係からは，アンビバレンツなが

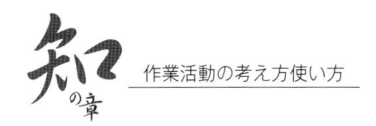

表3　患者にとっての音楽の個人的意味と音楽固有の特性

個人的な音楽の意味
①母親との一体化の代償的対象
②理想とする父親像，家族関係の幻想的対象の象徴
③肯定的な自己認知の対象
④父親という理想対象像の喪失と幻想的な家族関係の破綻後は葛藤対象
ピアノを弾くという音楽固有の特性
⑤ピアノを弾く指の動きが，錐体路系の神経回路を賦活
⑥音としての音楽は言語的認知を必要としないため，聴覚－脳幹系列により直接情動に作用
⑦ピアノの鍵盤を弾く指からの深部感覚や触覚が，記憶として残っていた幼少時の陽性的感覚体験と直接つながった
⑧ピアノの鍵盤をたたく手の機能と同一化した身体エネルギーの使用が，情動の発散になった

らも，音楽が，唯一母親に受け入れてもらえる対象であったことが推察できる。また，音楽関係の大学教授であり，患者ともよく遊んでくれたという父親との関係，家族のほとんどが音楽をたしなみ，音楽に関した職についていることなどから，家族全体が音楽を軸にしてかろうじてまとまっていたと考えられる。患者自身も，そうした音楽に支えられた曖昧な幻想的対象関係（吉松，1981）とでも言える家族関係のなかで，自分を保っていたものと推察される。そして患者にとって，音楽は幼少時よりなじみ得意とし，素人にしては技術的にも高かったため，肯定的な自己認知の対象となっていたものと思う。

このような音楽を軸とした家族の関係が，父親のおこした事件で破綻を来したことは，患者にとっては大きなショックであったと思われる。このある意味での対象喪失体験は，今回の事故前の再入院にいたるいきさつにも関連し，松木（1981）らが心因性健忘者の情動の基底には対象喪失不安があると述べていることとも関連するように思われる。

そうして，音楽系の大学進学をやめながらも，音楽論の投稿，卒論のテーマ選択など音楽に関連したその後の行動から，父親という対象の喪失と家族関係の破綻と共に，音楽そのものも葛藤の対象となったと推察する。

以上から患者にとっての個人的な音楽の意味をまとめてみると，表3の①～④のようになる。

2. ピアノを弾くという音楽固有の特性について

次に，ピアノを弾くという音楽固有の特性について考えてみる。ピアノを弾く指の動きと脳の働く領域の関係（蔵田ら，1989；久保田，1983）を簡略化して示

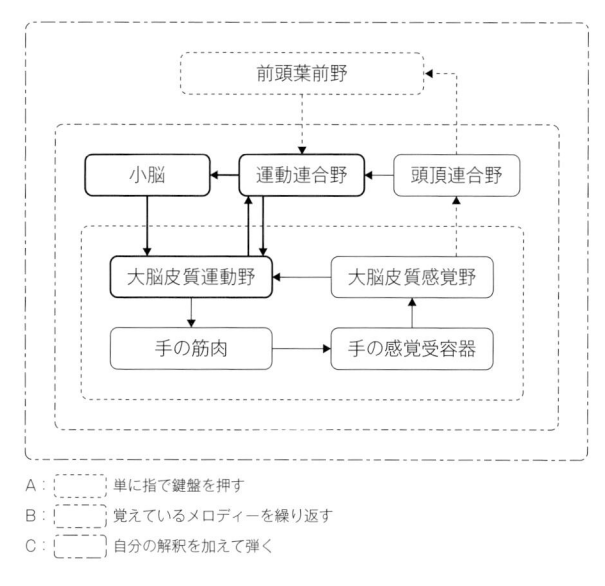

図2　ピアノの弾き方と脳の働く領域

A：　　　単に指で鍵盤を押す
B：　　　覚えているメロディーを繰り返す
C：　　　自分の解釈を加えて弾く

すと，図2のようになる。はじめて鍵盤にふれたときの，単に指で鍵盤を押すという段階は，大脳皮質運動野－手の筋肉－手の感覚受容器－大脳皮質感覚野－大脳皮質運動野という閉回路（久保田，1983）を主とした運動（図2のA）である。

そうして，運動連合野－小脳－運動野－運動連合野の回路が働く（図2のB）ようになることで，運動のパターンとして記憶されている指の動きとなる。さらに，前頭葉前野が機能に加わる（図2のC）ことで，次第に今の手指の運動に基づいて先の運動の修正ができるようになり，リズムやテンポの緩急など，自分の解釈を含んだ指の動きに至る。

このピアノを弾くという手指の運動による刺激が，脳の働きにどのように影響するかについて考えてみる。

まず初期の鍵盤を押す指の動きが，幼児期よりの練習でパターン化された錐体路系の手指の運動の記憶を賦活し，記憶されている運動パターンが思い出され，その運動パターンの再現が本症例では常同的な繰り返しの曲の形になった。そして形になった曲は，言語的認知を必要としない音としての音楽の特徴により，聴覚－脳幹系列を通して直接情動に働きかけたと（松井，1980；角田，1989）考える。さらに，ピアノの鍵盤を弾く指からの深部感覚や触覚は，幼少時のポジティブな感

覚的体験と直接つながり，快の情動への働きかけを促進したものと推測する。
　また，ピアノを弾いた直後はやや気持ちが高揚し言葉が多くなり，身体的な動きがスムーズになったことなどから，ピアノを弾くという手の機能と同一化した身体運動エネルギーの使用（山根，1990a）が，身体運動に伴う快の刺激となり，記憶障害に起因した情動の発散にもつながったものと考える。
　この患者にとってのピアノを弾くという音楽固有の特性をまとめると，表3の⑤〜⑧のようになる。

3. 記憶回復過程とピアノを弾くことの関係について

　ピアノにふれた時を起点とし，記憶の回復過程とピアノを弾くことの関係をもう少しくわしくみると，表4のように4段階になる。
　1段階はすでに述べたように，鍵盤を指で押すという，運動の下位レベルから始まる手指の動きからの深部感覚，鍵盤からの皮膚感覚というノンバーバルな刺激による賦活作用の段階である。いわゆる身体が覚えている手指の運動の記憶や皮膚感覚が賦活されるにつれ，それにともなった快の経験である，幼少時の音楽を通した母との体験の断片が思い出されたといえる。
　運動のパターンとしての記憶の回復が進み，結果として表現される音が，曲の形になる。再現された音としての音楽が，ポジティブな記憶と結びつき，抑圧された記憶を呼び戻すきっかけになった。これが2段階である。
　この1，2段階に共通しているのは，松井が精神療法的接近について述べている（松井，1972），ノンバーバルな作業活動の持つacting outの効果も大きく機能している。思うように自分の気持ちを伝えられない失語と健忘というバーバルなコミュニケーションの障害のなかで，ピアノは発散を伴ったノンバーバルなコミュニケーションとしての機能をはたしたものと思われる。
　そうした下位の感覚レベルによって賦活された記憶がつながるにつれて，抑圧されていたネガティブな記憶が思い出されはじめた。そして，ネガティブな記憶を意識しはじめた時点で，抑制が働き，ピアノにふれなくなった（第3段階）と推測する。
　このポジティブな記憶からの回復は，浅井らが1976年に健忘症状群の研究で今後の問題としてあげた，ポジティブな症状がなぜ現れてくるかという問題を解く糸口の一つになるように考える（浅井ら，1976）。
　絵画を用いた場合も同様であるが（山根，1990a），このようにノンバーバルな作業活動を媒介として働きかける場合，言語による働きかけに比較して，抑圧さ

表 4 ピアノの弾き方の変化と記憶回復の経過

経過時期	1段階	2段階			3段階				4段階	
経過月	1	2	3	4	5	6	7	8	9	10
できごと		レコードをときどき			・アパートへ退院	・通院拒否				・自宅へ
ピアノ	ピアノにふれる									
弾き方	指押し	常同的繰り返し	少しとれる	数曲を思い出して弾く	ピアノにふれなくなる			再び少しずつふれ始める		楽譜演奏ほぼ可
リズム	無									
テンポ	緩慢単調			緩急少し						
楽譜演奏	不可			簡単なもの少し可						・事故を除いて
記憶回復	・幼少時のこと断片的			・発病前の記憶が少しつながり始める	・精神科入院のことを思い出し始める					

―― 継続的　　…… 断続的

れていたものが表出されやすい。したがってこの症例がピアノを弾かなくなったときのように，抑圧されていたものが意識化される時に起きる抵抗（自己抑制）に対する扱いが，言語による精神療法での過程と同様に治療上の重要なポイントになる。

　この症例の場合も，そうした抵抗を受け入れ，訪問や具体的な ADL の指導をおこなうなかで，意識化に伴う心の処理が少し終わりはじめて，またピアノにふれることができるようになった（第4段階）ものと考える。

　脳挫傷による器質的影響と心因的影響が共にあったものと思われるが，意識を回復した後の患者の経過を考えてみると，ピアノを弾くという個人的な意味合いと運動・感覚レベルからの刺激とが相互に作用し記憶の回復に大きく寄与したと考える。

おわりに

　記憶を失った分裂病患者の回復過程を通して，ピアノを弾くという身体運動と脳の働きとの関係，音や運動による刺激の認知のされ方と心理的防衛機制との関係，情動に及ぼす影響，さらに個人にとっての力動的意味との関係などについて述べた。

　作業活動にともなう運動やそれから起こる深部感覚刺激，素材や道具から受ける皮膚感覚刺激に対する人の反応は，その人の生育過程，特に幼少時の体験と深い関わりがある。活動による刺激をその個人の快適な体験につなぎ，安全，安心感を引き出すことが，作業療法の効用の一つである。そうした意味で，これまでの音楽療法の範疇（村井，1981；1988a）に加え，手の機能と同一化した身体エネルギーの使用，生育過程における快体験と身体感覚レベルのノンバーバルな刺激との関連という，作業療法としての音楽の利用の一つの知見が，仮説を含めて得られたと考える。

　本論の一部は第24回日本作業療法士学会で発表したものである（山根，1990b）。

　考察にあたり，貴重なご意見をいただいた松本雅彦教授と阪本病院の久野節子氏に感謝します。

文献

浅井昌弘 (1976) 最近の健忘症状群の研究. 精神医学 18 (1)；4-24.
市川忠彦他 (1982) ほぼ3年間にわたる全生活史健忘の1症例. 臨床精神医学 11 (4)；507-515.
角田忠信 (1989) 聴覚情報処理と感覚の統合. 日本感覚統合障害研究会編：感覚統合研究第6集. pp.79-89, 協同医書出版.
梶谷哲男 (1987) 自殺の精神病理. 春原千秋編：精神科 MOOK No.16. pp.11-19, 金原出版.
久保田競 (1983) 脳力を手で伸ばす. 紀伊國屋書店.
蔵田潔, 丹治順 (1989) 随意運動の発現と運動企画. 日本感覚統合障害研究会編：感覚統合研究第6集. pp.91-107, 協同医書出版.
松井紀和 (1972) 精神療法的接近について. 精神医学 14 (2)；35-41.
松井紀和 (1980) 音楽療法の手引—— 音楽療法家のための. 牧野出版.
松木邦裕他 (1981) 全生活史健忘の臨床と精神力学的考察. 精神医学 23 (12)；1233-1240.
松本雅彦, 毛利充宏 (1989) 分裂病の自殺について. 湯浅修一編：分裂病の精神病理と治療 2. pp.39-68, 星和書店.
村井靖児 (1981) 音楽療法の諸技法とその適応決定. 大江健一他編：芸術療法講座 3. pp.3-22, 星和書店.
村井靖児 (1988a) 療法の理論と実際. 徳田良仁他編：講座サイコセラピー 7. pp.147-165, 日本文化科学社.
村井靖児 (1988b) 音楽による癒やし. 徳田良人他編：講座サイコセラピー 7. pp.134-146, 日本文化科学社.
高橋祥友, 保崎秀夫 (1989) 全生活史健忘の臨床的研究. 精神経誌 91 (4)；260-293.
富岡詔子他 (1988) 分裂病患者にみられた自殺企図後の車椅子生活への適応過程——身体障害の受容の側面から. 作業療法 7 (2)；243-244.
渡辺雅子他 (1987) 心因性全生活史健忘の4症例. 精神医学 29 (9), 985-991.
山上皓 (1987) 精神分裂病者の自殺. 春原千秋編：精神科 MOOK No.16. pp.118-129, 金原出版.
山根寛 (1990a) 自殺未遂後記憶喪失となった分裂病患者. 作業療法 9 (3)；199.
山根寛 (1990b) 発散的な意識化を促す描画の利用. 作業療法 9 (2)；124-130.
吉松和哉 (1981) 対象喪失と精神分裂病. 藤縄昭編：分裂病の精神病理 10. pp.75-104, 東京大学出版会.

作業活動の考え方使い方

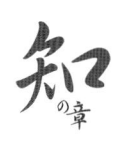

　日常まったくと言っていいほど意識していないのに，ふれたり，見たり，聞いたり，匂ったり，そうした感覚刺激により思わぬ反応が起きたり，忘れていた体験が情景として浮かぶことがある。それが，記憶のパターン認識や手続き記憶に関連する，意識していないが身体が覚えていることなのだろう。そうした反応は，個人の生育過程における体験の影響を大きく受ける。

　統合失調症で入院中に，投身による自殺未遂により，身体の機能障害に失語症状が加わり，記憶の障害も，外傷による器質性健忘と心因性健忘の程度もはっきりしない状態の患者に関わったことがある。整形外科的治療に平行した，コミュニケーション障害の調整が主目的であったが，何をどうしたらよいのか手がかりが見つからなかった。その試行錯誤の作業療法過程において，幼少時に教わったピアノが解決の糸口になった。

　本論は，事例を通して明らかになった，ピアノを弾くという作業活動の固有の機能と，症例個人にとっての音楽の力動的意味から，ひとの生育過程における体験と記憶や情動との関係を紹介したものである。

（初出：作業療法 10 巻 4 号，1991 年）

技の章

作業療法のかかわり

作業療法は，対象者が主体的に取り組まない限り，その効果はない。治療・援助にあたる者と対象者の協同作業ともいえる作業療法，そのかかわりにおいて治療・援助者相互の関係がどのように構築されるかで，効果が大きく左右される。治療・援助関係ができていくプロセスは，コミュニケーションが成立するプロセスといってもよい。対象者の心身の状態やその思いをどのように「知る」か，そして治療・援助にあたる者の思いをどのように「伝える」か，言葉がコミュニケーションの手段として十分機能しない状態や対象に対して，作業を介した非言語的コミュニケーションが重要な役割を果たす。

　この章の各論は，そうした作業の非言語的特性を生かしたかかわりに関して折々に言葉にしたものから，「作業療法の技」にあたる作業療法のコツとも言えるものを選んだものである。選んでみて気がついたことであるが，作業療法のコツに関するものは，1990年代後半に書かれたものを中心に2000年代前半ものが多かった。

作業療法過程にみられる
ダブル・バインド

主体性を損なわない関わりを求めて

はじめに

　「私は数日間いつも同じ時刻に三十分ほどベットのかたわらに静かに坐ることにしていた。三，四日の間は部屋の中は静かなままだった。そしてある日のこと毛布がほんの少しもち上げられた」このようなSchwingの働きかけ（1940）すら，対象や状況によっては侵襲性の強い働きかけとなることがある。精神分裂病者へ治療や援助として働きかけるとき，応じることも拒否することもできないという反応に出会い，困惑と自責の念にとらわれてしまうことがある。いくら配慮しても，こちらの意図とは関係なしに，その始まりはいつも「ダブル・バインド状況」［double bind：二重拘束（Bateson G, 1972）］から始まる。

　適度なダブル・バインドは自我形成に必要とされるが，対象者の主体性を基に成立するリハビリテーションにとっては，適切な対処がなされないダブル・バインド状況は弊害の方が大きい。精神科デイケアが「主体性の獲得」（浅野，1988；池松ら，1990）を目指しているように，自我の脆弱な精神分裂病者への働きかけにおいては，働きかける者，働きかけられる者双方をダブル・バインドから開放し，いかに個人の主体性を引き出す関わりを持てるかが課題となる。

　本論は，作業療法過程に見られるダブル・バインド状況を分析し，対象者の主体性を損なわない治療的関わりについて検討を試みたものである。

技の章　作業療法のかかわり

I　ダブル・バインドについて

　ダブル・バインドは，Bateson（1972）が分裂病家族のコミュニケーション分析に基づき，家族病理概念の一つとして述べたものである。Batesonが「ダブル・バインド」と呼んだ状況の成立条件を要約すると，表1の5つにまとめられる。

表1　ダブル・バインド状況の構成要素

①二人あるいはそれ以上の人間
②繰り返される経験
③一次的な禁止命令
④一次的な禁止命令と矛盾する二次的な禁止命令
⑤犠牲者が逃げられない三次的な禁止命令

　この成立条件を，実際の作業療法場面に当てはめて考えてみる。たとえば，作業療法に参加するより早く退院したいと望んでいる対象者に「退院を考えているのなら，作業療法に出て少し何かしたらどう」と言ったとする。これは作業療法に参加しないと退院できないと受け取られる言葉で，表1-③の一次的な禁止命令にあたる。

　そして，「私はあなたの嫌がることを押しつけているのではない」とか，「君のことを思ってのことだ」などの言語的・非言語的メッセージが含まれていれば，これは一次的な命令と矛盾する形の二次的な命令（表1-④）にあたる。

　この二つの相矛盾するメッセージは，一人から出される場合もあれば，複数から出される場合もある。いずれにせよ，二人以上の人と人との関わりの中（表1-①）で，このような状態に置かれると，立場の弱い方がどのように振る舞っていいかわからなくなる。

　さらに，「少しは私の言うとおりに従いなさい」といった，その状況から逃れることができなくなるような第三の命令が出されたり，その状況から対象者を解放する者がいないことなどにより，逃れられない状況（表1-⑤）が強化されることがある。

　鈴木（1990）は，これを「相矛盾する二つの異なった水準のメッセージが同時に表明され，受け取った者がこの矛盾を指摘することが許されず，しかも何らかの応答をしなければならない拘束状況」と説明している。

　このような拘束状況に繰り返しおかれると，自我の脆弱な者は自己防衛策として自分の意志は抑圧され，主体性を失い受動的・自閉的になるか，パニックになったり，衝動的な行動をとるなどの病的なコミュニケーション習慣をとるようになる。

Ⅱ 作業療法過程にみられるダブル・バインド

1. ダブル・バインドを生む要因

　作業療法過程においてダブル・バインド状況を引き起こす要因は，図1に示すように治療・援助者，対象者，治療・援助構造上の3つに分けられる。

　治療・援助者の要因には，同一対象によるものと複数対象によるものがある。同一対象によるものは，口で言っていることとは別の意図があるような含みのある言動，自分で自信を持てないときにおきる曖昧な表現，対象者が自分から離れることに対する治療・援助者の不安に起因する対象者への依存や抱え込みがある。この依存や抱え込みには，常に優越な位置にありたいという治療・援助者の無意識のコンプレックスも含まれている。複数対象によるものには，治療・援助者間の方針の違い，対応の不一致がある。

　対象者の要因には，ダブル・バインド状況に陥りやすい対象者自身の気質や性格に関するものと，医療や治療・援助者に対する感情に関するものとがある。前者に類するものは，相異なるどちらのメッセージに従うにしろ見捨てられそうな（対象喪失）不安，現実検討への抵抗や不安である。この現実検討も，自分を支えている自己イメージを自己の現実検討により失うという意味では，一種の対象喪失に対する防衛にあたる。また後者に類するものとしては，治療・援助を受け

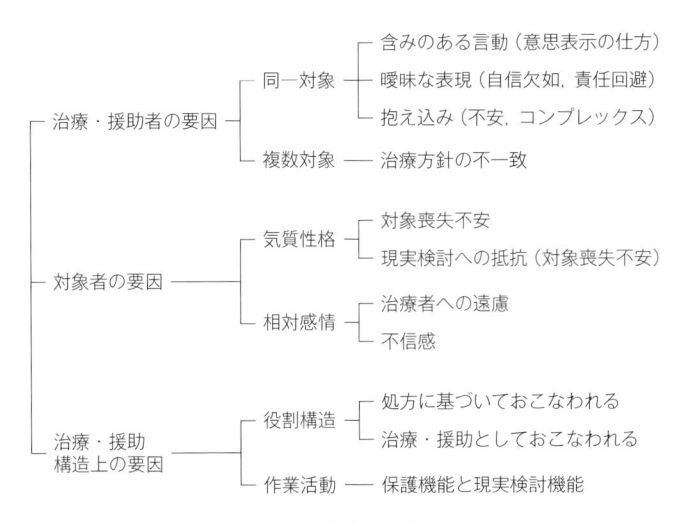

図1　作業療法過程でダブル・バインドを生む要因

る者として自分の本当の希望を言いにくいといったような，受け身の立場からくる遠慮，医療に対する不信感などがある。

　治療・援助構造上の要因には，キュア（cure）を中心とした従来の臨床医学における役割構造（ヒエラルヒーの影響）に関するものと，作業活動の有する現実検討機能に関するものとがある。対象者が主体的に作業活動に取り組むことが望ましいが，作業療法が処方に基づいておこなわれ，治療・援助をする側，治療・援助を受ける側という役割上，決して対等とはなりえない関係にある。そうした役割構造のなかで，治療や援助の手段として作業活動を対象者に勧めるわけであるから，構造的にダブル・バインド状況が生じやすいと考えなければならない。加えて作業療法は，対象者を受け入れ保護する（イメージとしての幻想的有能感をも崩さない）ことから関わりが始まりながら，作業活動の具体的な過程や結果が現実検討機能として働き，対象者を支えてきた幻想的有能感を崩すという二面性を併せ持つ。この保護と現実検討という一見矛盾する機能が，作業療法特有のダブル・バインド状況を生む。

2. ダブル・バインド状況の構造

　作業療法場面でみられるダブル・バインド構造を要因別に示すと，図2の①～④の4つに分けられる。図1に示した要因の内，治療・援助構造上の役割の違いによる要因は，すべての状況の背景因子になる。

1）主として治療・援助者の要因による場合
　図2-①は，一人の治療・援助者が相矛盾するメッセージやサインを同時に出している場合である。実際には，作業療法に導入する，何か作業を勧める，治療・援助プログラムの決定や変更の相談をするなど，対象者が治療・援助者の何らかの働きかけに同意したり選択するといった，対象者自身の自己決定（主体的意思表示）が求められる場面で生じやすい。

　図2-②は，対象者に影響を与え得る関係にある複数のスタッフから，相矛盾するメッセージやサインが，一人の対象者に出される場合である。この場合の相矛盾するメッセージやサインを出す複数スタッフとは，たとえば主治医と作業療法士であったり，対象者が複数のグループやプログラムに参加している場合の各グループ・プログラムの担当者同士などである。また対象者にとっては，看護（病棟），作業療法（作業療法室），医者など治療・援助者側の一つの単位は，一つの単位そのものが一つの対象としてみられる。そのため，人に限らず二つの部

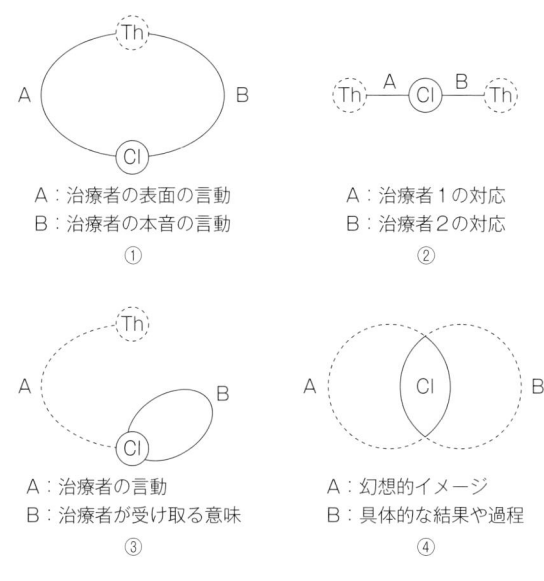

```
    ①                              ②
A：治療者の表面の言動              A：治療者1の対応
B：治療者の本音の言動              B：治療者2の対応

    ③                              ④
A：治療者の言動                    A：幻想的イメージ
B：治療者が受け取る意味            B：具体的な結果や過程
```

Th：治療者　Cl：対象者

A：第1のメッセージ
B：第2のメッセージ

図2　作業療法でみられるダブル・バインド状況

署から出される相矛盾するメッセージやサインも，ダブル・バインド状況を生む原因となる。

　図2-①，②は，作業療法に特有なものではなく，医療においては大半の治療者-患者関係において生じる。ただ，対象者が自ら作業活動に取り組むことで成立する作業療法は，従来の臨床医学における治療者-患者関係よりも，ダブル・バインド状況の弊害が大きい。

2）主として対象者の要因による場合

　図2-③は，治療・援助者に意図がまったくなくても，そのように相手が受けとってしまう場合である。治療・援助者に比べ対象者が受け身的な立場にある治療・援助構造を背景として，ダブル・バインドにおちいりやすい気質や性格といった個人の要因が作用したものである。

　これも図2-①②と同様に，作業療法特有のものではないが，最もよく発生す

る状況である。治療・援助者の勧めに対して断りたいが，断りの気持ちを告げることで相手との関係が壊れることを恐れ（一種の対象喪失を予期した不安），そうした状況に対する消極的な防衛が引き起こす。Batesonが言うように精神分裂病の原因論としてダブル・バインド仮説が妥当であるかどうかは別にしても，自我の脆弱な精神分裂病者にとっては，日々の対人関係のほとんどがダブル・バインドになる可能性をもっていると言ってもよい。

3）作業活動の現実検討機能が要因になる場合

　図2-④は，原義のダブル・バインドの意味とは多少異なり，作業療法特有の治療・援助構造によるものである。前述したように，具体的な過程や結果を有するという作業療法の特徴が，保護（有能感の保障）と現実検討という相矛盾する要素をもつために生じる状況である。現実との直面を避けようとする者にとって，たとえ病的であっても自分にとって受け入れられるイメージの世界や，ある活動に依存している状況は，一種の安住の世界である。しかし，そこにとどまったままでは現実の生活を受け入れることは難しく，現実の生活とのつながりをもとうとすれば，それに伴う活動の過程や結果は，今自分を支え保護しているイメージや幻想的有能感を否定する現実検討をせまり，ダブル・バインドに似た状況になる。

Ⅲ　ダブル・バインド状況への対処

　前述の作業療法過程でみられるダブル・バインドを生む要因や状況から分かるように，ダブル・バインドには回避すべきものとむしろ対象者の自我形成の課題として取り組むべきものとがある。回避すべきものと課題として取り組むべきものとに分けて，作業療法過程で生じるダブル・バインド状況への対処を検討する。

1．回避すべき要因と対処

　回避すべきものは，治療・援助者要因と治療・援助構造上の役割構造要因の影響である。

1）治療・援助者の要因に対して

　図2-①のような二者関係においては，インフォームド・コンセント（水野，

1990）の原則を遵守し，こちらの意図を明確に伝える姿勢が第一の対処である。たとえ対象者が精神症状の影響で正確な判断がしにくいと思われるような状態にあっても，治療・援助者の判断・意図をはっきりと伝え，曖昧な表現にしないことが大切である。状況によっては，「自分で好きなことをしてみていいですよ」とか，「何がしてみたいですか」など対象者の自由意志にまかせるような言葉が，自由意志の尊重にはならず，逆にダブル・バインド状況の原因となることがある。対象者が判断をしかねる状況においては，たとえば，「何があなたに適しているかまだわからないので，とりあえずこれをしてみてください。しながら一緒に考えましょう」というように，治療・援助者が判断しその責任を受け持つことがダブル・バインドを避ける働きをする。

図2-②のような，複数の治療・援助者間の治療・援助方針の不一致は，それぞれの治療・援助者にとっての意図が優先するときだけでなく，わずかな情報の食い違いからでもおきる。治療や援助を受ける対象者は一人であり，その一人に対してそれぞれのスタッフがどのように関わるか，チーム医療の原則に立ちかえり，ポイントポイントでカンファレンスをもつことが役に立つ。

いずれにせよ治療・援助者が要因となる場合は，治療・援助者が無意識に対象者や構造上の権威的役割に依存している状態で発生する。末期患者との関わりのなかから，「医療技術に頼りすぎて，人と人が支え合うという人間本来の姿から遠ざかりつつあるのではなかろうか」という，柏木（1987）の控えめながら鋭い指摘を思い出す。

2）役割構造要因に対して

キュア（cure）を主体として発展してきた現代の医療文化のなかでは，医療や福祉を施す者と施される者，援助をする者される者という大小のヒエラルヒー構造が輻輳して存在（図3）している。そうした治療・援助上の役割構造要因に対しては，その事実を認識することから対処が始まる。

中井（1982）が言うように，治療・援助とは本質的に不平等である治療・援助者と対象者が共同作業でおこなうもので

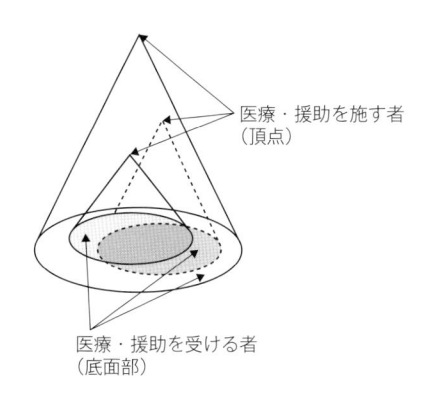

図3　輻輳する医療のヒエラルヒー構造

あり，不平等性を一定以下に保つことが治療・援助者に課せられているのである。治療・援助構造を，縦から「横ならびの関係」(中沢, 1977)へ構造転換することが，治療・援助に対して受け身の立場に置かれている者に，共同作業者としての主体性を取り戻す環境を提供する。横ならびの関係とは，治療・援助を受ける者が受ける権利と拒否する権利を同等にもっているということである。

2. 課題となる要因と対処

積極的に課題として取り組むべきものは，対象者の個人要因と作業活動の現実検討機能の影響に対するものである。

1) 対象者の個人要因に対して

すでに述べたように，精神分裂病障害など精神障害に悩む人たちには，自分の意志を表現することに大きな戸惑いのある自我の脆弱な人が多く，ダブル・バインド状況に陥りやすい個人要因（気質，性格）がある。

そうした個人要因をもっている対象者にとっては，生活のなかで出会うものがことごとくダブル・バインド状況になってしまいやすい。したがってそのような人にとっては，ただ被害的になるだけでなく，そうした状況をどのように現実的に受けとめ，適応的な判断や行動をとれるようになるかということが個人的課題になる。治療や援助の目標も，その点においては統一されなければならない。それが「主体性の獲得」（浅野, 1988 ; 池松ら, 1990）にもつながる。

治療・援助する者としては，その状況を共通の課題としてポジティブに受けとめ，押しつけにならない判断の示し方，相手にとって予測性のたちやすい意思表示をしながら，積極的に取り組むことが必要である。またこうした個人要因は，より多くの第三者に承認されることで修正される。そのため，作業療法の場においても二者関係から時期をみて小集団への参加を促すとよい。集団の場では，普遍的な体験，対象者が身につけた対人パターン（初期家族関係）の修正的繰り返し，新たな社会適応技術が学習される機会などを生かし，自然に個人の変容を図る。

2) 作業活動の現実検討機能に対して

作業活動の有する現実検討機能が引き起こすダブル・バインド状況は，一見不条理にみえるが，人の自我形成にとっては必要な成長過程のできごとである。

Winnicott が「現実受容（reality-acceptance）という作業は決して完結することはないし，人間は誰もが内的現実と外的現実を関連させる重荷から開放される

ことはない，……」(Winnicott DW, 1971)と述べているように，避ける対象ではなく，受けとめる対象である。このダブル・バインドの克服過程は，幻想的な有能感に支えられながらも，現実体験のなかで「自己の限界を受容」(坂口, 1990)し，現実的な能力を身につけていく，誰もが繰り返し遭遇する成長の課題である。

作業療法の切れ味とされる現実検討機能という両刃の剣を，主体的な生活を取り戻す援助手段として用いる作業療法士としては，いかに対象者の有能感を崩さずに，少しずつ現実検討の援助がおこなえるかということが課題となる。

そのためには，病的退行状態からの回復過程にそった作業活動の使用と関わりが必要である。表2に示すように，回復過程は子どもが絶対的な依存期から，「ごっこ遊び」を通してイメージとしての有能感を満たし，次第に現実的な能力を身につけていく，発達過程を歩みなおすような過程をたどる。従って自己の内で起きていることと外で起きていることの区別がつきにくいような状態（回避休息期）にあっては，対象者自身になじみのある作業活動を提供し，自己内外の刺激を単純化し減少させる（作業依存の積極的利用）。当面の混乱が回避できると，衝動の発散や個人的な情緒的欲求の充足の方法として作業活動を用いる（退行発散期）。そうして無理をしなくても受け入れられる体験を通して自己を受容し（受容体験期），次第に自分の能力や限界を知る手だてとして（試行探索期，自立準備期），またその人なりの生活方法を身につける手段として（自立準備期，自立期），回復段階に

表2 回復過程にそった働きかけ（山根）

回復過程	主目的	作業活動の役割	セラピストの対応*
回避休息期	自己内外の統制　混乱回避　休息　安全　安心	自己内外の刺激の単純化，刺激の減少，心理的距離の維持	友交的態度 (Friendliness)
退行発散期	退行保障　欲求充足　発散　気分転換	同質の原理に基づく発散	積極的友交態度 (Active friendliness)
受容体験期	受容体験　集団所属感　自己受容	周囲に受け入れられる行為の具現化	賞賛的態度 (Praise)
試行探索期	試行錯誤　現実検討　障害受容	能力，限界の具体的な提示	親切かつ不変的態度 (Kind firmness)
自立準備期	学習　能力改善　オルタナティブ	能力，限界の具体的な提示	理性的態度 (Matter of factness)
自立期	その人なりの自立生活	自分なりの生活手段	

*態度療法に基づく各回復段階におけるセラピストの基本的対応態度

応じて使用されることで，作業活動の持つ具体的現実的な機能が生かされる。

おわりに

　本論では，作業療法過程で見られるダブル・バインド状況の分析から，人的要因が引き起こすダブル・バインドを少なくし，作業活動をおこなうことが本質的に持っているダブル・バインドを自我形成に生かす方法と留意点について検討した。
　「この働きかけはダブル・バインドになっていないだろうか」と常に自分に問いかける姿勢があって，初めて「主体性の獲得」に向けての働きかけが始まる。不要なダブル・バインド状況を生まない関わりがもてるようになることは，治療・援助する者としての私たち自身が，対象者や役割構造への依存から自立し，職業同一性（professional identity）を確立することにもつながる。

文　献

浅野弘毅（1988）デイケアプログラムの治療的意義――「移行対象としてのデイケア」試論．岡上和雄編：精神科MOOK No.22. pp.227-236, 金原出版．
Bateson G (1972) Steps to an Ecology of Mind. Harper & Row, Publishers Inc.（佐伯泰樹他訳（1986）精神の生態学（上）．思索社）
池松洋子，松井多鶴子，橋本真理，高柴哲治郎（1990）精神科デイケアにおける主体性獲得への援助．OT ジャーナル 24(11)；809-813.
柏木哲夫（1987）生と死を支える――ホスピス・ケアの実践．朝日新聞社．
水野肇（1990）インフォームド・コンセント――医療現場における説明と同意．中央公論社．
Schwing G (1940) Ein Weg zur Seele des Geisteskranken. Rascher Verlag.（小川信男，船渡川佐知子訳（1966）精神病者の魂への道．みすず書房）
中井久夫（1982）分裂病に対する治療的接近の予備的原則．臨床精神医学 11(11)；1421-1427.
中沢正夫（1977）精神衛生を始めようとする人のための100ヶ条．創造出版．
坂口信貴（1990）地域の立場からみた精神分裂病の就労問題．OT ジャーナル 24(3)；175-177.
鈴木浩二（1978）家族精神療法．懸田克躬他編：現代精神医学大系 5A. 中山書店．
Winnicott DW (1971) Playing and Reality. Tavistock Publications Ltd.（橋本雅雄訳（1979）遊ぶことと現実．岩崎学術出版社）

一次的な禁止と矛盾する二次的な禁止に，ときに逃れられない三次的な禁止が重なるダブル・バインド，人間の人生はそうしたダブル・バインドな状況の連続のようなものである。その中で，ひとは葛藤しながら成長するのであるが，統合失調症など自我の脆弱な者にとっては，ダブル・バインド状況は弊害のほうが大きい。「知の章」で述べた「確からしさ」を感じるようになった時期に，作業療法におけるこの課題に気がついた。気がついたら，「この働きかけはダブル・バインドになっていないだろうか」と自分への問いかけが始まった。
　本論は，そうした作業療法過程で体験されるダブル・バインド状況を分析し，回避すべきものと課題として取り組むべきものとに分けて，人的要因が引き起こす回避すべきダブル・バインドを少なくし，作業活動をおこなうことが本質的にもっているダブル・バインドを自我形成に生かす方法と留意点を整理したものである。

（初出：作業療法 12 巻 4 号，1993 年）

「ふれない」ことの治療的意味

汚言に葛藤する患者の対処行動と自己治癒過程より

はじめに

　精神障害に対する治療・援助には，社会的学習理論や認知行動理論を背景とする生活技能訓練（SST）（Liberman RP, 1989；1992）のように，技法として構造化された方法で積極的にモデルを示し訓練するもの，森田療法（阿部，1987）のように治療枠を明確にし本人の気づきや自己治癒を促すもの，自閉療法（神田橋，1988）のように自我を侵襲しない場を保障し自己治癒を待つものなど，さまざまな関わりがある。

　構造化された方法は，問題を明確にし即効的な効果がある反面，適応対象や効果の持続の限界，般化のしにくさといった問題をあわせもつ。また即効性を求めるものほど，対象者の病理など根元的な問題にふれることが多いため，負担が大きくややもすると以後の回復過程を屈折させる危険性がある。一方自己治癒を重視する方法は，その侵襲性の少ない柔らかな治療構造が持続的な治療効果をもたらす。しかし，明確な見通しのない入院のように，曖昧な治療構造が長期に続けば，病理性を固着させるだけでなく二次的な障害を引き起こす危険性がある。

　本論では，大学病院でおこなっている週1回の自由参加の作業療法（梶原ら，1992；1996）（以下OTC，OT Clinicの略）の場を通して，汚言coprolaliaに葛藤しながら人と関わる自信を取り戻していったジル・ドゥ・ラ・トゥレット症候群の患者との関わりから，病理に直接「ふれない」ことの治療的意味について述べる。

I 対象の場

　対象の場はK大病院（病床数80，1日平均外来数120）のデイケア施設でおこなっている自由参加の作業療法である。デイケアが休みの毎水曜日の午後，デイケア施設を利用して，主に入院患者を対象におこなっている。本院に作業療法の認可施設がないこともあり，週1回でも自由な活動の場を提供しようと始めた。そのため，処方を介さず自主参加の場を提供するという形態をとっている。そうした事情を積極的に生かすため，病理にふれず利用者の言動を自己治癒努力としての対処行動 coping（Monat A & Lazarus RS，1985；林ら，1994）と受け止め，内在する健康な活動欲を満たす（引き出す）ことに重きを置いている。場を共有しながら，共に何かをすることが義務づけられていないパラレルな場における個人活動を中心とし，同じ種目に取り組む者が自然に一つのテーブルを共有するようになったり，「今日は天気がいいので誰かソフトボールをしませんか」といった参加者の誘いで始まる自然発生的なオープングループで構成された場である。治療構造と主におこなわれる活動種目を表1に示す。

　常時は筆者ら医短の教官（作業療法士）2名でおこなっているが，作業療法学科2年生の評価実習に利用することと，学生の参加も自由に認めているため，年間の半分は学生が2，3人～7，8人いる。処方を介さない自由参加であるため，実

表1　自由参加の作業療法の場の治療構造概要

対　象	主としてK大病院入院患者 外来は入院中からの継続利用者
場　所	K大病院デイケア施設併用
開催日時	毎水曜日午後1時～3時
目　的	自己治癒努力としての対処行動を保障 健康な活動欲求を満たす（引き出す）場
参加形態	原則として処方を介さない自主参加
費　用	基本的に不要
スタッフ	医短教官（作業療法士）　　2名常時 デイケア作業療法士　　　　1名随時 作業療法学科学生　　　　2，3～7，8名
活動形態	パラレルな場を利用した個人活動主体 自然発生的なオープングループ
活動種目	絵画，陶芸，革細工，書道，ワープロ，手芸，音楽，ピアノ，カラオケ，卓球，ゲーム類，ソフトボール，散歩など

習も担当制はとらず，共に作業活動を介してすごす関与しながらの観察とカルテ等からの情報収集を中心としている。利用者の大半は患者同士の口コミや学生の誘いに応じて参加する。お互いに迷惑のかかることはしないという一般的な社会規範だけがOTCのルールである。平均14,5名，多いときには20数名が参加する。K大病院の特徴を反映し，思春期の神経症圏内を中心に，分裂病，非定型精神病，躁うつ病などの患者が利用している。入院外来の比はほぼ3：2で，外来参加者の大半は，入院中からの利用者である。なかには，本院を受診していない患者も参加しているが，特に利用を断ってはいない。最近は医師からこうした場のあることを紹介され，外来から直接参加する者もある。

週1回という事情や短期の入院患者が多いことなども影響し，1,2回の利用者が3割，1～6カ月程度集中的に利用して退院する者が3割，比較的長期にわたって利用する者が4割である。

II 症例

例示症例は，男性，16歳，ジル・ドゥ・ラ・トゥレット症候群。母，姉と同居。2歳時，瞬目チックが短期間みられるが放置された。内向的な性格で，父親が別居した小学校3年の頃より意味のない「ダッダッ」などの音声チックvocal ticが始まった。小学校6年の頃から強迫行為が目立つようになり，汚言や反響言語echolaliaが頻発するようになった。中学2年のとき両親が離婚し，このころから母や姉に対する粗暴行為が始まる。中学校は不登校気味で，大半を保健室ですごす。児童福祉センターを受診し，整体治療や催眠療法などさまざまな治療法を試みながら，定時制高校に進学した。この間に服薬の経験も断続的だがあったようである。高校2年生のとき，ある新興宗教の信者宅でその宗教のいう精神療法を受け，断薬を命じられ不安感が増大した。それを契機に自宅にこもるようになり，半年後に初めての入院（今回の入院）となった。

規則正しい生活がしたいが，実行できない，ボランティアをしたり高校にも通って友達と交流したいが，汚言が頻回に出て人を不愉快にさせるような気がすると言う。描画や工芸などの創作活動が好きなため，病棟スタッフに勧められ，入院直後からOTCに参加した。主治医からは，対人関係の学習および自己表現の場の提供としてOTCに参加できればというコメントが後日あった。セレネース（16mg）ハロペリドール（25mg）が投薬され，病棟生活における身辺処理や

生活管理等は支障なく自立していた。

Ⅲ　経　過

　参加当初の評価を，経過を表2に示す。経過は作業活動，行動，活動中の症状の変化から3期に分けた。

1．1期：「作業依存→自己表出」1～8カ月

　参加初日から，持参した石粉粘土でひたすらペンダントを作成してすごす。創作中，会話中を問わず，音声チック（汚言）が頻回に聞かれる。女性の性器や性行動を示す短いスラングを，大きな投げつけるような声で表情も変えず繰り返し発する。体は大きいが，服装は中性的で，仕草や言葉使いは年相応の男の子というよりやや女性的な印象を受けた。同年代の男性患者との交流はあまりみられず，もっぱら女性患者に自分が作ったペンダントなどをプレゼントすることで病棟内の交流が保たれていた。

　作業療法士や学生とは，問われると緊張しながら作品の作り方を教えるなど自分の得意な作業活動を通して関わりをもつ。少し慣れてくると学生には冗談を言ったり，からかったり，道具的に使ったりするようになった。親子ほど年齢差のある作業療法士（筆者，男性）とは，少し距離をとりながら，次第に陶芸を教えてほしいと頼んだりするようになり，時折わがままも言うようになった。

　ペンダント作りとプレゼントは4カ月あまりで減少し始め，絵画や楽器作りなど他の活動に興味が広がった。両親の話題にはふれないが，祖父との思い出などを話すようになった。汚言に対しては，言ってはいけないと思いながら出てしまい，気にはなるが出るとすっとすると言う。音声チックははっきりした言葉から「ウッウッ」という短音に変わり始めたが，研修医や看護者など病棟の治療スタッフが来室したときには，「うっとい」「ほっとけ」といった言葉がチックとして聞かれた。

2．2期：「行動の広がり」9カ月～1年

　自作した楽器をならしたり，絵を描いたりと行動にも広がりがみられるようになった。毎年開かれている作業所の合同バザーに作りためていた自作ペンダントを出品するので，革のレースがほしいと言う。売れたらレース代を払うというこ

技の章 作業療法のかかわり

表2 作業療法の経過

経過時期	1期								2期				3期			
OT開始後	1	2	3	4	5	6	7	8	9	10	11	12	13	14	15	16
できごと	・自作ブローチを入院仲間にプレゼント								・作業所バザーで作品販売							・退院
言動					・祖父の話などをするようになる								・話してますようになる			
音声チック 活動中の量	女性性器・性行為を指す スラング			「ウッウッ」（短音）				「ウットイ」「ホットケ」				（短音）	緊張時に少し短音程度			
作業活動																
石粉粘土	ペンダント作り															
陶芸			湯飲みなど													
絵画						ペンダントデザイン			人物画、似顔絵							
革細工								電気ペンで鳥の絵など								
楽器作り								アフリカの民族楽器								

―――― 継続的　　・・・・・・ 断続的

とで，ペンダント30個相当分の革レースを提供するとニコニコして持ち帰った。バザー終了後，大半が売れたが売り上げを共同作業所に寄付した，革レースも寄付にしてほしいとうれしそうにバザーの様子を報告にきた。外泊時の行動にも広がりがみられ，活動中や会話時の音声チックも時折短音が発せられる程度になった。

3．3期：「巣立ちの準備」1年～1年4カ月

　この期には，OTCに来ても特に作業活動をすることもなく，自分のデザイン帳を持ってきて作業療法士に見せたり，いろいろな作業活動に関する質問をしたりと，大半を作業療法士や他の患者との雑談ですごすようになった。そして1年4カ月で退院となった。

4．その後：退院～約2年半

　退院後は3～6カ月に一度程度顔を見せ，近況などを話し遊んで帰る。自分の主治医は見限った，一人立ちするといったような強がりも言ってみたりしながら，少しずつ内的生活から現実生活への移行が進んでいるようであった。成人式もすみ，体つきや言葉も男性的になり，来室の間隔は次第に長くなり，来室時には音声チックは聞かれなくなった。

Ⅳ　考　察

　汚言に葛藤しながら人との関わりを回復し，再び生活の場に戻っていった過程で，作業活動，場，関わりが果たした役割と直接病理に「ふれない」ことの治療的意味についてまとめる（表3）。

1．作業活動の役割

　1期は，さまざまな刺激を回避し安全安心が保障されるなかで，少しずつ現実生活に復帰する探索と試行に向かう時期にあたる。自分が得意なペンダントを作るという行為は，汚言に対する葛藤，対人緊張，初めての入院に対する不安緊張から，患者を保護する依存対象（作業依存）の役割と自己表出の手段としての機能を果たしている。またペンダントの作り方を他者に教えたり，作品をプレゼントする行為は，対人緊張の高い患者にとって，非言語的なコミュニケーションの

作業療法のかかわり

表3 OTCの構造特性と機能・効果

要素	構造特性		機能・効果
手段 →	作業活動	身体性 →	適応的なアクティングアウト
		具体性 →	具現化，刺激の単一化，軽減 自己能力の現実検討 探索行動による自信の回復
		表現 →	有能感・自己愛の充足 カタルシス
		作品 →	有能感・自己愛の充足 コミュニケーション手段
治療契約 →	処方を介さない自由参加	→	評価されない安心感 病気としてみられない開放感 不参加の保障による自主性
場 →	病院の敷地内	→	治療的に保護された場 （治療的退行の保障，安心，安全）
	病棟と離れた場所	→	評価の目でみられない場 （自由，安心感，開放感）
スタッフ →	病棟治療スタッフ以外の学生，作業療法士	→	評価されない安心感 病気としてみられない開放感 自己治癒の促進 社会的学習モデル
関わり →	疾患・障害に直接ふれない	→	健康な側面の表出 自尊心の保護 自我の保護と強化 対処行動の保障 自己治癒の促進
	道具的関わり	→	有能感・依存欲求の充足
	社会規範にそった対応	→	健康な自我の成長 自尊心の尊重

手段としての役割も果たしている。作業活動の具現化，刺激の単一化・軽減，非言語的表現（カタルシス効果とコミュニケーション手段）機能にあたり，他者や自分以外の世界と適度な距離を保ちながら関わりをもつのに利用される。

徐々に場に慣れてきてからは，陶芸や電気ペンによる革細工，楽器作り，ペンダントのデザインなどいろいろな作業活動を試みるようになっている。これらは作業活動を介した一種の探索行動にあたり，患者自身の現実検討の機会になっている。

2期は，探索行動を経て行動が広がり，自信を回復した時期である。プレゼン

トした作品が喜ばれたり，共同作業所のバザーで作品が売れて，その売り上げを寄付して喜ばれたことなどが，自己愛を充足するとともに，自信の回復に大きな役割を果たしたと考えられる。

3期は，生活の場に復帰する気持ちを整理し退院するきっかけを待っていた時期といえる。具体的な作業活動は減少し，自分の気持ちを言語化するなど内面的活動が中心となっている。

このように，作業依存による不安緊張場面の回避，非言語的なカタルシス，探索，現実検討と自信回復まで作業活動を介した一連の行為は，患者の自己治癒努力としての適応的な対処行動（Monat A & Lazarus RS, 1985；林ら, 1994）の役割を果たしている。そして，作業活動は現実の世界に戻る移行対象（牛島, 1982；Winnicott DW, 1979）としての意味をもっている。

2．場について

OTCの場は，病院という社会から保護された空間の中にあり，しかも治療の中心である病棟より少し離れたところにある。そのことが治療的保護下にありながら，評価の目で見られない安心感や，病気，治療対象として見られない開放感をもたらしている。また，病棟の治療スタッフとは違う学生や作業療法士との関わり，作業活動を中心とした場ということも，安心感や開放感を与えている。

「言ってはいけないと思いながら出てしまい，気にはなるが出るとすっとする」と患者自身が述べているように，「出す快」と「我慢する不快」（中井, 1993）との間で葛藤するトゥレット症候群の患者にとって，安全が脅かされず安心してチックが出せる環境（斉藤, 1994）が，自分の症状を意識させられない場として大きな意味をもったものと思われる。また，自分の好きな活動にこもったり，新しいことに取り組める場は，現実生活に対するモラトリアムな意味をもつ場であったといえる。

処方の有無を問わず，OTCのような自由な活動が保障された場は，病棟の機能と同様に治療的退行を保障するとともに，病気や入院というさまざまなストレス状況に対する適応的な対処行動copingを保障する。そして，適応的な対処行動が保障されることで，脆弱な自我を保護し，自己能力の現実検討，自信の回復といった自己治癒過程が促進される。

3. 「ふれない」関わり

　自我の脆弱な患者や思春期心性に対する微妙な配慮が必要な患者にとって，関わりすぎることが非治療的になることが多い。しかし「ふれない」ということは，物理的な場を提供するだけの偶発性に頼る単なる無構造な場とは全く異なる。「ふれない」という見方の言葉の響きの良さに依存して，治療や援助に携わる者の責任や役割の曖昧さの言い訳になっては困る。病理に直接ふれるかふれないかは，心理療法などでも指摘されている「治ること」と「治すこと」（河合，1989）といった二律背反を含む問題である。本当に意味あることに関わり，必要以上の介入をしない，そのためには，対象となる疾患や障害の病理を十分理解しておくことが求められる。病理に直接「ふれない」関わりとは，疾患や障害の特性を十分理解した上で，作業活動の移行対象としての役割，作業活動を介した行為の対処行動としての機能，場の意味などを考慮し，病理性に目を奪われることなく，患者の自己治癒過程を支えることといえよう。そうした「ふれない」関わりが患者の自尊心を傷つけずこちらを観察する時間を提供するため，時期が来ればふれられていない部分について自分から話すようにもなる（自己開示）。

　脆弱な自我と傷つきやすい自尊心のなかで揺れる思春期心性にとって，ハロペリドールなど薬物の効果（中井，1993；斉藤，1994；飯塚ら，1980）とともに，こうした自己治癒過程を促進する場や関わりが必要である。それは自己治癒過程の促進という意味だけでなく，ライフサイクルの重要な時期，罹患による二次的な生活上の障害を防ぐという意味において，もっと考慮されなければならないことである。

　症例の患者にとっても，自分の病理に直接ふれられることなく，ペンダントなどを自由に作る場が保障され，活動や作品を介して他者と関わり，作業療法士や学生がその自己愛や有能感を充足する道具になりながら，生活者としてのモデルの役割を示していたことなどが，自我を脅かすことのない，自己開示・自己洞察の一助となったといえる。

4. 適応となる対象と留意点

　本論では一症例を示したが，OTC を通した経験から本症例と同様に病理に直接「ふれない」関わりが適応と思われる対象を表4に示す。対象①は，病理にふれることがより大きな混乱をまねく状態にある者にあたる。このような対象に対しては，病理にふれるより安全・安心の保障が関わりの前提となる。作業活動を刺激の単一化や減少など対象者の安心・安全の保障手段として用い，症状の軽減や二

表4 病理にふれない関わりの適応対象と留意点

適応対象	①急性期や急性期離脱後間もない時期で，病理にふれることがより混乱を大きくする状態にある者 ②明確な治療契約に基づく治療関係が成立していない神経症圏内の者 ③境界例や多くの分裂病に見られるような，病理にふれることがより深い病理性を引き起こす危険のある者
留意点	・対象疾患，障害の病理に対し十分な知識と理解を有する ・場の提供や関わりの目的に二重性を持たせない ・作業療法士は社会的学習モデルとして関わり，対象者の自己治癒を信頼する ・病者としての配慮のもとに，社会規範にそった関わりをする

次的障害の予防を主な目的とする。

対象②は，本症例のように脆い自我と傷つきやすい自尊心をもつ，思春期から青年期前期にかけた主に神経症圏内の者で，治療関係が十分成立していない状態にあたる。深い介入をせず対象者の有能感や自己愛の充足のための探索の場を提供する。神経症圏内では，他部門で精神療法などがおこなわれている場合も多く，作業活動を用いる作業療法としては，そうした病理にふれる治療を相補的に生かすために，適応的なアクティングアウト，探索行動，自己愛充足の場を提供する役割をとることが多い。そのような場合は病理にふれず，健康な側面の自己表出を支える形で，適応的な対処行動を保障する。

対象③は，病理にふれることが機能障害をより重篤にするような対象である。病理にふれるより，生活上の障害を減少する環境調整や少し生活の仕方を変えてみるオルタナティブな生活適応技能の習得を援助するといった関わりが適している。

このような，病理に直接ふれないことが治療的である対象に関わる場合に留意することとしては，「ふれない」ために病理に対する十分な知識をもち，対象者の状態を理解すること，提供する場や関わりと治療者の意図に二重性をもたせないことが大切である。そして，何よりも作業療法士自身が社会的学習のモデルとしての意識をもち，生活に対する希望や興味を持って接しながら，対象者の自己治癒を信じて待てる（ゆだねる）ことが必要である。

作業療法のかかわり

おわりに

　自己治癒とその対処行動を支える関わりを,「ふれない」という視点でまとめた。自律（自立）した生活の再建を支援する作業療法において，病理に直接「ふれない」関わりは，治療的責任と了解のもとに病理に「ふれる」治療と相補することで，大きな治療的意味をもつ。健康な自我に働きかける作業療法の特性を，より積極的に生かすことが，精神障害に対するリハビリテーションにおける作業療法の主要な役割である。

　本論文は第30回日本作業療法学会で発表したものに加筆したものである。

文　献

阿部亨（1987）森田療法の原法．大原健士郎編：精神科MOOK No.19）．pp.18-26, 金原出版．
林峻一郎，佐藤浩信（1994）「対処」について．精神科治療学9（8）；929-938．
飯塚礼二，斉藤幹郎，関健（1980）精神疾患におけるHaloperidolの効果とその評価——Gilles de la Tourette症候群をとおして．精神医学22（11）；1211-1215．
梶原香里，山根寛（1992）精神科プレ・クリニックの教育的効果について．作業療法11（特別号）；256．
梶原香里，山根寛（1996）自由参加の精神科作業療法の治療構造．作業療法15（特別号）；94．
河合隼雄（1989）「治ること」と「治すこと」．季刊精神療法15；116-121．
神田橋穰治（1988）自閉の利用．発想の航跡．pp.194-228, 岩崎学術出版社．
Liberman RP（1989）Social Skills Training for Psychiatric Patients. Allyn and Bacon.
Liberman RP（1992）Handbook of Psychiatric Rehabilitation. Allyn and Bacon.
Monat A & Lazarus RS（ed.）（1985）Stress and Coping, Columbia University Press.
中井久夫（1993）ジル・ドゥ・ラ・トゥレット症候群の経験と考察．精神科治療学8（2）；208-216．
斉藤幹郎（1994）Gilles de la Tourette症候群．臨床精神医学23（増刊号）；258-263．
牛島定信（1982）過渡対象をめぐって．精神分析研究26；1-19．
Winnicott DW（1971）Playing and Reality. Tavistock Publications Ltd.（橋本雅雄訳（1979）遊ぶことと現実．岩崎学術出版社）

ものごとには，きちんと対峙するほうがよいことと直接ふれないほうがよいことがある。治療・援助にも，積極的にモデルを示し訓練する技法として構造化された方法，治療枠をきちんと示し本人の気づきや自己治癒を促すもの，自我を侵襲しない場を保障し自己治癒を待つものとがある。自我の脆弱な者や思春期心性に対する微妙な配慮が必要な者にとっては，病理に直接ふれる関わりの侵襲性が問題となることが多い。病理に直接ふれるかふれないかは，「治ること」と「治すこと」といった二律背反を含む問題であるが，治療・援助においては，病理に直接「ふれない」関わりは，了解のもとに病理に「ふれる」治療と相補することで治療的な機能を果たす。

　本論は，健康な自我に働きかける作業療法の特性を生かす方法の一つとして，汚言 coprolalia に葛藤しながら人と関わる自信を取り戻していったジル・ドゥ・ラ・トゥレット症候群の患者との関わりを通して，病理に直接「ふれない」ことの治療的意味を考えたものである。

（初出：作業療法 16 巻 5 号, 1997 年）

作業療法における「つたわり」

ことばを超えたコミュニケーション

はじめに

　ポツ……ポツ……とぎれがちに語られる心の内を聴きながら，「そぉ……」と声にならないうなずきを返す。そのうなずきがことばを超えた思いの「つたわり」になることもあれば，考えて返したことばが，思いを伝えることもなくさまよい，自分の口から出たことばをもう一度飲み込んでしまいたくなることもある。ことばがある先入観や妄想に一致し，「つたえる」「わかりあう」機能をまったく失うこともある。
　精神的な障害や発達上の障害により，ことばが意味記号として「つたえる」「わかりあう」機能をはたさない状態にある人や，痴呆にみられるように一度身につけたことばの「つたえる」機能が失われた人とのかかわりにおいては，五感の生理的な共通性や個人的意味を有するモノなどが「つたわり」に大きな役割をはたす。コミュニケーションの成立条件や成立過程から，記号的意味としての言語機能以外の「つたわり」の要素と，それらを生かしたかかわり方について考えてみる。

I　ことばとコミュニケーション

　私たちが知覚したり経験していること，人間の意志や営みとは関係のない自然現象，いずれもはっきりとした境界がなく連続している。ことばはその連続した現象をあるまとまり（意味範囲）ごとに区切る記号である（丸山，1994；鈴木，1996a）。人が感情，意志，考えなどを伝えあうために用いる意味記号としてのことばは，社会的黙契と称されるように，ある社会（集団）における社会的慣習である（鈴木，1996a）。その意味を表す記号としてのことばが，お互いの気持ちや考えを伝えるコミュニケーションの道具としての機能を果たすには，いくつかの条件がある。

　Jakobsonは，言語行動が成立するための基本的な要素として，話し手（addresser），聞き手（addressee），事物・事象（context），ことば（message），接触（contact），言語（記号）体系（code）をあげている（Jakobson R, 1980；鈴木，1996a）。話す人（addresser）と聞く人（addressee）がいて，伝えようとする事物・対象（context）と伝えることば（message），これらが言語行動の成立に必要な要素であることは自明なことであろう。そして，音声としてのことばを用いる場合，音が伝わる物理的つながりと聴覚や発語機能など身体的に大きな障害がないこと，さらに，話し手と聞き手がお互いに聞く姿勢がなければコミュニケーションは成立しない。この物理的，身体的，心理的要素が接触（contact）にあたる。また用いている言語が同じであること，もしくは翻訳（通訳）などで間接的に記号としての言語を同じものにすること，お互いの使用していることばの表す意味範囲に大きな違いがないことが必要である。それが言語体系（code）にあたる。鈴木（1996b）の図を参照し，それらの関係を示すと図1のようになる。そうした条件がそろって，交わされることばがお互いの気持ちや考えを伝える機能を果たす。

　さらにコミュニケーションの成立には，①相手の話を聞く姿勢にある二人の一方から，②相手に話しかける，③聞いた人がこういうことですねと確認のフィードバックをする，④話し手からそれに対する適否が示される，という②から④の最低1往復半のやりとりが必要である（図2）。同じ言語を用いながらコミュニケーションが成立しない場合，図1の条件が欠けているか，図2のプロセスが満たされていない場合といえよう。

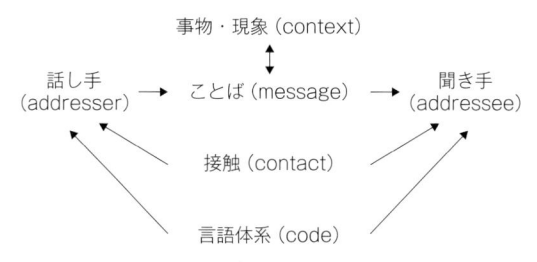

作業療法のかかわり

```
                事物・現象 (context)
                      ↕
話し手      →   ことば (message)    →   聞き手
(addresser)                              (addressee)
          ↖       接触 (contact)      ↗
                      
                言語体系 (code)
```

話し手　　　：ことばの発信者
聞き手　　　：ことばの受信者
事物・現象　：伝えようとする指示対象
ことば　　　：伝えるメッセージ
接触　　　　：話し手,聞き手の物理的,身体的,心理的つながり
言語体系　　：用いる言語の種類,言語の表す意味範囲

図1　言語活動が成立する基本的要素

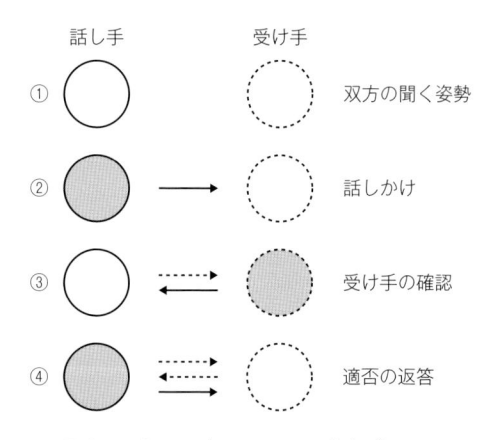

	話し手	受け手	
①	○	○	双方の聞く姿勢
②	● →	○	話しかけ
③	○ ⇄	●	受け手の確認
④	● ⇄	○	適否の返答

図2　コミュニケーションの成立プロセス

II　ことばが「つたえる」働きを失うとき

　ことばが意味記号としてのコミュニケーションの機能を十分はたさない対象や状態の主なものは,発達の問題,心理的問題,意味の解離,意味の固定,機能障害である（表1）。
　発達の問題は,言語機能が未発達な乳幼児や発達の遅れのある場合である。こ

表1　ことばが機能をはたさない対象や状態

未発達，遅れ	─ ことばの未発達な乳幼児 ─ ことばの発達に遅れがある
心理的問題	─ 抑圧，抑制など心理的防衛 ─ 相手を疑っているときなど
意味の変質	── ことばに別な意味が組み込まれ始めたとき
意味の解離	── 現実を離れた概念に固定されるとき
機能障害	── 理解や認知の機能に障害が起き始めたとき

の場合，見交わしたり，微笑みあったりする母子のかかわりにみられるような視線や微笑の共有，行動のやりとりなどがことばの機能を補う（岡本，1982）。

　心理的問題は，話し手と受け手の関係性，抑圧などの防衛により，本当の気持ちが語られない場合である。そうした対象に対する治療的かかわりにおいては，ことばそのものの直接的な意味より，表現されたことばや行為を象徴として推察することでその背景を理解したり，芸術療法や精神分析的作業療法の手法にみられるように，知的フィルターを介することが少ない創作的な作業活動が言語に代わる媒体として用いられる。

　意味の変質は，精神分裂病などの病状の経過においてみられる，「ことばによる世界の秩序」が崩壊したような場合である（飯森ら，1989）。ことばが通常の意味を失い先入観や妄想と一致した意味づけがなされたり，ことばのサラダといわれるように統合された意味を失った空疎なことばの羅列がみられたりする。

　意味の解離は，ことばが現実を離れた概念とだけ結びつき，人を現実から隔ててしまう場合で，ことばがクローズド・システムを作りやすい（森，1979）ことの弊害でもある。

　そのような場合，相手の話すことばの世界にはいることでコミュニケーションをとったり（妙木，1989），行為のやりとりやモノを通したコミュニケーション手法がとられる。

　機能障害は，痴呆や一時的な意識混濁などの認知機能の障害により，一度は獲得された意味記号としてのことばが，機能しなくなる場合である。障害が重くなるほど，意味よりも周辺言語としての声に対する感覚的やりとりがコミュニケーションの中心となってくる。

Ⅲ 発達とコミュニケーション

　誕生前，人は母親の胎内で暖かい羊水に浮かび，へその緒で母体とつながり，自他の未分化な時期を過ごす。そのときからすでに母親の心音などの体内音，リズム，体温といったものが，もっともプリミティブなコミュニケーションの共通情報として，私たちの深い記憶の底に蓄積される。

　眠りにつく前の乳児が，現実から非現実への移行の狭間でむずがっているとき，成人にとってはただの雑音にしか聞こえない胎内で聞こえる心音のテープを聞かせると，静かに眠り始める。誕生前の絶対的な依存環境である胎内の穏やかで安定した環境と関連して，なじみの感覚として乳児に安心感を与えるためと考えられる。

　誕生後，まるですべてを口で確認するかのように，乳児は何でもなめたりかじったりする。自他の未分化な胎内環境から胎外にでた乳児は，口唇，舌，口腔粘膜の味覚や触覚受容器を通して自己以外の世界を取り入れる。こうして得られた情報から，次第に自己内外の区別が自覚されるようになる。それは社会的関係の始まりともいえる。そして運動機能や神経系の発達にともなって，味わい，嗅ぎ，触り，聞き，見るという五感を通した具体的な身体感覚情報の入力が増える。

　身体感覚を通した基礎情報は，生命に直接関係が深い味覚や嗅覚といった近感覚（劣等感覚）に始まる（図3）。なめたりかじったりする口唇，舌，口腔粘膜，鼻腔粘膜を介した味覚・嗅覚情報は，さわることによる触覚情報と共に直接的情報として蓄積され，知覚・認知の基礎情報となる。やがてその基礎情報が視覚情報と結びつくことで，見る（視覚情報）だけで目にしたものがどのような味わいや手触りなのかといった身体的感覚がイメージとして再現されるようになる。そうして，これらの具体的な体験，身体的感覚を通した基礎情報が整理され，シン

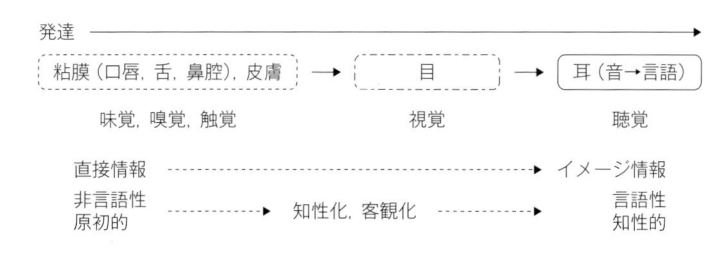

図3　情報入手器官と情報の種類

食べる	梅干しやレモンを食べて，酸っぱいという体験（味覚による直接情報） 身体感覚情報として蓄積
↓	
見る，食べる	視覚情報と味覚体験（身体感覚情報）の関連づけ
↓	
見る	視覚情報でイメージとして味覚体験（身体感覚情報）が再現
↓	
聞く	言語情報でイメージとして味覚情報（身体感覚情報）が再現

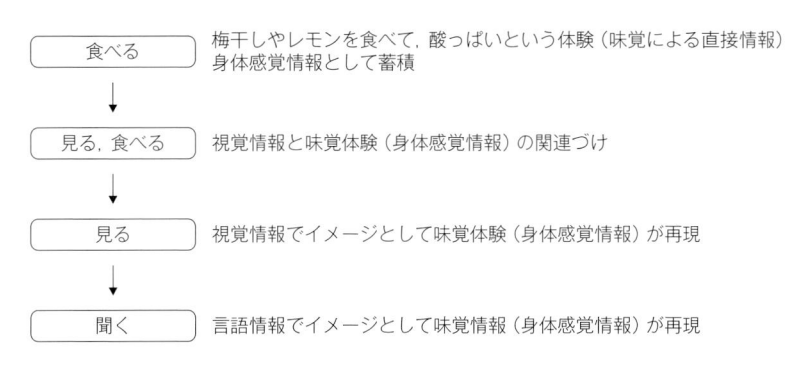

図4　直接情報がイメージ情報となるプロセス

ボルとしてのことばと結びつけられることで，言語を媒介としたコミュニケーションが可能になる。

　直接情報がイメージ情報になるプロセスを，梅干しやレモンを例に考えてみる（図4）。

　初めて梅干しやレモンをかじり，酸っぱいという味覚が直接的情報として記憶される。この情報を基礎情報として，梅干しやレモンを食べるとき視覚情報と味覚情報が関連づけられ，そのものを見るという視覚刺激だけで，酸っぱいという感覚がイメージとして再現されるようになる。さらに梅干しやレモンという具体的な対象，酸っぱいという性質がことばによって分節されることで，共通の体験をもつもの同士の間では，梅干しやレモンの話をするだけで，酸っぱいという感覚が双方に再現され，人がレモンをかじっているのを見て，思わず自分も耳の下あたりがぞくっとして顔をしかめる。Merleau-Ponty がいう間身体性（intercorporeite）（Merleau-Ponty M, 1960）による類似体験である。

　このように私たちのコミュニケーションの基盤は，感覚受容器官としての五官とそれによって感受される五感の，人としての生理的な共通性をベースに成り立っている。このことは，ことばがその機能を失っても，ことばで分節される元にある身体感覚レベルの共通性を生かすことで意味記号としてのことばに頼らないコミュニケーションの可能性を示唆している。

Ⅳ　ことばを超えた「つたわり」の要素

意味記号としてのことば以外のコミュニケーションの主な媒体には，音声（周辺言語），身体表情，モノがある（表2）。

音声（周辺言語）はことばの声の表情にあたる。幼児がことばの意味よりも，母親の声のかけ方で安心したり不機嫌になったりするように，文字にすると同じでも，話し方によって伝わり方はずいぶん違う。周辺言語（paralanguage）といわれることばの音声の部分による「つたわり」である。ことばの記号としての意味以外の「つたわり」の要素には，声の大きさと変化，声の強さと変化，話し方の間合い，話すテンポと変化，話すリズムや抑揚，話されることばの量，ことばの調子，といったものがあり，いくつかの要素が重なって，話し手の気持ちを言外に表す。

身体表情とは，意識された表現ではなく，身振りや動作などに無意識に現れる人の心の動きのことである。昨日と同じテーブルにすわって編み物の続きをしている。何かが違う。編み棒の動きが昨日までに比べて何となく遅いだけでなく，何か変だ。何か気になることでもあるのだろうか。声をかけてみると，昨日の面会で，家族がまだ少し早いと退院にいい返事をしなかったと言う。身振りや動作はその人の癖であることも多いが，一連の行為の変化には人の心の動きが現れる。ことばは知的フィルターのチェック（知的防衛）を受けるが，視線やアイコンタクト，表情，姿勢，身振り，動作といった身体的に表現されるものは，知的防衛を越えてありのままが表出されやすい。

モノは，その個人が所有したり使っている物品で，その個人の拡張された自我にあたる。それらがどのように扱われるかは，自分がどのように扱われるかと同じ意味を持つ。モノは人に所有されたときから，その人の一部になったり，その人を象徴する意味をもつようになるためである。

表2　ことば以外のコミュニケーションの媒体

音声 （周辺言語）	大小，強弱，高低，速さと変化 間合い，テンポと変化 リズムや抑揚 ことばの量，ことばの調子
身体の表情	目，視線，アイコンタクト 表情，姿勢，身振り，動作 行為（と結果），行動，外観
モノ	所有物 作品（自分で作った物） 使用物（道具，材料，物品など）

V 「つたわり」を生かすかかわり

表3 ノンバーバルコミュニケーションのコツ
- 刺激に対する反応を観る
- 五感の共通性,共有体験を生かす
- 相手の非言語情報を聴きとる
- その人の生活史の中で蓄えられた情報を生かす
- 自分に生まれる構えを整える
- ことばをモノとして手渡す
- モノの扱いを通して気持ちを伝える

ことばが意味記号として十分な機能をはたさない場合に,どのようにコミュニケーションをとるか,作業療法の場から得られたいくつかの知見をまとめる(表3)。

1. 刺激に対する反応を観る

コミュニケーションをとる上で最初に大切なことは,対象者が環境からの刺激に対してどのような反応をしているかを観察することである。入力される感覚が意識されているか,意識されないまま反射的に反応していないか,主にどのような刺激に反応しているか,避けているのか受け入れているのか,といったことである。そうした外部刺激に対する感覚,知覚,認知のプロセスにおける反応のありようにあわせて,働きかけの方法を決めることになる。

2. 五感の共通性,共有体験を生かす

どのように知覚され認知されるかはその個人の生活史における経験による違いはあるが,外部刺激を感知する人の五官や感知された五感は人としての生理的レベルではほぼ共通している。私たちが使うことばはメタファーなしには使いものにならないが,感性的メタファーはすべて私たちの身体的感覚と知覚に基づいている(瀬戸,1995)。

寡黙で自閉がちな人と一緒に園芸をする。種をまき,芽がでて育っていく畑の野菜をみていると,緑の葉の動きで風がみえる。互いに顔を見合わせてうなずく。春の川原を共に歩く。病いの苦しみのなかにあっても,春の日の暖かさ,まぶしさは,そのなかにある者に共通に感じられる事実である。そこには土や水,空気,植物という自然な環境に,身体感覚を通してふれる一体感がある。そのときの気持ちのありようの影響もあるが,人の身体感覚(五官によって感受される五感)の生理的な共通性と,共に活動を体験した共有体験に支えられた一体感である(山根,1995;1997)。春の陽の「あたたかい」,「まぶしい」という感じを,ことばだけで伝達することはできないが,共に陽を浴びて「あたたかいね」,「まぶしいね」というとき,初めてことばは知識体験の総体として共有する意味をもつ

(鈴木，1973)。この五感の共通性とそれを基盤とした共有体験を生かすコミュニケーションは，作業療法士が対象者の気持ちを感じとり，また対象者に自分の気持ちを伝えるとき，ことばを超えた助け（メタコミュニケーションに類する）となる。

3．相手の非言語情報を聴きとる

表2に示した声（周辺言語），身体，モノなどが示すものは，意識的であるがゆえに防衛的になりやすい言語に比べ，無意識的な人の本当の気持ちが現れやすい。非言語情報は，受け取る人の主観的な判断によるため，言語に比べれば的確さ客観性に欠けるが，意味記号としてのことばを補う，ときにはことばを超えた情報となる。

4．生活史の中で蓄えられた情報を生かす

個人の生活史のなかで何らかの意味をもった体験とつながり，個人のライフサイクルを形成してきたものは，記憶の奥底に埋もれていたパターンとして認識（渡辺，1978）されていたものを呼び覚ましたり，感覚，知覚レベルで人に反応を引き起こす。自殺未遂で全健忘となった分裂病の青年が，幼い頃から母に指導されたピアノををきっかけにその記憶を取り戻す過程を共に過ごした経験がある（山根，1992a）。

5．自分に生まれる構えを整える

実のない会議でうんざりした気持ちを知らずに引きずったままグループに参加したときなどに，いつも口数の少ない分裂病の参加者から「何か怒ってますか，すみません」と言われた経験がある。表していないつもりでも，表情や姿勢，身体の動きにそのときの感情や本音の気持ちが現れる。ことばが意味記号としての役割を十分はたさない状態にある対象者は，感覚・知覚レベルで反応するため，ことばでコミュニケーションをとろうとする私たちのノンバーバルな要素に，普通以上に反応しやすい。私たちが与えているであろう刺激について配慮が必要になる。

このような場合には，自分の感情を抑えるよりも，怒りや疲れなども含んで自分の感情をそのまま認めてしまうほうがよい。そのうえで，疲れているけど，このグループが，この面接が終わったら休憩にしよう，我ながらよくやっているよと自分に言い聞かせて臨む。自分の感情を受け入れて見通しをもつことで，イ

メージによる運動企画により身体に現れる構えが整えられるためである。

6. ことばをモノとして手渡す

　ことばの音声の部分を生かしてコミュニケーションをとるとき，ことばをモノを手渡すイメージで使うとよい。具体的なモノとして渡そうとすることで，①お互いが視覚的に確認できる位置をとる，②アイコンタクトが確実になされる，③相手が受け取る能力に合わせてことばの量や話す速さを配慮する，④受け取る準備ができたか確認して話す，⑤受け取ったことを確認して次のことばを渡す，といった基本的なことがなされ，図2のプロセスを満たすことになる。

7. モノの扱いを通して気持ちを伝える

　人の自我の拡張と考えられるモノを，その人に対処するのと同じ気持ちで扱う，また，その人に対して伝えたい気持ちやことばを，器具や材料，作品の受け渡しでおこなうようにする。作業療法の過程で，ことばによるコミュニケーションが困難な場合や治療関係が十分成立していない時期においては，モノを介したかかわりが，ことばのかわりにこちらの気持ちを伝えたり，かかわる者の行為を具現化する（山根，1992b）。

おわりに

　非言語的な媒体は，ことばの領域を超えたコミュニケーションの媒体であるが，それは身体的（感覚的）・情緒的な「つたわり」の世界であり，ことばの「つたえる」機能には及ばない。パラドキシカルに聞こえるが，ことばが身体的（感覚的）・情緒的なレベルを含んで共通の意味を取り戻すとき，本当のコミュニケーションが成り立つ。
　ことばの「つたえる」働きが十分機能しない対象に，非言語的に「つたわる」要素を用いてかかわる方法について，作業療法の臨床から得られたいくつかの知見を述べた。

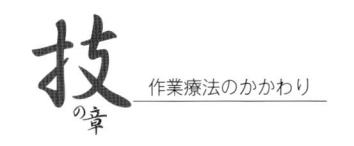

文　献

飯森眞喜雄,内田訓(1989)分裂病のことばの取り扱い.言葉と精神療法.現代のエスプリ264；145-157.
Jakobson R (1980) The framework of language. Michigan Studies in the Humanities. University of Mischigan.(池上嘉彦,山中桂一訳(1984)言語とメタ言語. pp.101-117, 勁草書房)
丸山圭三郎(1994)言葉とは何か.夏目書房.
Merleau-Ponty M (1960) Signes. Gllimard.(竹内芳郎監訳(1969-1970)シーニュ1, 2.みすず書房)
森常治(1979)「現実世界を消す」ことば.ことばの力学. pp.63-70, 講談社.
妙木浩之(1989)キーワードとメタファーの発見と使用.言葉と精神療法.現代のエスプリ264；177-189.
岡本夏木(1982)子どもとことば.岩波書店.
瀬戸賢一(1995)メタファー思考──意味と認識の仕組み.講談社.
鈴木孝夫(1973)ことばと文化.岩波書店.
鈴木孝夫(1996a)記号としてのことば.教養としての言語学. pp.2-63, 岩波書店.
鈴木孝夫(1996b)ことばの働きとあいさつ.教養としての言語学. pp.64-100, 岩波書店.
渡辺慧(1978)認識とパタン.岩波書店.
山根寛(1992a)記憶を取り戻したピアノの役割──作業活動に関する仮説とピアノの機能.音楽療法2；97-106.
山根寛(1992b)作業療法における物の利用──術後歩行困難となった接枝分裂病患者.作業療法11(3)；274-281.
山根寛(1995)作業療法と園芸──現象学的作業分析.作業療法14(1)；17-23.
山根寛(1997)精神障害と作業療法. pp.65-75, 三輪書店.

　作業療法の関わりにおいては，発達の問題，心理的問題，意味の解離，意味の固定，機能障害などで，言葉が意味を伝えるコミュニケーションの機能を果たさないことが多い．そうした対象に対しては，作業を用いる療法の特性とも言える，作業の共有体験にともなう身体感覚的・情緒的な「つたわり」が重要な働きをする．言葉の非言語部分である声の表情(周辺言語)や身体表情など間身体性による類似体験，対象者の拡張された自我の範囲にあたる対象物の機能が重要な要素となる．
　本論は，そうした言葉の領域を超えた非言語的なコミュニケーション媒体と，非言語要素を生かしたかかわり方など，作業療法が最も得意とする非言語的コミュニケーションについて，作業療法の場から得られた知見をまとめたものである．

(初出：作業療法17巻6号, 1998年)

からだの声に耳を傾けて聴く こころの声

身体化症状によりADL全介助となった少女の回復過程より

はじめに

　歩けない，手に力が入らないという身体化症状（からだの声）をもつ17歳の少女，繭に籠もる蛹のように手足を動かそうとせず，こころの内を語ることなく月日が過ぎた。作業療法の依頼を受けたときには，すでに身体化症状が慢性化し手指に拘縮がはじまっていた。少女の身体が訴える声（身体化症状）に耳を傾け，身体症状に対処することで彼女の気持ちを満たすことからかかわりははじまった。そして興味を惹かれた作業に我を忘れて取り組むうちに，いつしか症状は消え去った。

　身体化（somatization）は，転換ヒステリーに特徴的にみられ，心身症の身体症状形成過程まで含む包括的な概念であり，精神的ストレスや葛藤を身体症状に転換する防衛機制の過程をいう（柏瀬，1985）。このような身体化症状をもつ思春期から青年期の対象に対しては，その病理にふれることなく，主訴（身体症状）を受けいれ，興味のある活動を共にすることで症状が消えていくことが多い。

　本論では，脆い自我を必死に支える思春期の「からだの声」に転換された「こころの声」に対して，病理に直接ふれずにモノや作業活動を介する作業療法がもたらす「ほどよいかかわり」の治療的意味について考察する。

技の章 作業療法のかかわり

I 症例

　M子，17歳（作業療法開始時），転換ヒステリー。二人姉妹の次女．小中学校時代は成績も中程度で，友人もあった．特にこれといった問題はみられなかったが，仕事を理由にM子の気持ちに関心をはらわない父とのこころの距離は遠く，小学校3，4年の頃より両親の不仲を気にするようになったという．

　中学時代に，アレルギー性紫斑病，紫斑病性腎炎を発症し8カ月間入院した（14歳）ことをきっかけに，M子の両親に対する反抗がはじまった．16歳をむかえる年の春頃から，次第に動作が緩慢になり強迫行為や抜毛がみられるようになった．2度目の入院は2カ月程であったが，自宅に戻ってから家族との関係がうまくいかず，再び病院に戻ることになった．この3度目の入院にあたり，休学が長引くと留年になるため養護学校を併設している病院（小児科）に転院することになった．転院して養護学校に通いはじめるが，次第に口数が減少し，歩けない，手に力が入らないと訴え，ついに車椅子で移動するようになった．両親の面会を拒み，自傷行為や反復動作，独語，空笑などの精神症状がみられはじめ，日常生活は全介助状態となったため，心身両面からの詳しい診断と治療のため当科に転院してきた（17歳）．

　転院時はうつむいて目を閉じ車椅子に座ったままで，自分から何か訴えるということもなく，下腹部をたたいてトイレに行きたいと伝えようとするような動作がみられるだけであった．日常生活はすべて介助を必要とし，強迫的な反復行為がみられた．理学診療科の検査では，両手の手指に軽度の拘縮があるものの，これといった器質的な身体所見はみられなかった．意識障害はないため，手指拘縮の改善を理由に，主治医（精神科）より作業療法に依頼があった．私たちがおこなっている作業療法の場（山根，1997b；1999a；梶原ら，1999）は，場を共有しながら人と同じことをしなくてもよい場（山根，1999a）である．自由参加を原則とするが，本人の了解があり治療目的が明確な場合にはこうした依頼も受けている．

II 経過

　参加当初は，車椅子でつれてきてもらったり，看護者（以下Ns）の肩を借りるがるように歩いてきた．無表情で，目を開けていられないといった様子で瞬きを繰り返すが，作業中は目を閉じていることが多かった．作業療法室内でも他者の

手や衣服をもたないと移動できず，話しかけには首を振るか子どものような口調の返事が返ってくるだけであった。

経過を表1に示す。経過はM子の身体化症状の変化，言動の変化などから3期に分けた。

1. 1期：からだの声に耳を傾ける（1〜3カ月）

最初は，主治医が把持の練習になるのではと勧めた革細工のスタンピングによるコースター作りに取り組む。スタンピング用の刻印棒をもとうとするが，「しっかりもてないの……，手ぇに力……入らないの……」と言い，落としてしまい，「代わりにやって」と作業の大半を治療者に任せようとした。M子が両親の面会を拒否していることもあり，十分な情報がなく，身体化症状形成までの因果関係は推測するしかなかったが，日常生活全介助の状態は二次的疾病利得の現れであろうと思われた。

指示や手順の理解など作業遂行上の認知的問題はないが，手指は長期間の屈曲肢位の影響と思われる軽度の拘縮がみられた。指が開かない，ものが握れないと言うが，他動的には各手指関節とも90％以上の可動域は保たれていた。また指に力が入らないとも言うが，各指の徒手筋力検査では，特に筋力の低下はみられなかった。そのため，手指に力が入らないという主訴（からだの声）に耳を傾け，身体症状に対する対処として作業活動を教えるという形で作業療法を開始した。手指の曲げ伸ばしと筋力のチェックなどをおこなってから，作業療法士が道具になって（行為の代理）作品を仕上げるといったかかわりをしばらく続けた。当初は，椅子から立ち上がるときに何度も立ったり座ったりするなどの強迫的な反復動作がみられた。

1カ月あまり経過し，実際に作品ができ，他の患者やNsに感心されるようになると，表情も和らぎ，作業時の閉眼はほとんどみられなくなった。色やデザインなど新しい工程の決定はすべて作業療法士に依存するが，自分から工具を手にするようになった。しかし意識して何かをもとうとすると，十分な把持ができず，全指によるこぶし握りしかできないため，弾力包帯を利用して工具の握りを太くするなどの工夫をした。そして，宿題という形で作業の一部を病棟でもNsと一緒におこなえるよう，工具一式を貸し出した。宿題の作業はスタンピングやレーシングであるが，「できへん，むつかしいわ」と言いつつも，Nsの援助が受けられるためか，毎回してくるようになった。

技の章 — 作業療法のかかわり

表 1 作業療法の経過

経過時期	1期			2期		3期	
OOT開始後経過月	1	2	3	4	5	6	7
作業療法場面の状態・言動	作業時閉眼 作業開始時強迫的反復動作			作業時の準備片づけを自分でできる	行き帰りと作業室内の歩行自立 ・トトロの話	他患に作業を教える ・洞察的会話	
病棟における生活状態	日常生活全介助			身辺処理を看護者が代理		徐々に自立	
作業活動　革細工	コースター		コインケース		バレッタ	ネコバスの作品(コインケース、ペンケース) (Nsにプレゼント)	
ビーズ細工							
コルク細工							
身体化症状への対処	手指の他動運動 作業活動の宿題					身辺行為自立練習	

継続的　――――　断続的　------

2．2期：作業に惹かれて（4〜5カ月）

　3カ月あまり経過し，いくつかのコースターやコインケースなどができると，「私ね，トトロが大好きなの」「あのね，ネコバスで何か作れないかな」と言う。M子のベッドサイドは大小さまざまなトトログッズや絵本で埋まっていた。M子の希望を聴きながら絵本を参考にネコバスのコインケースをデザインすると，「わっ，これかわいい。こんなのがほしかったー」と小さな子どものように声をあげて喜んだ。ネコバスのコインケースができあがり，同じデザインのペンケースに取り組む頃には，工具の握りを太くしていた弾力包帯もいつの間にか取りはずしていた。電気ペンで革に模様を描き工程もいつの間にか自分でするようになった。

　4カ月過ぎる頃には，病棟と作業療法室間の行き帰り，そして作業療法室内では一人で歩き，道具の準備や片づけもするようになったが，病棟では身辺の行為は相変わらず要介助の状態が続いていた。一部のNsから，作業療法室でできることを病棟でもするように指導して欲しいという声があがったが，カンファレンスでしばらくこの状態の維持をお願いした。この時期には，「担当の看護婦さんにあげるの」と言って，女性作業療法士にビーズ細工を教わったり，「お姉さんのも作ろうかな」と，自分のものと同じネコバスのコインケースを作るなど，他者のために作品を作るようになった。

3．3期：解き放されたこころの声（6〜7カ月）

　5カ月過ぎる頃には，一緒に参加する病棟の友達もでき，人と手をつながなくても一人で歩き，新しく知り合いになった患者にコースターの作り方を教えたりするようになった。6カ月目に入る頃から，病棟での身のまわりのことを少しずつ自分でしてみることを宿題として提案した。「できるかな，大丈夫かな」と言うが，2週間あまりで身辺処理は自立した。

　仕上がった作品に，M子が思わず自分のサインを書いたのをみて，「字が書けるようになって良かったね」と言うと，驚いたように「あっ，字が書けるのお母さんには内緒よ，私が動くと心配するから」と苦笑いしながら言った。そのころから，腎炎で激しい運動をしないように言われたこと，そのことを母親がひどく気にして学校にまで来るようになったこと，体操の時間や階段の上り下りにまで口を出し，少しでも速い動きをすると止めに入るような毎日が続き，いつの間にか歩けなくなったこと，生活すべてに介助が必要になったことなどを話しはじめた。心配性でM子の生活すべてに過剰に干渉する母親に対するアンビバレンツな感情，仕事といって家をかえりみず，母とうまくいっていなかった父に対する不

満なども少しずつ語るようになっていた。

　退院の日がきまってからは，病棟の友達や作業療法士と一緒に記念にと言って写真を撮ったり，学校の友達へのプレゼントといってコルクのコースターを作って過ごした。退院していくときに，「家に帰ったら，また歩けなくなってここに戻ってくるかもしれないよ」と笑いながら，ネコバスの財布とペンケースを鞄に入れたM子に，私は彼女自身が大きな山を一つ越えたと確信した。

III 考　察

　M子の身体化症状をどのように理解し対処したのか，またモノや作業活動がどのような役割を果たしたのかについて考察する。

1. 身体化症状の理解と対処

　身体化症状形成と治癒の過程は図1のように示すことができる。両親の不仲が気になるがどうしていいか判らないM子に，仕事を理由にかかわろうとしない父親，M子の心中を察することもなくただ心配性で干渉する母親。そんな両親に直接向けることのできないM子の不満と葛藤より生まれた攻撃衝動は，腎炎という身体的な病気による退行の力を借りて，反抗という形で表出された。それでも解消されない不満と攻撃衝動は，強迫行為，抜毛，自傷行為など，自己へと向くようになり，次第に歩行障害，手指の運動障害へと身体化（転換）されることで回避された（一次的疾病利得）。M子の「こころの声」に気づかない両親，そして入院，退院，養護学校への編入など相次ぐできごとは，重なる対象喪失体験として，症状形成を強化する要因になったであろうことが推測される。

　母の心配性と過干渉を回避するという意識化の意味もあったであろう車椅子生活は，結果的に両親によって満たされることのなかった依存欲求を満たすこととなり，二次的疾病利得が生まれたと考えられる。作業時の閉眼や幼児的言動にみられる退行現象は，このような二次的疾病利得を維持する役割を担った症状ともいえよう。そして，思春期から青年期にはじまる身体的愁訴が慢性化しやすいという，DSM-IV（American Psychiatric Association, 1994）の記述にもみられるように，M子の場合も身体化症状が1年以上にわたって続き手指の拘縮を引き起こしたものと思われる。

　このような状態におけるかかわりのはじめに，器質的原因を否定することは二

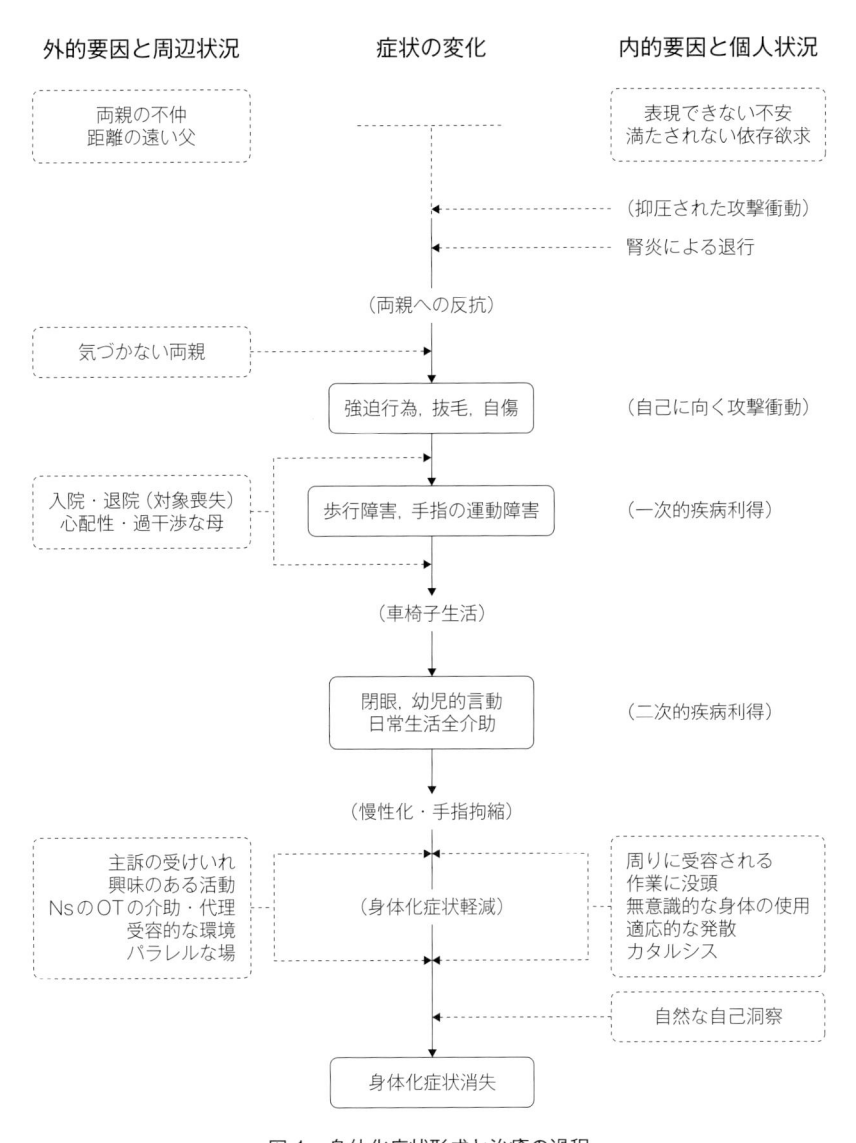

外的要因と周辺状況	症状の変化	内的要因と個人状況
両親の不仲 距離の遠い父		表現できない不安 満たされない依存欲求
	↓	（抑圧された攻撃衝動）
	↓	腎炎による退行
	（両親への反抗）	
気づかない両親	↓	
	強迫行為，抜毛，自傷	（自己に向く攻撃衝動）
入院・退院（対象喪失） 心配性・過干渉な母	歩行障害，手指の運動障害	（一次的疾病利得）
	（車椅子生活）	
	閉眼，幼児的言動 日常生活全介助	（二次的疾病利得）
	（慢性化・手指拘縮）	
主訴の受けいれ 興味のある活動 NsのOTの介助・代理 受容的な環境 パラレルな場	（身体化症状軽減）	周りに受容される 作業に没頭 無意識的な身体の使用 適応的な発散 カタルシス
		自然な自己洞察
	身体化症状消失	

図1　身体化症状形成と治癒の過程

次的疾病利得をただ強化することになりやすい。そのため，症状形成に至る精神力動に目を向け病理に焦点をあてないようにしながら，主訴を受けいれた身体機能の改善というかかわりを通して，関心を示し依存欲求を満たすことにした。病理が包む「こころ」に直接ふれないで，病理を包む「からだ」にふれる。身体化障害に対する治療のはじめにこの身体症状を扱う（高木，1995；成田，1997）（からだの声に耳を傾ける）というかかわりは，支持的精神療法としての役割を果たしているといえよう。

　作業の前におこなった作業療法士による手指の曲げ伸ばしは，主訴への対処としての他動的な可動域の改善というだけでなく，からだの声に耳を傾け，二次的疾病利得により周囲の同情や関心を無理に得ようとしなくてもよいということを体験させる意図があった。また，病棟に持ち帰る宿題も，同様に，関心がもたれているということを意識化させ，身体愁訴以外のことでNsとのコミュニケーションの機会を多くすることと依存欲求を満たす試みであった。

　自分の作品ができ，人からほめられ，興味に惹かれるまま我を忘れて手足を使ううちに，一次的疾病利得が引き起こされた状況を意識するこころのゆとりが生まれ，自らがその事実を語ることによって転換症状が消失したものといえる。

　1期の終わりから2期にかけて，作業療法室ではいろいろなことを自分でするようになったが，病棟では依然として日常生活に介助や代理が必要であった。これに関しては，疾病利得の意識化の時期には早すぎると判断し，今しばらく身のまわりの介助を続けることをカンファレンスで依頼した。早すぎる意識化を避け，二次的疾病利得を否定せずに受けいれたことで，サインを書いたことをきっかけに自分の症状の原因に気づいて話しはじめたように，自然な意識化に有効であったと考える。このように場の違いにより行為に差がある場合，部署や人によって異なる対処をすると，症状の逆戻りや遷延化を招くことがある。

　M子は大きな山を一つ越えたが，身体化の過程の背景には彼女の基本的な人格の未熟さが関係している。この人格発達上の未熟さは，M子に対する母親のかかわりにみられるように，小林ら（1997）がいう母子拘束の強い母子関係と複雑に錯綜し合っている。長期休学，留年をさけるため，身体化症状が消失した時点で退院したが，M子は今後，両親とくに母親との葛藤を乗り越え自分自身が成熟するという本来の課題と対峙することになるだろう。

表2 モノや作業活動の治療的機能

「ひと」が作業をする				
意志がはたらく	―	能動性	→	能動,中枢神経系の使用
からだを使う	―	身体性	→	心身諸機能の賦活,快の情動,感覚入力,リズム,身体エネルギーの使用
素材,道具を用いる	―	操作性	→	自己能力の現実検討,有能感の現実的実現
目的を果たす,導かれる	―	目的性	→	注意力,集中力,能動
我を忘れる	―	没我性	→	楽しみや苦しみすべてを超え癒す力
作業・作業活動やその結果				
価値,意味をともなう	―	意味性	→	モチベーション,意欲,自己愛の充足
過程,結果があきらか	―	具体性	→	現実検討,表現
気持ちがあらわれる	―	投影性	→	非言語的メッセージ,理解,共感,カタルシス,自己洞察
「ひと」と「ひと」が作業をする				
体験をともにする	―	共有性	→	二者関係,集団内相互作用,コミュニケーション

(「ひとと作業・作業活動」(山根,1999b)より)

2. モノや作業活動の役割

　身体化症状が消失する過程でモノや作業活動が果たした役割について,人がモノを操作し作業をすることに含まれる「能動性,身体性,操作性,目的性,投影性」といった特性,モノや作業,作業活動やその結果に含まれる「意味性,具体性,没我性」といった特性,人と人が共に作業をするといった共有性などの特性(山根,1999b)(表2)を視点に考えてみる。

　作業療法においては,何を誰がどのような関係において勧めるか,その結果を誰がどのように認め受けいれるかによって,その作業のもつ個人的意味が変わり,意欲やモチベーション,効果に影響する。最初に取り組んだ革細工は,M子の主訴を受けいれた主治医が勧めたもので,それに応じたM子を作業療法士やNsが手助けした(共有性)。そして,自分が作った作品が周りの人にほめられたり,自分の思いが作品になったり,作ったモノが人にもらわれるといったことで,新たな人とのかかわりが生まれた(意味性,投影性,共有性)。

　革細工を通した作業療法士のアプローチは,主訴を受けいれ手指の訓練をするという運動療法としての要素(身体性)と,作業療法士が道具になったり作業を教える(共有性)ことで,M子の依存欲求を満たし治療的関係を作っていくという心理療法としての要素の両要素を含んでいる。宿題という形でNsが共におこなった作業活動,さらには身のまわりの代理行為としての活動も,作業療法士の

かかわりと共に，M子を受容し，身体化という防衛により身を守るしかなかった脆弱な自我を保護する役割を果たしたといえよう。

　また作業療法におけるモノや作業活動は，イメージの世界と現実世界を結ぶ移行対象・移行現象（井上，1985；牛島，1982；Winnicott DW, 1979）としての機能を果たす（山根，1992）。届かない「こころの声」の身体化という防衛により一次的疾病利得を得，さらに退行し全介助状態になることで二次的疾病利得を得たM子は，現実生活のすべてを人に任せ，自分はトトロの世界に住んでいたのかもしれない。それは適応的退行とは言い難い，現実離れした生活である。そのトトロの世界の住人（ネコバス）が実際に作品となった（具体性，投影性）。自分のイメージの世界がコインケースやペンケースとして形になる具体的な作業に，夢中になって取り組む（没我性）うちに，作品を作るという目的的な行為（目的性）に向けて，あまり意識することなく工具を使い（操作性），気がつけば手を使い歩いていた（身体性）。この意識より先に身体が動き，その動きを意識が追認することで意識される，この身体と認知の関係こそが作業を手段とするかかわりの何にも勝る力の一つである。そして興味をもった作業に夢中になって取り組む（没我性）ということが，身体症状から注意を転換し，抑圧された攻撃衝動を身体エネルギーに変えて発散し，M子を現実の世界へと引き戻したものと考えられる。

　このような，具体的な作業のもつ意味や作業活動に含まれる心身両面の相乗的な作用，作業を介することで不用意に侵襲しない心理的距離が保たれたかかわり（山根，1997a），モノを介したコミュニケーション（山根，1998）が，支持的精神療法として機能した。作業を介した直接病理に働きかけない対処は，「ほどよいかかわり」として心身両面のカタルシスを生み，無理のない気づきにより抑圧されたさまざまな思いの意識化を助けたといえよう。

おわりに

　封じ込められた「こころの声」を解き放したのは，作業のさまざまな特性とその身体性と精神性の相乗的作用，そしてモノを介したかかわりであった。身体化症状をもつ転換ヒステリーにおける，主訴としての「からだの声」へのかかわりから洞察へと歩む治療のプロセスにおいて，作業療法のモノや作業活動を介したかかわりは，思春期から青年期にかけた自我の未成熟な対象者に対して，自我を脅かすことなく，その成長を助ける有効な手段の一つといえよう。

文　献

American Psychiatric Association (1994) Diagnostic and Statistical Manual of Mental Disorders, Fourth Edition (DSM-IV). American Psychiatric Association.
井上洋一 (1985) 青年期分裂病の寛解過程にみられた退行現象について．精神医学 27 (3)；279-286.
柏瀬宏隆 (1985) 身体化．加藤正明，保崎秀夫他編：増補版精神医学事典．p.405, 弘文堂．
梶原香里，山根寛 (1999) 自由参加の作業療法の治療的効果．作業療法 18 (3)；212-217.
小林隆児，井上登生 (1997) 前思春期の身体化障害の一例．成田義弘，若林愼一朗編：身体化障害．pp.27-45, 岩崎学術出版社．
成田善弘 (1997) 身体症状をもつ患者への精神療法について．成田義弘，若林愼一朗編：身体化障害．pp.139-151, 岩崎学術出版社．
高木敬三 (1995) 身体化障害．精神科治療学 10 (臨)；170-171.
牛島定信 (1982) 過渡対象をめぐって．精神分析研究 26 (1)；1-19.
Winnicott DW (1971) Playing and Reality. Tavistock Publications Ltd. (橋本雅雄訳 (1979) 遊ぶことと現実．岩崎学術出版社)
山根寛 (1992) 作業療法における物の利用 —— 術後歩行困難となった接枝分裂病患者．作業療法 11 (3)；274-281.
山根寛 (1997a) 作業療法とは何か．精神障害と作業療法．三輪書店．
山根寛 (1997b)「ふれない」ことの治療的意味 —— 汚言に葛藤する患者の対処行動と自己治癒過程より．作業療法 16 (5)；360-367.
山根寛 (1998) 作業療法における「つたわり」—— ことばを超えたコミュニケーション．作業療法 17 (6)；477-484.
山根寛 (1999a) パラレルな場（トポス）の利用．作業療法 18 (2)；118-125.
山根寛 (1999b) 道具としての作業・作業活動．ひとと作業・作業活動．pp.47-68, 三輪書店．

　精神的ストレスや葛藤が身体症状に転換される身体化症状は，身体の声とも言われている．防衛機制の一つと理解されているが，治療は，その身体が訴える声（身体化症状）に耳を傾け，言葉にならない抑圧された思いを知ることから始まる．このような身体の声を聴くには，作業療法の対象物や作業活動を介したかかわりが有効な手段の一つとなる．興味がある作業に無心に取り組む，その身体を意識が追認する．この身体と認知の関係が，身体症状から注意を現実に転換し，抑圧された攻撃衝動は身体エネルギーに換えて解き放つ．
　本論は，身体が訴える声を聴くことで，洞察へと向かった症例を通して，作業を用いることの心身両面の相乗作用が果たす役割と，対象物や作業活動を介する直接病理にふれない介入のコツを紹介したものである．

(初出：作業療法 19 巻 6 号，2000 年)

幻想と現実の分離・再統合における作業療法の機能

統合失調症性強迫性障害・認知障害の事例より

はじめに

　Sendak が生き生きと表したように（Sendak M, 1975），ひとはその発達のプロセスで「ごっこ遊び」という空想（fantasy）の世界に遊び，空想（fantasy）と現実（reality）という二つの世界を行き来する。そうして，幼い有能感を満たしながら身体や認知機能の発達にともなって，自己を認識しながら現実世界を認め受け入れるようになる。しかし，思春期や青年期を迎え現実世界と直面するようになると，自己認識や現実認識にともなってさまざまな葛藤が生まれる。その葛藤から自分を守る空想が，ときに現実と重なり錯覚（illusion）を引きおこしたり，妄想 delusion にまで発展し，現実生活にさまざまな支障を引きおこすことがある。

　作業療法における具体的な作業と作業をとおしたかかわりが，ほどよい遊びの場の提供となれば，ごっこ遊びのような現実的空想により有能感を満たすことができ，妄想的な世界に逃げ込まなくてもすむはたらきをする。それは，作業療法の場とそこでおこなう活動がもたらす，現実でありながら現実生活そのものではない移行空間（transitional space）（川上，1995）における体験と，広義の意味での移行現象（transitional phenomena），移行対象（transitional object）（井上，1985；牛島，1982；Winnicott DW, 1979）としての機能によるものである。

　本論では，軽い知的な発達の遅れがあり，一時は自閉症も疑われたことのある，統合失調症性強迫性障害・認知障害がある患者の妄想的行動へのかかわりをとお

して，作業や作業療法の場の現実的な遊びの機能と，その機能を生かす作業療法士（以下，OTR）のかかわりについて考える。

I 症例

T男，男性，2人兄弟の次男，作業療法開始時19歳。家族に精神科的疾患の既往はない。T男が3歳のとき母が胃癌で亡くなり，男手一つで2人の子ども育てることは難しいため，まだ手がかかる幼いT男は養育のため母方の実家に預けられ，父親が7歳の兄を引き取った。言葉の遅れから軽い知的遅れが指摘され，小学校入学時は特殊学級に入れられた。しかし大きな支障はなく，2年時には普通学級に戻された。友達は少なく，よくいじめられていたという。

6年生になったときに，生活が安定した父親の元に引き取られ，父子3人の暮らしがはじまった。中学3年時，詳細は不明であるが再び特殊学級に移され，養護学校高等部に進学した。それまで父親の元にいた兄との関係はあまりよいとはいえず，兄のいうことに従ってはいるが，いったん喧嘩になると手がつけられないほどであったという。

高等部1年時に兄が独立し，父親との2人暮らしがはじまったころから父親に対して横柄な態度が目立つようになった。高等部2年（16歳）のころから汚れを気にするようになり洗手強迫が始まり，汚いという理由で父親に暴力をふるうようになる。また，女児に対する強い関心や女生徒に対する性的ないたずら（詳細は不明）などがみられるようになったため，学校の担任教師の勧めで，初めて精神科を受診した（18歳）。養護学校卒業後は自宅から作業所に通うが，頻回な強迫的手洗いや父親に対する暴力が次第に激しくなった。T男の暴力から逃れるために父親がホテル住まいをし，2～3日おきにT男の食料を届け洗濯をするために自宅に帰るといった状態が続くようになった。T男自身の希望もあって任意入院となった（19歳）。

II 経過

入院当初は，身のまわりのことは自立しているが，手の裏表を16回ずつ左右2回洗うといった洗手強迫や，浴室の床の汚れが気になるからとスリッパを履いて

入浴したり，洗濯する前に石けんで洗濯機を洗ったりするなどの行為がみられた。
　薬は維持量の精神安定剤，必要時に抗うつ剤と眠剤が用いられる程度で，強迫行為の軽減と集団生活への適応を目的に，病棟では行動療法が主におこなわれた。あわせて退院後の生活についても検討され，行動療法の一環として，病院から作業所に通う練習も始まった。作業所へは，注意されれば行くが継続した参加にはならなかった。入院後3カ月あまりして，筆者（男性OTR）らがOTクリニック（以下，OTC）と称しておこなっている週1回のパラレルな作業療法（山根，1999；梶原ら，1999）の場に，自分から顔を出すようになる。OTCは，男性OTRと女性OTRとで運営し，作業療法学科の学生が作業療法体験の場として参加している。
　経過を表1に示す。経過は現実否認から空想への逃避が始まったと思われる時期，空想が錯覚から次第に妄想化した時期，治療者がそれに気づき錯覚・妄想と現実の分離をはかった時期，感情修正体験による現実の受容が始まった時期と，大きく4期に分けた。

1．1期：現実否認から空想へ（1～1年1カ月）

　参加初日に名札をつくりたいといい，ワープロの使い方をOTRに教わりながら「精神科診療部長」という肩書きの自分の名札をつくる。病棟では洗手行為は減少したが，女性患者に指で触れたり，女子病室を覗いたり，スリッパで入浴したのを注意した看護師に粗暴な行為をしたりといったことがあり，何度か保護観察室が使用された。OTCでは他者とのかかわりはもたず，1人で「精神科診療部長」という名札をつくって過ごすが，ワープロの操作が覚えられず，しきりに貧乏揺すりをしたり，いらいらする様子がみられた。作業所からは，女性に指で触るなど他の利用者から迷惑がられたり，所内での作業は半時間も続かず，配達作業がなんとか2～3時間できる程度，作業所に来ないと家に帰されるといっているという報告が主治医にあった。
　入院後8カ月，OTCに参加して5カ月位からOTCへの参加も定期的になり，ワープロにも慣れはじめたころにパソコンが新しく購入された。ワープロより機能が高くカラー印刷が可能なパソコンに強い興味を示すが，なかなか操作手順が覚えられず，男性OTRに使い方を何度も聞きながら名札づくりをする。強迫的な洗手はみられなくなったが，パソコンを教わるために男性OTRを呼ぶときには，「手，洗ってきましたか」と毎回確認をする。
　レザークラフトなど他の活動も誘うと試みるが長くは続かず，「精神科診療部

表 1 作業療法の経過

経過時期	1期 現実否認から空想へ				2期 空想が錯覚から妄想化		3期 錯覚妄想と現実の分離		4期 自覚妄想と現実の分離	
OT経過月	3M	6M	9M	1Y		2Y		3Y		4Y
生活	入院(1年1カ月)				作業所 →					
作業活動	ワープロ(名札)			パソコン(名札,新病院見取り図,組織図→年賀状,暑中見舞い)			年賀状	年賀状	暑中見舞い	年賀状
			レザークラフト							
言動	洗手強迫						新病院構想→見取り図・組織図作成			
	OTRに「手,洗ってきましたか?」						医師の肩書きの名札→医師行為模倣「僕は教授」			
	スリッパ入浴,女性患者に接触,覗き見			手伝う	教える		自己開示の始まり「幻聴と戦ってる」			
							自分で弁当を作る			
								OTRの手伝い		
対応							願望受容	依存欲求充足		
							父性的枠と母性的「抱えと心配」	感情修正体験		
								——— 継続的 ------ 断続的		

幻想と現実の分離・再統合における作業療法の機能

長」の肩書きの入った自分の名札づくりに終始していた．筆者らは，それが先々の妄想化につながる空想のはじまりとは思わなかった．名刺の肩書きは子どもが権威へあこがれるようなもので，名刺作成はワープロやパソコンの操作を覚えるためにおこなっているものと思っていた．

2．2期：空想が錯覚から妄想化（1年2カ月～2年7カ月）

　入院後1年1カ月（22回参加）で洗手強迫も治まり，主治医との約束で作業所に通うことを条件に退院となった．作業所には通うがパソコンを覚えたいと言い，週1度のOTCは継続することになった．コンビニエンスストアなどのコピーサービスを利用し，写真をカラーコピーできることを知ってからは，職員証明用の名札と寸分違わない名札づくりにこだわるようになった．わずかな文字の位置や大きさの違いも気になるようで，よくわからないまま手当たり次第に操作し，思うようにならないと，「壊れている」，「ちゃんと動かない」とパソコンのせいにして苛立つことが頻回にみられた．

　本人の希望通りの名札を作成するために，必要なフォントの修正や位置決めなど操作を教えるが，すぐには習得できず，自分でできない部分の修正を男性OTRに頼むようになった．微妙な修正にこだわり，思うようにならないときには，男性OTRが座っている椅子を蹴るといった行為も何度かみられた．そうした行為に対しては，どうしてほしいのか言葉で言わなければT男の気持ちはわからないことを伝え，希望を聞いてパソコンの操作を教えるようにした．そうしたことがきっかけになり，T男の手に負えない部分を手伝いながら教えるという関係ができた．

　少し操作を覚えたころ，新病棟をつくり研修医をそれぞれ昇格させると話したり，「不潔恐怖の外来専門医になりたい」，「OTクリニックのスタッフになりたい」，「名札づくりの助教授になりたい」と言うようになった．その時点でも，まだそれが妄想的な世界のはじまりとは思わなかった．

　しかし退院後1年半あまり経ったころから，新病棟構想は新病院構想へと広がった．当時，改築が進み新しくなったK大病院の案内図を参考に見取り図をつくり，新病院の構想を語るようになった．パソコンの扱いに慣れたこともあり，部局の組織図や精神神経科以外の科の医師の名札や技術職の名札もつくり，次第に本人は医師の肩書きの名札をつけて病院に現れるようになった．ついに「僕は新K大病院の教授だ」と言いはじめ，他の患者や面会にきている家族に名札を示し「困ったことがあればボクに」と話しかけたり，「かわいいね，僕が診てあげよ

う」と女性の頬を指先で触れるなどの迷惑行為が頻回にみられるようになり，他の患者とのトラブルも多くなった。

　言動は次第にエスカレートし，自分が通っている作業所のメンバーを助手として採用したいのでつれてきてパソコンを指導したいと言いだし，研修医に自分がつくる新K大病院に来たらどの科に採用したらいいかと聞いたりするようになった。役職や権威関係，作業療法スタッフと自分の位置関係にもずいぶんこだわり，「助教授になりましたから，先生と同じです。よろしく」，「僕の名札の色は医師だけど，先生たちのは技術職のものだね」，「先生には感謝しています。僕のパソコンの師匠ですから」といったように，同列扱い，価値下げ，持ち上げが何度も繰り返されるようになった。名札用に写真を渡したり，名札の代金を払うといった一部の研修医の適当なあしらいも，T男の行為をエスカレートさせていた。一般科外来にも医師の名札をつけて現れ，受診待ちの患者に医師行為の模倣をするようになり，容認できる状況ではなくなった。

3. 3期：錯覚・妄想から現実分離（2年8カ月〜3年9カ月）

　主治医に状況を伝え，研修医たちのT男に対する対応を検討するよう依頼した。OTCでは，医師になりたいという思いは願望として受けとめつつ，社会規範に沿った現実的な対応をすることにした。「パソコン，大変だったけど少しずつ1人でできるようになったね」，「もっといい病院になればいいなと思っているんだね」，「医者になって病気を治したいんだ」，「でもね，本物そっくりなので，本当に使うと詐称罪に問われるかもしれないよ。訴えられて逮捕されないか心配だよ」といったように，機会あるごとに名札づくりはパソコンの操作を覚えるための練習で，新病棟構想や部局の組織図を考えたりすることはごっこ遊びとして対応し，パソコンの腕が上がっているという事実を認める働きかけを続けた。

　妄想的な思いこみによるものもあるが，女性に触れたり，他の患者とのトラブルなど迷惑行為とされてきたものの多くは，対人面における社会的スキルの欠如も原因しているように思われた。また，入院時におこなわれていた行動療法は，T男にとっては，十分理解できないまま取引的な意味でしかなく，ストレスの原因になっていた。そのため，軽い知的な遅れによる理解の悪さやこだわり，ストレスが過度になると，妄想的思いこみや歪んだ解釈に至る精神病理的な認知特性を考慮し，そうした行為がみられたときには，その行為の不適切さを伝え，相手に何が伝えたかったのか，どうすればうまく自分の思いを伝えられるかといったことを共に考えるようにした。

技の章　作業療法のかかわり

　そうした対応に対して，当初は「もう新K大病院はできるんですよ，僕がつくりますから」，「なりたいんじゃなくて，僕は精神科と整形外科の医師ですから」，「専門ですから」などといった返事が返ってきた。しかし自分の気持ちを聞いてもらいながらパソコンの操作を教わり，操作できるようになるにつれ，「僕は不潔恐怖を治したい」，「そんな専門の医者になりたい」，「友達がほしい」，「パソコンを教えてあげたい」など，自分の思いが語られるようになった。実習に来た学生を助手代わりにし，「私はここ（OTC）のパソコン担当の助教授です」と言ったり，新しい参加者が顔をみせると，「何かお困りのことがあれば，僕にいってください」と言ったりもすることが時折みられるが，作業療法士の顔をみると「冗談ですよ。そう思いたいの」と言い，名札も「大丈夫，悪いことには使わないから」と言うようになった。

　3年目の年末には，パソコンで年賀状をつくりたいとOTRに自分からつくり方を聞いてつくったり，幻聴が聞こえて苦しいことがあるが自分は幻聴と戦っているといった自分の内的な体験や対処，父親が仕事で家に帰らないときは自分でレトルト食品で食事をつくって食べているなど，生活の様子を話して帰るようになった。

4．4期：感情修正体験による現実の受容（3年10カ月〜）

　4年目に入り，作業所に通いながら週1回OTCに来てパソコンで名札づくりを少しして，「今度作業所の給料日なので，○○を買おうと思っているんですよ」など自分の話をして帰る参加が続いている。パソコンに関してはほとんど手助けは必要なく，暑中見舞いや年賀状なども宛名入力や印字を含め1人でつくり，頼まれれば他の参加者にも操作を教えるようになった。

　このころからOTRの手伝いを頼むことにより，家族関係の修正的体験も試みはじめた。頼むと，「僕に頼むの？　できるかな」と，まるで初めてお手伝いを頼まれた子どものように照れながら手伝う。女性OTRに対しては，母親に甘える子どものようについて回り，男性OTRの手伝いでは，一生懸命に父親の仕事を手伝う男の子のような律儀さがみられた。3期の後半からは自分で弁当をつくってもってくるようになり，「今日は，卵焼きと野菜炒めをつくってきたよ」など，うれしそうに話すことが多くなった。

Ⅲ 考　察

1. 対象関係と妄想的行動について

　T男の女性への接触や入院時の覗き見などは，異性に対する関心はあるものの，通常，思春期や青年期にみられるような強い性的な衝動の表れというよりは，幼くして母を癌で失い，十分に満たされなかったであろう「抱っこされる（being held）」（Winnicott DW, 1977）という体験に起因する母性への希求の現れと思われる。また兄への反発は，自分が父親と暮らすことができなかったことへの嫉妬の現れであり，父親に対する暴力や汚いという嫌悪の表現は，事情があったとはいえ，兄を連れ自分を置いて去ったことへの不満，満たされなかった「依存しているという感覚（a sence of dependence）」（Winnicott DW, 1984）への欲求の現れであろう。

　幼くして母親を失い父や兄とも別れて暮らさなければならなかったことは，依存が満たされなかったというだけでなく，どのように依存してよいかも体験できていないものと思われる。一連の行為や他者との位置関係へのこだわりは，そうした基本的な信頼や不信，見捨てられ不安といったエディプス段階以前の未分化な対象関係の病理性を物語っている。自己中心的な魔術的有能感に満ちた空想・妄想の世界は，発達初期に満たされなかったさまざまな未達成の課題に，父との2人暮らし，作業所におけるより所のなさなど，現実生活に対する不満が重なっ

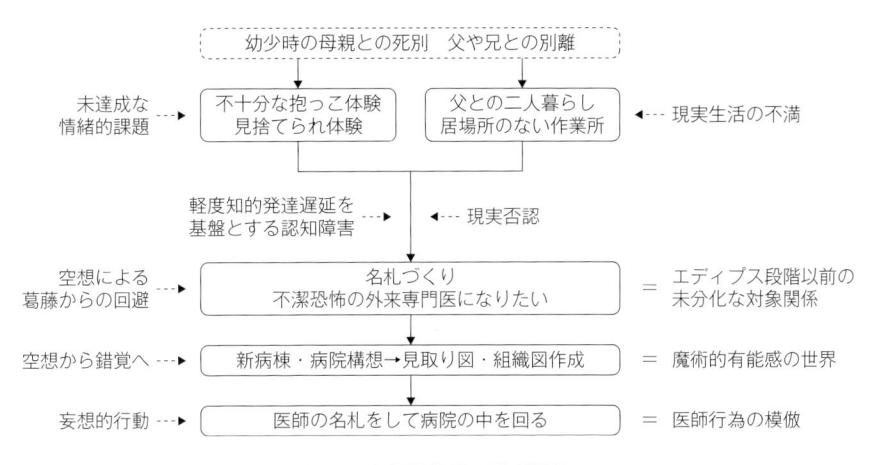

図1　妄想的行動の形成過程

技の章　作業療法のかかわり

表2　問題・課題と対応

問題・課題		対応
迷惑行為	→	父性的枠付けによる認知行動療法的かかわり
見捨てられ不安，母性への希求	→	母性的な「抱えと心配」
妄想的言動	→	願望として受けとめ，行動を心配する 強く禁止や否定はしない
名札づくり	→	ごっこ遊びとして対応 パソコン操作の手段という現実的対応
現実生活の葛藤	→	OTCを「遊びの空間」として提供

てつくりだされたものといえる。「……であったらいいな」というあこがれが空想になり，そして次第に「…である」という思いこみ（錯覚）となり，医師の名札をつけて外来で受診待ちの患者や家族に話しかけるといった妄想的行動にまで発展したものと思われる（図1）。新病棟構想，医師・教授願望，医師の行為の模倣，それらは依存を必要としない強い力と権威の象徴であり，依存が満たされない，できないことへの葛藤を回避する反動として生みだされたものとも考えられる。

　T男の問題とされた行動や課題に対して実際におこなった対応をまとめると，表2のようになる。T男の気持ちを理解しながら行為の不適切さを伝え，自分の思いをどのようにしたらうまく伝えられるかを一緒に考えるといった，社会的規範に沿った認知行動療法的なかかわりは父親的な枠付けとなり，同時にあまり物事を明確にしすぎない「抱えと心配（holding and worry）」という母性的対応を含むものであり，見捨てられ不安や依存への希求に応えたものと考えられる。妄想的言動は「……であったらいいな」という願望として受けとめ，その行動を心配はしても強い禁止や否定はせず，名札づくりはあくまでもごっこ遊びとして対応し，パソコン操作を教えたり本人の手に負えない部分を手伝った。この錯覚・妄想と現実を分離する現実的なかかわりが，依存欲求を満たしながら現実生活の葛藤を回避し，妄想的世界に浸りこむのを防いだといえる。

2. 作業療法の場・活動の役割

　当初（1期〜2期の半ばころまで），淡い願望のようなものとみていた名札づくりは，新病棟構想から新病院構想，そして医師の模倣行為へと，魔術的有能感を満たす妄想的言動をエスカレートさせる原因になった。しかし名札づくりを禁止

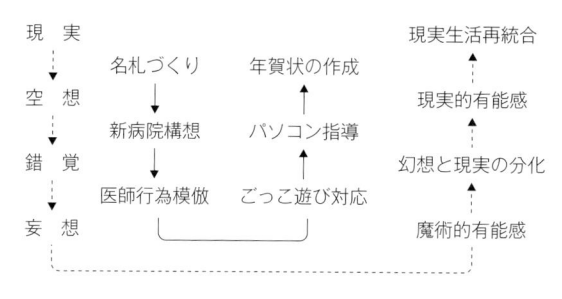

```
現 実 ─┐                              現実生活再統合
       │   名札づくり    年賀状の作成          ↑
空 想   │                              現実的有能感
       │   新病院構想    パソコン指導          ↑
錯 覚   │                              幻想と現実の分化
       │   医師行為模倣  ごっこ遊び対応        ↑
妄 想 ─┘                              魔術的有能感
```

図2　作業療法の場と活動の機能

することは，T男が唯一自分の自己有能感を体験できる活動を止めることにもなり，あらたな病的対処行動を引きおこすことが予想された。名札づくりを「ごっこ遊び」として対応し，名札をつくるためのパソコン操作を教えることで依存欲求を充足したことが，錯覚・妄想と現実を分離する現実的なかかわりとなり，パソコン操作の習得が現実的有能感の体験となり，年賀状や暑中見舞いの作成という実際に有用な活動につながった（図2）。この一連の「ごっこ遊び」としての対応により，名札づくりは空想と現実の二重性を含んだ作業活動となり，移行対象や移行現象の機能を果たしたと考える（井上，1985；牛島，1982；Winnicott DW, 1979）。また，統合失調症障害など遊びの苦手な対象に対して「遊びのある空間」として作業療法の場を提供することが，現実でありながら生活そのものではない移行空間としての機能を担うことになる（川上，1995）。T男にとっても，実際には作業所など，より社会生活に近い場がそうした機能を果たすようになることが望ましい。

3. 症例の課題と作業療法士の役割

作業療法の場とそこにおける活動や対象物の機能を生かし，作業療法という移行空間における体験をとおして，対象者が逃避している空想や妄想といった幻想世界と現実世界を分離し，現実生活として再統合する水先案内が，筆者らOTRが果たした役割である。それは，遊ぶということができないT男に遊びの場を提供し，共に遊びながら現実とのつながりをもっているモデルとしての役割である。

しかし，T男が妄想的世界に閉じこもることは避けられたが，ひとと対等な関係で遊ぶことができない対象関係の未熟さ，生活経験の少なさを考えれば，T男にはまだ大きな課題が待っている。

①ふつうに話し遊ぶことができる仲間,
②安心して過ごすことができる居場所,
③自分があてにされる役割,

などが彼には必要である。現時点では,①については,1人遊びや自分ができるパソコンを教えるといったことはできるが,それも相手次第であり,他者と遊びを共有する体験には至っていない。②については,作業所に通っているが,自分のありのままを受けとめてもらえる場として,まだOTCの場と共に遊ぶOTRのかかわりが必要である。③については,作業療法スタッフの手伝いという形で,十分体験できなかった「抱っこされる」(Winnicott DW, 1977) ことへの希求,見捨てられ体験などに対する感情の修正体験,情緒体験の補いをおこなっている状況にある。

生活の自律と適応には,あてにされ認められるという体験の積み重ねが必要である。現実的な遊び空間としての場を提供しながら,現実原則のなかで「依存しているという感覚」をしっかりと満たし,現実生活にむけた試行錯誤を手助けすることが,今のOTRの役割である。

おわりに

幼少時の未達成課題に対する葛藤と現実から自分を守る空想が生みだした妄想的世界において,幻想(錯覚・妄想)と現実を分離し,現実生活として再統合するはたらきとなったのは,作業の具体性・現実性,作業療法の場,そして作業活動を介した作業療法士の現実的なかかわりであった。それは,現実的役割にむけた感情修正体験や依存体験など発達過程を補う,現実でありながら現実生活そのものではない移行空間,移行現象,移行対象としての作業療法という場の機能である。

表1の4期の時期からすでに2年が経過し,OTCは精神科作業療法として認可され作業療法室が整備された。T男は,名札づくりも新病院構想の話もしなくなった。今は作業所に通いながら,時折,息抜きのように作業療法室を訪れて,院庭のハーブでお茶をつくって一緒に飲んだり,近況を話して帰るといった現実と向き合った生活が続いている。

文　献

井上洋一（1985）青年期分裂病の寛解過程に見られた退行現象について．精神医学 27（3）；279-286.
梶原香里，山根寛（1999）自由参加の作業療法の治療的効果．作業療法 18（3）；212-217.
川上節夫（1995）生き生きと「遊べること」そして創造的に「生きられること」．牛島定信，北山修編：ウィニコットの遊びとその概念．pp.89-99，岩崎学術出版社.
Sendak M（1963）Where the Wild Things are. Harper & Row.（神宮輝夫訳（1975）かいじゅうたちのいるところ．冨山房）
牛島定信（1982）過渡対象をめぐって．精神分析研究 26（1）；1-19.
Winnicott DW（牛島定信訳）（1977）親と幼児の関係に関する理論．情緒発達の精神分析理論．pp.32-56，岩崎学術出版社.
Winnicott DW（1971）Playing and Reality. Tavistock Publications Ltd.（橋本雅雄訳（1979）遊ぶことと現実．岩崎学術出版社）
Winnicott DW（牛島定信監訳）（1984）子どもと家庭――その発達と病理．誠信書房.
山根寛（1999）パラレルな場（トポス）の利用．作業療法 18（2）；118-125.

　現実を否認し，自分を護るために作り出される妄想の世界。その幻想（錯覚・妄想）と現実を分離し，現実生活として再統合するには，作業の具体性・現実性，作業療法の場や作業活動を介した作業療法士の現実的なかかわりといった治療構造が有用である。現実生活そのものではない作業療法の場と作業活動を介したかかわりが，移行空間，移行現象，移行対象の役割を果たし，現実的役割にむけた感情修正体験や依存体験などが不十分な発達過程を補う。
　本論は，具体的な作業活動を介して，錯覚・妄想と現実を分離し，現実生活として再統合を図った症例を通して，否定も肯定もしないほうがよいと言われる妄想的言動に対する，作業療法の場の機能と作業療法士のかかわり方について考察したものである。

（初出：作業療法 23 巻 2 号，2004 年）

理の章

作業療法の視点

日々の暮らし，生活を構成するさまざまな作業を手段に，ひととその生活機能（心身機能，身体構造，活動，参加）をアセスメントし，生活機能に障害があっても生活に必要な作業ができるよう援助する作業療法。そこには，治療という純粋な構造に，生活，労働，余暇，作品，生産，報酬といったさまざまな日常的な問題が入りこんでくる。その日常性の平凡さと豊かさが，病気を「治す」ということから「治る」，さらには「病いを生きる」という力を引き出す。

　そうした作業や作業を共に営むひとの集まりや場など，その平凡さと豊かさがどのように生かされるかにより，作業療法の効果も大きく異なる。それは理論や理念としては伝えきれない，作業療法のスピリッツというか，作業療法センスとでもいうようなものである。

　この章は，そうした作業療法の基盤をなすスピリッツ，センスのようなものを綴れるときに言葉にしたものを寄せ集めたものである。

町の中の小さな畑から

慢性老人分裂病者を支える

はじめに

　近年わが国の人口の高齢化は急速に進み，精神医療領域にも影響を与え，精神障害を持った老人が増加し，新たな対策が必要になっている（柄澤，1992；三好，1992）。

　老人保健法の成立により，老人精神医療に対する具体的な施策が実施され始めているが，痴呆対策を重点課題としたもので，慢性の老人分裂病者は一人取り残されている。私たちは，10数年前，町の中の病院で作業療法の一つとして小さな畑を始めた。その小さな畑に，一人暮らしの分裂病老人や居場所のない者が集まるようになった。小さな畑はいつのまにか，ともすると忘れられるように取り残されてしまいがちな人たちの拠り所となり，誰を拒むことなく，ふれあいながらも侵襲しない場（トポス）になった。

　精神医療の機能分離と共に地域ケアが唱われる今，老いを迎え病いを持ちながら町の中で生活する者にとって，治療・療養・生活とは何か，作業療法の役割は何か，小さな畑に育った場（トポス）をめぐって考えてみる。

作業療法の視点

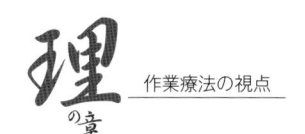

I　増える慢性老人分裂病者

　精神科に在院している老人患者数，老人患者の疾患比率，在院患者に占める老人の比率について，厚生省の資料よりまとめたものを，それぞれ表1，図1に示す。1992年には，精神科に在院中の患者の内65歳以上の老人患者数は，83,380人になった。この10年間で約1.7倍，わが国で初めて精神科在院老人患者数の全国調査がおこなわれた1972年から1992年までの20年間で約3.7倍と急激に増加している。

　また入院患者に占める65歳以上の老人の比率（図1）は，1982年の14.9％から1992年には24.0％と，この10年間で約1.6倍になった。疾患比率（表1）から，精神科在院老人患者の内，分裂病が約2.7万人32.8％を占め，器質性精神障害者（主として痴呆）についで多く，ついで躁うつ病が6.3％，アルコール中毒3.8％となっている。増加する精神科入院老人患者の中でも，分裂病は実数，比率とも増加していることがわかる。

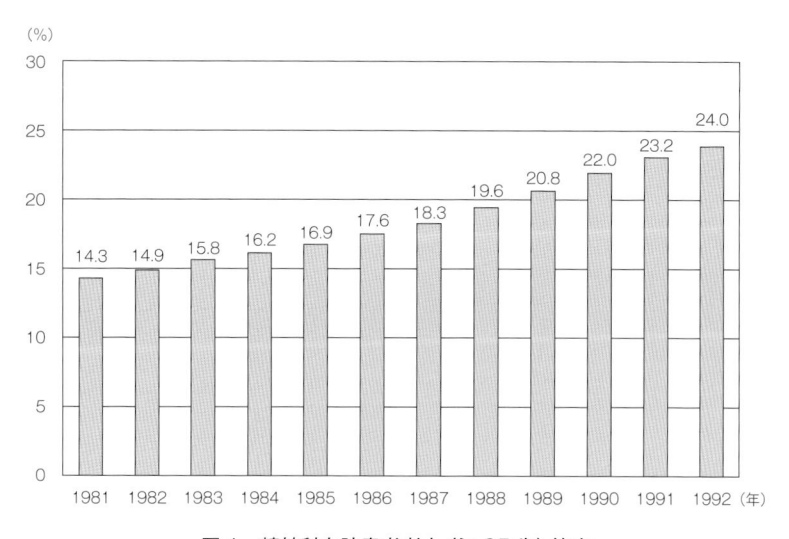

図1　精神科在院患者老人（≧65歳）比率

表1 疾患別精神科老人患者数・疾患比率の変化（『わが国の精神保健』昭和56年版～平成4年版（厚生省保健医療局精神保健課監修）より）

	1981	1982	1983	1984	1985	1986	1987	1988	1989	1990	1991	1992
分裂病	11,336	12,653	13,474	14,100	15,526	16,453	17,872	19,415	21,970	23,616	25,430	27,365
躁うつ病	2,419	2,754	2,770	3,082	3,262	3,558	3,934	4,274	4,660	5,006	5,278	5,686
脳器質性精神障害	25,510	25,975	28,560	29,803	30,294	31,058	31,560	33,682	34,654	36,664	37,825	37,932
アルコール中毒	2,193	2,517	2,505	2,414	2,614	2,644	2,738	2,829	2,882	2,960	3,176	3,194
神経症	822	891	930	942	1,060	1,131	1,214	1,317	1,292	1,512	1,577	1,710
その他	3,660	3,979	4,310	4,484	4,737	5,089	5,409	6,017	6,560	7,162	7,554	7,493
計	45,940	48,769	52,549	54,825	57,493	59,933	62,727	67,534	71,958	76,920	80,840	83,380

老人患者数（人）

	1981	1982	1983	1984	1985	1986	1987	1988	1989	1990	1991	1992
分裂病	24.7	25.9	25.6	25.7	27	27.5	28.5	28.7	30.5	30.7	31.5	32.8
躁うつ病	5.3	5.6	5.3	5.6	5.7	5.9	6.3	6.3	6.5	6.5	6.5	6.8
脳器質性精神障害	55.5	53.3	54.3	54.4	52.7	51.8	50.3	49.9	48.2	47.7	46.8	45.5
アルコール中毒	4.8	5.2	4.8	4.4	4.5	4.4	4.4	4.2	4.0	3.8	3.9	3.8
神経症	1.8	1.8	1.8	1.7	1.8	1.9	1.9	2.0	1.8	2.0	2.0	2.1
その他	7.8	8.1	8.1	8.1	8.1	8.4	8.5	8.8	9.0	9.2	9.3	8.9

老人患者比率（％）

作業療法の視点

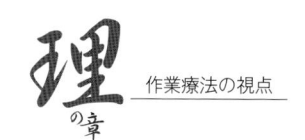

II 慢性老人分裂病者を支える小さな畑

1. 小さな畑のある病院

　病院は大阪市の南部に隣接する堺市の北端にあり，駅から歩いて数分という町の中にある。1922年創設，精神科1043床，一般科260床からなる精神科を主体とした総合病院で，救急入院・合併症受け入れ機関となっている。作業療法士をはじめ精神科リハビリテーションスタッフが30名余り勤務し，活発な活動がおこなわれている（高橋，1992）。作業療法は個人担当制を原則とし，個々の作業療法プログラムは，参加者が担当作業療法士との相談により，作業療法週間プログラム（表2）から，個人作業療法とグループワークを主とした集団作業療法を組み合わせて，自分の作業療法プログラムを作るという方法がとられている。

2. 小さな畑の活動

　小さな畑は，精神医療的なケアは必要であるが，支える環境があればその人なりの日常生活をおくることができるのに，ともすると病室の片隅に忘れられるように取り残されてしまう，退院しても一人暮らしに疲れてすぐに再入院してくる，そんな人たちへの働きかけとして始めた。作業療法プログラム（表2）の一つ（表3）で，園芸だけに参加する者もあれば，他のプログラムと組み合わせて参加する者もいる。自分にできることを仲間と一緒にしながら，自分なりの生活をしよう

表2　作業療法週間プログラム

	月	火	水	木	金	土
	リラクセーショントレーニング（オープン）					
午前	個人OT / SG保健体育 / SGひまわり / SG老人小集団	個人OT / SG拳法教室 / OG朝の園芸 / 病棟OT南2	個人OT / OG茶道 / SG趣味の料理 / SG老人小集団	個人OT / SGスポーツ / OG朝の園芸 / SG ADL買い物	個人OT / OG卓球 / SG老人小集団	個人面接 / 個人OT
午後	個人OT / SG園芸* / SG茶道 / SG影絵 / 病棟OT新1 / 病棟OT新4	病棟OT新2 / 病棟OT新3 / 病棟OT新4 / 病棟OT西	SG手芸 / SG園芸* / SG絵画 / 病棟OT新5 / 病棟OT本3	SG ADL調理 / OGゆとりの時間 / SG木曜会 / 病棟OT香 / 病棟OT西	SG囲碁将棋 / SG編集 / SG園芸* / 病棟OT本2 / 病棟OT新3	病棟OT新3

SG：セミクローズドグループ
OG：作業療法処方者を対象としたオープングループ
　*：今回対象のプログラム

表3 小さな畑(園芸グループ)の概要

目 的	→	自分にできることを仲間としながら自分なりの生活をする
対 象	→	少しの精神医療的ケア・サポートがあれば日常生活がおくれる者 性別,年齢,障害は問わない
活動頻度	→	月,水,金の午後1時頃~3時頃
参加方法	→	作業療法プログラムの一つで,本人の希望や関連スタッフの勧めにより主治医が作業療法処方で依頼
参加者	→	慢性の分裂病障害を持つ者が9割 年齢層は20代後半から70代まで 定員は特にないが在籍者20名前後,毎回10~15名くらい参加 外来単身生活者が半数強
スタッフ	→	参加者個々に対して作業療法の個人担当者が決まっている グループにはファシリテーター的なグループ担当者が2名参加し,メンバーとともに活動
活動内容	→	園芸(季節の野菜や果物,例えば,ジャガイモ,豌豆,玉葱,枝豆,トウモロコシ,西瓜,大根,人参,ターサイ,チンゲンサイ,キウイなど) 自分たちでつくったものを一緒に調理して食べてみる たくさんとれたら市場価格の半額くらいで販売 収益を用いたさまざまな活動(収穫祭,花見,温泉など)
運営方法	→	植える作物や収益の使い方,その日の作業分担など,すべて全員の話し合いで決める スタッフは通常ファシリテーター役,必要に応じてさまざまな相談に応じる
収益扱い	→	収支をはっきりさせいつでも皆に分かるようにし,年2回はまとめの報告をする お金を預かり管理するのはスタッフ

ということを目的に,作業療法スタッフ2名がグループ担当として共に活動する。

町の中の民間病院なので,園芸とはいってもそんなに広い土地があるわけではない。民家と道路と中学校のテニスコートで囲まれた,200㎡あまりの小さな畑である。月,水,金の週3回,午後1時をまわると近所のアパートやハーフウェイハウス,病棟などから三々五々作業療法室の1部屋に集まり,お茶を飲みながら雑談が始まる。相手を見つけて将棋を指す者,図書からコミックをもってきて読む者,誰がスタッフで誰がメンバーなのか,新しく勤務した看護婦にはわからない。

皆の顔がそろうと,その日の仕事を確認し畑に出る。仕事は季節と天気まかせ,今日はこんな仕事があると分かればお互いの話し合いで役割が決まる。土を掘り起こす,種を蒔く,雑草をぬく,水を撒く,収穫をする,そんな仲間をのんびり眺める者,収穫したものを料理する者など,それぞれが自分のその日の調子に併せて,約1時間程度の作業である。作業と言うより遊びに近い感覚である。春から夏にかけて,豌豆,ジャガイモ,西瓜,トウモロコシ,茄子など,秋から冬に

理の章　作業療法の視点

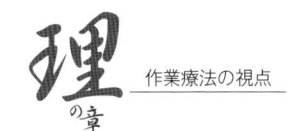

かけては，甘藷，大根，何種類かの中国野菜と季節々々の野菜が採れる。
　収穫した物は，まずは自分たちで食べる。本当に旬を食べるような楽しみである。たくさん採れると，人に聞いたり誰かが調べに行ったりして，市販の半額程度を目安に皆で販売する。客は外来の患者，病院のスタッフ，通りすがりの近所の人などで，安くて新鮮で評判であるが，値切る人もいる。自分たちが作った野菜を，商品として値踏みし買ってくれる人がいる，そのやり取りがうれしい。活動が終わると，また部屋に集まり，コーヒーを飲みながらひとしきり雑談をして過ごす。売上はみんなでプール（スタッフが預かり，収支をいつも明確にしておく）し，作業後のコーヒー代にしたり，年に何回かおこなう収穫祭や忘年会，花見の費用などにあてる。少し小遣いを足して，日帰りで温泉に行ったこともある。

3. 小さな畑に集まる人たち

　今年75歳のKY氏（分裂病）は，第2次大戦中に軍隊で発病し，入退院を繰り返していたが，園芸に参加するようになり，ハーフウェイハウスに退院し，この10年一度も再発することなく，一人暮らしが続いている。最初は一つ一つ一緒に行動しないと，呆然と立ったままという状態であった。やっと鉢植えの観葉植物や畑の野菜に水を撒くのが日課になると，今度は雨の日も傘をさして如雨露で畑の鉢植えに水を撒く。何鉢もの観葉植物の根腐れの後，1年余りして「今日雨ですから，水やるのやめときます」と言うようになる。
　ハーフウェイハウスに移ってからの食生活は，朝は即席麺を炊いてスープをすべて捨て，ぱさぱさの麺だけを食べる，昼食をぬいて，夜は近所の食堂でご飯と味噌汁だけという毎日であった。園芸で収穫されたものにもほとんど手をつけないため，一緒に食べるみんなが怪訝な顔をする。しばらくして，軍隊生活がいろいろな意味で，食事や行動にまで影響を残しているということがわかってからは，キュウリが採れればキュウリを，トウモロコシが採れればトウモロコシを皆で食べながら，食べ物を通した思い出話や時代の移り変わりなどを話題にした。「戦争はもう終わったんやで」と，誰かが言う。2，3年経ち収穫祭で出された食事をKY氏が全て食べたときは，誰からともなく拍手が起きた。今は天候に応じて水を撒き，皆が引き上げた後のテーブルを拭くことがKY氏の仕事になっている。
　参加して11年になる69歳のKU氏（分裂病）も，アパートで一人暮らしをしながら園芸に通っていた。肝臓の手術をし一命を取り留めた後痴呆症状が見られ，入院することになった。それでも園芸のある日は，おぼつかない足元で参加する。皆のお茶の後かたづけは自分の役割と思っている。しかし，洗いましたと言う湯呑

みは，洗剤の泡がついたままで水切りかごにふせてあった。誰かがついてお手伝いをしましょうという形で，身体症状が悪化し参加できなくなるまでつき合った。

　40歳と比較的若いTM氏（分裂病）は，退院してアパートで一人で暮らしていたが，部屋に引き篭もって食事も十分にとらなくなった。このままでは入院するしかない，何とかならないかとケースワーカーにつれられて来た。寡黙，やっとのことで肩や腰が痛いので困ると言う。それを何とかしようということを理由に，週2回参加することに決め，主訴に応じる形で運動療法をしながらの関わりが始まった。誰一人話し相手がなく，詐欺まがいの事件に巻き込まれたことなどから，次第に外出も億劫になり引き篭もり始めたようであった。断続的な参加が1, 2年続き，少し慣れてきた頃，園芸に誘ってみた。細かなことは苦手と言い，額から玉のような汗を流しながらスコップで土を掘り起こす。身体を動かすと気持ちがいいと言う。今では話友達もでき，片道40分あまりかけて，健康のためにとアパートから自転車で通うようにもなった。今年からはナイトケアにも通い始めている。

　70代半ばから比較的若い30歳前後まで，親子以上に歳の離れた人たちが集まる。特に干渉することもなく，それでいて姿が見えなければ心配し，誰かが入院すれば見舞いにいき，新しい参加者にも以前からいた仲間のように，収穫したばかりの西瓜を勧めている。

　仲間の口伝えもあり，参加者は年々増え（図2），1983年に始めて10年間の参加者は88名，現在の在籍者は1992年末で19人，退院後も引き続いて参加する者が多く，1992年末には外来の一人暮らしの人たちが11名になった。毎回の参加者は10名から15名程度である。参加に対して，年齢や疾患の別は問わないが，年齢では28歳から75歳，平均49歳と，同じ病院の施設でおこなわれているデイケアや作業療法参加者に比べて，園芸グループの年齢層・平均年齢共に高いことが特徴である（図3）。

　また疾患では分裂病が約90％を占めている。全国の精神科入院患者総数，精神科入院老人患者，当院精神科入院患者，作業療法参加者，デイケア参加者と比較してみても，園芸グループは分裂病の比率が非常に高いことが特徴である（図4）。今在籍している人の参加期間は，最近参加した1カ月程度の者からもっとも長い者で11年，平均して3年余りである。

理の章　作業療法の視点

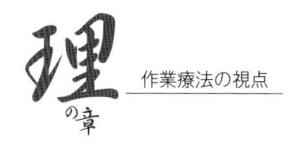

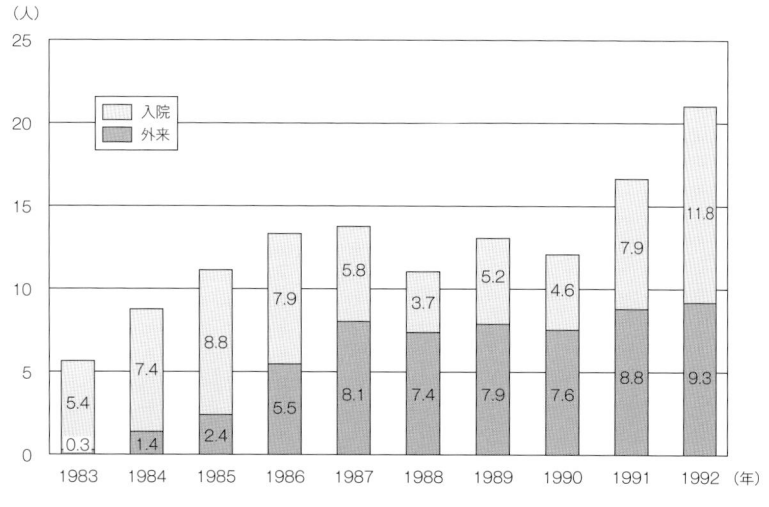

図2　園芸参加者数の変化

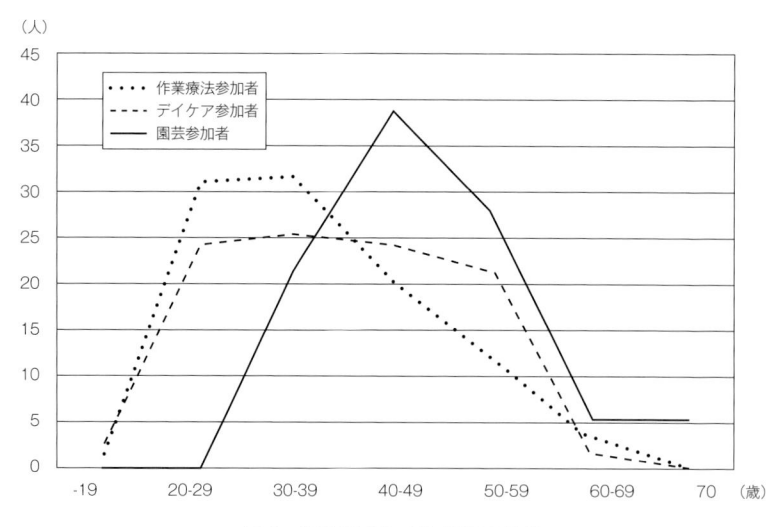

図3　活動別参加者年齢層の比較

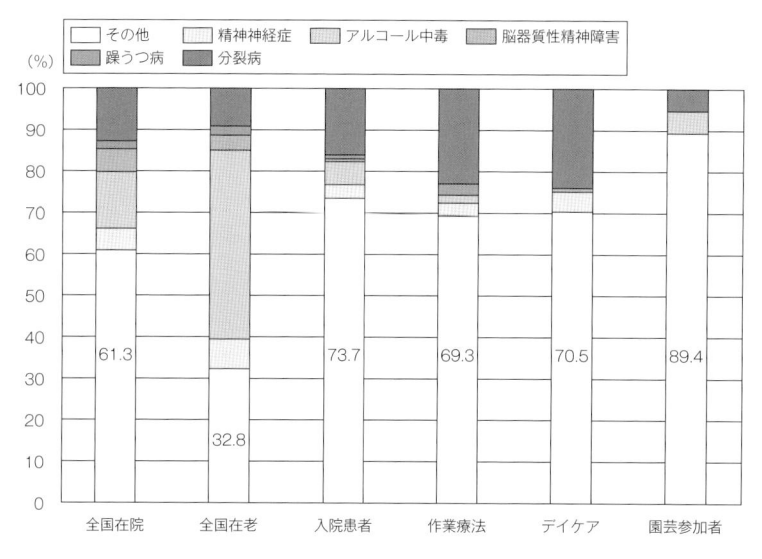

図4 疾患比率の比較

Ⅲ 小さな畑に育ったトポスをめぐって

　この小さな畑の何が、比較的年齢の高い特に一人暮らしの分裂病者を支えているのだろうか。小さな畑に育った場（トポス）をめぐって、活動の軸となっている園芸やグループの構造から考えてみる。

1. 園芸に含まれるもの

　小さな畑の活動の軸である園芸は、わが国の作業療法の創世者である加藤普佐次郎が用いたのをはじめ（加藤，1991；金子，1982）、歴史のある病院ではなじみの種目である。日本で作業療法士の教育が始まった当初、従来の作業療法の先達が書いたテキスト（早坂ら，1973；小林，1970）では、園芸は農耕・畜産などと共に仕事的作業種目として紹介されている。新しい教育を受けた作業療法士が書き始めたテキスト（菊池ら，1976；小林ら，1985）では、力動的意味合いにも視点が向けられ、心身両面への治療的応用についても触れられるようになった。しかし、十分な作業分析がおこなわれないまま、最近のテキスト（日本作業療法士協会，1990）では、園芸の項目は消えた。

理の章

作業療法の視点

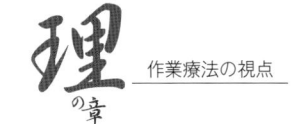

　第一次産業から第三次産業へと移り変わるわが国の産業構造の変化が，作業療法で用いる作業種目に与えた影響とも考えられる。使役性・非治療性が非難された従来の作業療法からの脱皮の中，作業種目にも治療的利用という側面の強調が必要であった時代的背景が影響し，下請け・内職作業などと共に古いイメージを持つ園芸が避けられたとも考えられる。しかし実際には，障害の領域を越えて23％の施設で，精神科領域では53％の施設（日本作業療法士協会学術部精神部門講習会実行委員会，1989）で，園芸が作業療法のプログラムで用いられているという調査結果がある。

　園芸は，土を掘り起こし，土を細かく砕き平にならし，畝を作り，種を蒔き，苗を植え，水を撒き，草をとり，肥料を施し，育て，収穫するという一連の作業である。

　季節と天候に応じて，野菜が生育する過程には大きな時間と生命のリズムがある。そのリズムは，季節感や時間の感覚・基本的な生活のリズムを取り戻す指標となる。また全てが自分の意にかなうものではなく，相手（天候や植物）に任せるしかない実存的な自他の関係の場でもある。この時間と生命のリズムの中で，水を蒔き草をとり肥料を施す自分のおこないに対して，作物は育ち，花をつけ実をむすぶことで応える。それは育てることを通した自己尊重や自我の育成に通じ，昇華された口愛期・肛門期レベルの欲求充足と言うこともできる。すぐれたリアリティオリエンテーションの働きかけの場でもある。

　土や水・空気・植物という自然な環境に，身体の感覚を通してふれる一体感は，人にとっては自然な気分転換になり，現実的な身体感覚に支えられた安心感を生む。土を掘り起こし整地する作業は，適度な心身の賦活運動であり，病的な行為に向けられやすい歪んだエネルギーは，生産的な破壊作業へと向けられ適応的な衝動の発散になる。そして収穫された物を食べ，販売することまで含むと，園芸には生活の基盤である生産する活動と消費する活動が共に含まれ，基本的な作業欲求を満たし，口愛期レベルの欲求や依存欲求を満たし，自己評価の現実的な指標として，自我の統合を助ける。

　この園芸の特徴は，くしくも作業療法の点数化に反対する決議がなされた第72回日本精神神経学会総会（1975年東京）で，菅が若い医師により発言を妨げられたという演題「作業療法の奏功機転」（菅，1975）で語ろうとした作業の身体的・生物学的要素の殆どを含み，さらに広義に精神療法的な奏功も示すものである。

　さらに療法としての適応という点では，作業の内容は，種を蒔く，水を撒くなど，簡単ではあるが欠かすことのできない作業から少し難しい作業まで幅広い。

しかも個々の作業は定型的であるが，作る野菜とその成長過程により作業は変化に富んでいる。そのため，個々の能力やその時の状態に関わらずそれなりの役割活動がおこなえ，年齢・障害の程度を越えて対象を選ばないことが特徴である。

この生産から消費・遊びと，生活の基本的なものを全て含んでいて対象を選ばない園芸の特徴が，幅広い年齢層のなかで分裂病の老人を支えている。

2．小さな畑のグループ構造と意味

小さな畑はグループ作業療法の一つに位置づけられる。作業種目以外のグループの構造の特性を見ると，まず，1時間程度の作業が軸になっているが，その前後に仲間同士の雑談の時間がある。この時間が，一人暮らしの者にとって所属する場のある安心感，同じ体験をもつ仲間との普遍的体験，病気も含め生活のいろいろな情報を得る場を作っている。

入院・外来・年齢その他いっさい問わない受け入れ，自分ができることを自分で決めるといった参加のあり方は，ありのままの自分を受容される体験であり，自己受容・自己尊重へとつながる。

また野菜を育てるというグループの共通目標には，生活のリズム作りなど従来の生活指導に含まれる多くの目標が内包されている。しかし内包される目標は似ていても，自分が植えた西瓜を育てるため，成長に合わせておこなう日々の世話が自ずと自らの生活リズムを整えるように，生活指導とは手段が大きく異なる。この受動から能動へと主体を移した手段の違いが，参加・不参加の自由を保証し，自律へのステップになっている。さらに作業療法の特性ともいえる主体的な生活体験の場が，イメージ化が苦手なため般化が困難といわれる分裂病障害に対するSSTの欠点を越え，自発的な生活技能訓練の場となる。

そして，入院を含めまさかの時の医療ケアに応じられるスタッフが共に作業している。こうしたプログラムではスタッフ主導が強すぎれば医療の枠への囲い込みにつながる要素にもなるが，共におこなう作業を通した共有体験，共通感覚を生かすことで，信頼感，安心感，安全感を保証し，不必要な介入をしないで援助する関係を作っている。

このグループの緩やかな，しかし医療ケアというしっかりした背景のある構造が，病いをもって，街で一人で暮らす分裂病の老人を支える一因となっている。

作業療法の視点

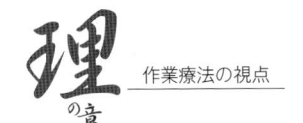

3. 場（トポス）としての小さな畑

　老いを迎え病いをもち町で生活しようとする者に必要な場とは？　そのヒントとなる小さな畑を構成している要素について，前述したものをまとめると表4のようになる。

　小さな畑は，まさかの時の医療的支えを背景に，人との交わり・生産と消費など人の生活の基本的な要素を含んだ活動を軸としたグループ（集まり）である。場（トポス）は，そこでおこなわれる活動，集まる人，関わる者と関わり方，場の共通目標，自他が抱く場の見方など，さまざまな要素が統合され渾然として生まれたものである。それが単に憩いの場の提供や職業訓練のプログラムとも違う，日々の生活とつながった情報交換の場，一人暮らしの寂しさを癒す場，ありのままの自分を受け入れてくれる場，仕事的な役割の持てる場，社会とのつながりを

表4　小さな畑（トポス）の構成要素と意味

要素		具体的内容		意味機能役割など
作業活動（園芸）	→	四季の移り変わり，野菜の生育過程，天候に合わせた活動	→	季節や時間の感覚，生活のリズム化実存的受容（納得）
		水を蒔き草をとり肥料を施す自分のおこないに，作物は育ち花をつけ実をむすび応える	→	自己尊重，自我の育成，昇華された口愛期肛門期的欲求充足
		自然な環境（土や水空気植物）に，身体の感覚を通してふれる	→	新陳代謝増進，自然な気分転換適応的退行
		土を掘り起こし草をとり（生産的破壊作業）整地し畝を作る（構成的創作作業）	→	新陳代謝増進，心身の賦活運動衝動の発散
		育て，収穫（生産）し，収穫された物を食べ（消費），販売する	→	基本的な作業欲求充足口愛期肛門期的欲求充足
		種を蒔く，水を撒くなど，簡単だが欠かせない作業から少し難しい作業まで幅広い	→	役割活動，有用体験，自己評価
関わる人関わり方	→	入院を含めまさかの時の医療ケアに応じられるスタッフが共に作業	→	共通体験，共有感覚，信頼感，安心感，安全感
グループの構造	→	作業は1時間程度，その前後は仲間同士の雑談の場	→	所属感，普遍的体験，愛他的体験情報交換
		入院，外来，年齢その他いっさい問わない受け入れ，自分ができることを自分で決める	→	自己受容，自己尊重，自己決定，役割活動，自律
		野菜を育てるというグループの共通目標が内包する課題	→	実存的受容，自律

保つ場，準拠集団としての場など多様な意味と役割を果たしている．
　医療経済的視点から進もうとしている，治療・療養・生活の機能分離の方向からは決して生まれない場である．

おわりに

　10年以上再発することなく，一人暮らしの慢性分裂病と言われる老人を支えてきた町の中の小さな畑（トポス）は，老いを迎え病いをもち町で生活しようとする者にとって，治療・療養・生活は切り放せないものであることを語っている．精神医療の機能分離が進もうとしているが，それは治療経済効率を高める一方で，個人の生活を分離する危険性を併せ持っている．作業療法の原理と本質は生活である．急増する慢性老人分裂病者は，生活を本質とする作業療法のポリシーを問うている．急性期の関わりから生活まで，作業療法が果たせる役割を明示することが今の私たちの課題である．

文　献

早坂啓他(1973)農作業．井上正吾編：精神科作業療法の実際．pp.231-238, 医学書院．
金子嗣郎(1982)松沢病院外史．日本評論社．
菅修(1975)作業療法の奏功機転．精神経誌 77；770-772．
柄澤昭秀(1992)わが国における精神科老人医療の現状と課題．精神科治療学 7；1071-1078．
加藤普佐次郎(1991)精神病院に対する作業療法ならびに開放治療の精神病院におけるこれが実施の意義及び方法．秋本波留夫，冨岡詔子編著：新作業療法の源流．pp.171-206, 三輪書店．
菊地恵美子他(1976)園芸．田村春雄，鈴木明子編：リハビリテーション医学全書 9 作業療法総論．pp.268-272, 医歯薬出版．
小林清男(1970)園芸・農耕・畜産．小林八郎他編：精神科作業療法．pp.146-152, 医学書院．
小林正利他(1985)園芸．日本作業療法士協会編著：作業・その治療的応用．pp.168-172, 共同医書出版社．
厚生省保健医療局精神保健課監修(昭和56年版～平成4年度版)わが国の精神保健．厚健出版．
三好功峰(1992)老年精神医学の現状と将来．精神経誌 94；901-907．
日本作業療法士協会編著(1990)作業療法学全書第2巻基礎作業学．共同医書出版社．

作業療法の視点

日本作業療法士協会(2006)作業療法白書2005.
日本作業療法士協会学術部精神科部門講習会実行委員会(1989)精神科作業療法の現状.作業療法8(4);649-656.
高橋尚武(1992)精神保健・福祉・医療のシステム化を目指して —— 精神病院の立場から.精神経誌94;1138-1144.

　精神保健医療福祉の構造転換と地域生活中心という方針が出され,比較的若い層に対する社会資源は,絶対数や質の問題と課題は大きいが少しずつ整い始めている.しかし,老いを迎え病いと向き合いながら暮らす高齢の精神障害者は,老人精神医療の施策において一人取り残されている感がある.病いを抱えて老いを生きる者にとって,治療・療養・生活とは何か,作業療法は何ができるのか.彼らを支えてきた町の中の小さな畑に生まれた場(トポス)に,その糸口があった.医療的支えを背景にした緩やかな治療構造と,生産と消費・遊びなど人の生活の基本的な要素をすべて含む園芸という活動が,一つの場(トポス)を作っていた.
　本論は,活動の軸となっている園芸やグループの構造を分析したものである.一人暮らしの統合失調症を生きる老人にとって,治療,療養,生活が切り放せないものであることを語っている.

(初出:作業療法13巻3号,1994年)

分裂病障害にとっての集団と場

はじめに

　分裂病という病いや障害がある人たちは，危機を乗り越えるのに大きな不安を伴いやすく，一見些細にみえるできごとが大きな危機となることがある．また，対人関係も苦手で，周囲（社会）の責任でもある生きづらさの影響も含めて，人との関わりに大きなエネルギーを費やす．そうした人たちにとって，1人で危機を乗り越えることは大変難しいことであり，不安をやわらげるより所となる場，なんらかの援助（個人的な援助や集団の中での人の関わり）が必要である．しかし，その危機を乗り越えるために必要な集団や場は，分裂病障害がある人にとっては，緊張を高めたり，不安や危機をひきおこす要因の一つでもある．

　このような分裂病障害にとってパラドキシカルな意味をもつ集団や場を，作業療法の治療構造として生かすにはどのようにすればよいか？　人が集まる理由，分裂病者の回復プロセスにおける集団や場の役割，作業活動を介する集団の特徴を示し，グループダイナミックス（集団力動）の利用，マス（集める）効果の利用，場（トポス）の利用という視点で，分裂病障害に対する作業療法を考える．

作業療法の視点

I 人と集まる理由

　人は生まれながらにして社会的動物であるといわれる。なぜ人は人を求めて群れるのだろう？　人が群れをなす理由は，もともと個体で自分を守る力を持たない草食動物などが，自らと自らの種を守る習性としてもっているものと原理的には同じものであろう。お互いが危害を加えないことの確認と群れて身を守る習性である。それが人間の場合，未成熟なままの誕生と引換えに学習による発達の可能性をもつようになったため，集まることにも，より高次で複雑な意味が加わったといえる。人が群れる（集団を作る）主な理由を表1にまとめた。

　人は少しでも自分と似かよったものに近づき（群れ，集まり），自分だけが特別変わった存在ではないことを確かめ，やっと安心する。普遍的体験によって得られる安心感である。

　そして，あるがままの自分が他人に受け入れられる（他者から受容される体験）ことによって安心し，自分自身を受け入れる（自己受容）ようになる。また，他人に認められる（他者からの承認）ことにより，初めて自分を確認することができる（自己確認）。

　こうして，自分が受け入れられ認められることから生まれるゆとりが，他の人への配慮，他の人の役に立つ行為へとつながり，他人の役に立つことをして喜ばれるという体験をする。そして，人に喜ばれ自分が必要とされるという体験（愛他的行為に伴う喜び）により，自分自身を大切にする気持ち（自己尊重）が生まれる。

　人は基本的欲求の充足から成長欲求に向け，自分という存在を確かめる（自己確認）ために，他人というものさしを求め，そのものさしと自分を比べることで自分を知る（自己評価）。そしてさらに自己実現に向け，同一化の対象（モデル）を求め，模倣と修正を繰り返しながら自分を確立していく（模倣習性と自己確立）。

表1　人はなぜ群れる

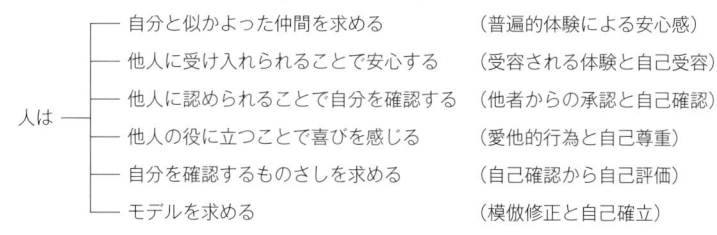

人は
- 自分と似かよった仲間を求める　　　　　　　（普遍的体験による安心感）
- 他人に受け入れられることで安心する　　　　（受容される体験と自己受容）
- 他人に認められることで自分を確認する　　　（他者からの承認と自己確認）
- 他人の役に立つことで喜びを感じる　　　　　（愛他的行為と自己尊重）
- 自分を確認するものさしを求める　　　　　　（自己確認から自己評価）
- モデルを求める　　　　　　　　　　　　　　（模倣修正と自己確立）

このように，安全・安心の確認という基本的欲求と自己実現に向けた成長欲求により，人は人を求めて集まる。分裂病という障害の一面は，この基本的欲求の充足，成長欲求の実現の可能性があわせもつ脆さの部分で起きた対人関係の障害ということができる。

II 分裂病者と集団，場

分裂病者が自らの回復の兆し，回復のしるしを綴った手記（谷中，1978）で，彼らは，分裂病という病いの原因がどうであれ，その障害は生活の障害，人との関わりの障害であると語っている。

その分裂病者が自らを取り戻していくプロセスを，谷中（1987）は空間と時間のふくらみという視点で整理しているが，谷中のいう空間と時間のふくらみは，回復プロセスにそった作業療法の働きかけ（山根，1993a），作業療法の場の役割（山根，1993b）と重ねてみることができる。

谷中が整理したものに集団（人の関わり）と場，作業活動の果たす役割（山根，1993a；1993b）を重ねると表2のようになる。分裂病者自らが語るように，傷つき自閉的になり，自信を失い，自分自身すら受け入れられなくなるのは，人との

表2 分裂病者の回復プロセス（集団，場，作業活動の役割）

回復段階	第一段階	第二段階	第三段階	第四段階
空間的ふくらみ	安全の保障	仲間の絆	共なる活動	余裕
内的状態	安定（安心・安全・信頼）	喜び（楽しみ・くつろぎ・遊び）	意欲（自信・気力）	判断（ゆとり・みきわめ）
時間的ふくらみ	時間の停止	ゆっくりと過去のできごとが流れる	前向き（明日に向かって）	今ここから
集団 人の関わり	あたたかく，やさしい母性的関わり	ありのままを受け入れ，普遍的体験を生かす	共に活動し，できることを助け，できたことを認める	親切でありながらきちんとした対応
場	脅かされることのない安全が保障された場	退行を保障，多少のわがままも受け入れる受容の場	安心して失敗できる試行錯誤の場	自己確立に向けた模倣，学習ができる場
作業活動	内外の刺激の単純化，刺激の減少心理的距離の維持	同質の原理に基づく有能感の充足，代償的発散	行為の具現化 能力・限界の現実的，具体的確認	自信回復，自分なりの生活自立に向けた具体的体験

谷中の表（1978）と山根の表（1993a；1993b）より作成

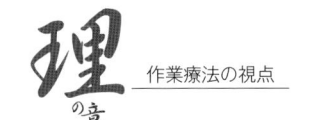

関わりのなかで起きる（谷中，1978）。そして，その無為な自閉のカラを溶かすのも，人との関わりである（谷中，1978）。

混乱し自閉した状態から，内的な状態が安定し回復するプロセスを支える人の関わり（集団の機能）や場，作業活動が果たす役割を回復プロセスに沿って述べる。

1. 回復プロセス第1段階

回復プロセスの第1段階で必要なのは，何よりも安全の保障である。シェルターで囲んで保護するように，脅かされることのない，安全が保障された場と，安心できる人のなかで，人のあたたかさとやさしさが不安や混乱を遠ざけ，自閉のカラを溶かす。

この段階においては作業活動は，混乱する内的状態に対して，現実刺激として身体感覚レベルで作用する。作業活動がなじみのあるものであれば，活動に伴って生じる身体感覚は，内外の刺激を単純化し，刺激を減少させる働きをする。また作業活動は不用意に侵入しない安全な心理的距離を保ち，人と直接接する負担を少なくする。

2. 回復プロセス第2段階

自閉のカラが溶けた裸の状態ともいえる第2段階では，仲間との絆が過去のこだわりを溶かしてくれるという。適切に保護された状況下における治療的退行のように，安心して退行することが保障された場，すなわちありのままの自分が受け入れられる（受容される体験）場のなかで，同じ病や苦しみを知る仲間との出会いが，自分が一人ではないというやすらぎを与えてくれる。普遍的体験によって生まれる安心感である。

作業活動は，自分にとって無理のない同質の原理に基づいて提供されるとき，有能感を充足し，病的な行為に向けられやすい歪んだ精神的エネルギー（衝動）を，身体的エネルギーで代償し，適応的に発散する働きをする。

3. 回復プロセス第3段階

仲間と一緒ならという気持ちからはじまる第3段階では，ともに試みる活動が再び自信を取り戻すきっかけとなる。安心して失敗できる試行錯誤が保障された場で，仲間と活動をともにする。できないことを責められるのではなく，助けられ，自分にできたことを認められる。他者からの承認を通して，自分を受け入れ（自己受容），もう一度やってみようという気持ちになる。

作業活動は自分が周囲に受け入れられる行為の具現化の手段であると同時に，やってみようという気持ちを具体的な体験にする。そして自らがおこなう作業活動を通して自分の実際の能力や限界を現実的に知る手だてになる。この時期，自己評価を高めると同時に自己能力の現実検討をもせまる現実機能が作業活動の大きな役割となる。障害の受容，自己確立を促す現実機能である。

4. 回復プロセス第 4 段階

　そうして実際に自分が活動し確かめ（自己確認），ゆとりをもって再出発を試みるのが第 4 段階である。自立に向けて新たな生活技術を身につけたり，自分にあった工夫をする具体的な体験ができる場で，同一化の対象を見いだし，模倣と修正を繰り返しながら自分を確立していく（模倣修正と自己確立）。自分にゆとりが生まれると，他者に対しても配慮できるようになり，他者の役に立つという喜びを知るようになる（愛他的行為から自己尊重）。

　この段階になると作業活動の現実機能はさらに明確に作用する。自らが主体的に作業活動に取り組み，具体的に体験することで，失った自信を回復し，新たな自分なりの生活手段を身につけることが可能になる。「ああそうか」「これでもいいんだ」「なんとかなる」といった主観的納得は，自らの行為に伴う身体感覚と「それでいいね」と認める他者の存在によって，確認され確信される。

5. 回復プロセス慢性状態

　慢性状態とは何をさしていうのだろうか？　伸びきったゴムひもが元に戻らないように，慢性状態が長引くと病気をする前の状態には戻らないのであろうか？分裂病という疾患と障害の慢性化について考えるとき，疾患の原因として医学的に不明な要素と社会的要因の相互の絡みをぬきには語れない。

　しかし，原因がどうであれ，慢性化の多くは，回復プロセスの初期の段階で，足踏みをしている状態とみることができる。今までの医学的な治癒から生活に視点を移した作業療法（リハビリテーション）の関わりを通して，回復に必要な要素（人との関わりや場，適切な体験など）があれば，時間はかかるが再び回復のプロセスが進むことや，病や障害とともに生活できることを教えられた（Vinogradov S et al, 1989）。

作業療法の視点

Ⅲ 集団と作業活動

　言葉の機能を越え，または補う作用をもつ作業活動の機能を活かすことが作業療法の集団の特徴である。分裂病者の回復プロセスにそった役割で示したように，回復初期すなわち言語的・知的な認知機能が十分働かない状態では，作業活動そのものがもつ意味よりも，作業活動をする身体の動きに伴う感覚，触れる素材や道具から受ける感覚といった身体感覚レベルの作用が重要な役割を果たす。そしてプロセスが進むにつれ，身体感覚をベースにしながら次第に作業活動そのものがもつ現実的な意味や機能が作用するようになる。

　いずれも，人と作業活動の関係にみられる具体性と主体性という特徴によるものであるが，そうした特徴をもつ作業活動を介する作業療法集団の特性をまとめると表3のようになる。作業活動をともにおこなう作業療法の集団は，言語を主な手段とする集団精神療法に比べ，言語的・知的認知機能が十分働かない状態にある人に対して，大きな機能を発揮する。具体的な作業活動を介することで，集団療法にみられる治療因子（Vinogradov S et al, 1989）の中でも，普遍的体験，情報の提供，愛他性，社会適応技術の学習，模倣学習がより具体的に生かされることが特徴である。

表3　作業活動を介する集団の特性

- 言語を介する場合に比べ対象が広い
- 共有体験が言葉による働きかけの限界を越え，補う
- グループや個人の課題が明確になる
- 役割分担や相互の位置関係を設定しやすい
- 過程や結果がわかりやすい
- 具体的な体験に基づく「今ここで」の働きかけが容易
- 種目による制約（場所，人数，時間など）はある

Ⅳ 作業療法で集団を用いる

　作業療法で集団を用いる場合，グループプロセス，グループダイナミックスの利用と人を集めるマス効果の利用，人が集まって生まれる場（トポス）の利用とがある。グループの大きさによる利用の実際に関しては香山（1995），河野（1995）にゆずり，集団の利用の仕方に対しそれぞれの特徴，概略を示す（表4）。

表4　作業療法における集団，場の治療構造の比較

	集団		場（トポス）の利用
	グループプロセス ダイナミックスの利用	マス効果の利用	
開放度	クローズド，セミクローズド	オープン，セミクローズド	オープン
活動場所	必要に応じて変更することがある	用いる活動，集団の大きさにより変更	一定の場所
課題	個人の課題を生かすよう集団課題を決定	集団課題が個々の課題と重なる	個々に設定
頻度，時間	1〜2回／週 1〜2時間／回	1〜5回／週（生活リズムやプリボーク的なものは頻度を多く）	可能な限り毎日，一定時間
大きさ（人数）	並行集団　4〜5名 力動集団　8〜10名 協同活動　10〜15名	不定（個の反応の把握は30名程度が限度）	不定（スタッフ1名あたり10名程度が限度）
使用活動	グループの目的に応じて選択	レク，スポーツ，プリボケーショナルなものが主になる	できるだけ多くの種目を同じ場で提供する
治療的操作	集団力動を個人へ，個人力動を集団へと相互に生かす	ほとんど期待できない	ケースバイケース 個人力動への働きかけ

1. プロセス，グループダイナミックスの利用

　グループの発達プロセス，メンバー間のグループダイナミックスを個々に対する働きかけとして用いる狭義の集団療法の機能の利用である。作業活動を介することを除いては，基本的には他の集団療法と同じである。集団療法の一般的な技法や機能については多くの成書が出版されているのでそちらにゆずる。

　グループの規模は一般的に集団療法で経験されているもの（鈴木，1986；山口ら，1986）と同様の理由で，メンバー数が少なすぎると個人への負担が大きく，多すぎると問題の焦点化が困難になる。作業活動を介する主として精神分裂病を対象とした集団という特性を考慮すると，自閉的，緊張の高い対象者に対して，メンバー相互の影響性の少ないパラレルなレベルから開始する場合は4〜5名，集団力動を利用し，作業活動を補助的に用いる小グループ活動の場合は8〜10名，作業活動を軸にして，社会適応技術の相互学習を目的とする協同活動グループの場合は10〜15名程度が適切である。

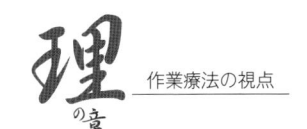

2. マス効果の利用

　これはグループのプロセス，ダイナミックスより，人がある人数集まることで可能になる活動を用いる場合や個々におこなうより，集めてマスとしておこなう方が効率的な場合の集団の利用である。用いられる活動種目からみると，季節行事やレクリエーション，スポーツといったみんなで楽しみながらおこなうもの，共通の学習や訓練課題をもつものなどで，比較的大きな集団を対象とするのが特徴である。

　しかし，オープングループの形でレクリエーション的におこなったりする場合でも，一人のリーダーが個々の反応と場の状況を把握できるのは20～25名，最大30名が限度である。それ以上の集団になると，場の提供はできても個々の状況把握が困難になるため，参加者のレベルや人数に応じてサブリーダーを決め役割分担をする必要がある。

3. 場（トポス）の利用

　ここでいう場（トポス）の利用とは，モゼイの発達的グループ（Hopkins HL et al, 1972）に対応させるなら，パラレルなオープングループを維持し積極的に利用することといえよう。これまでのグループワークが，グループのプロセスを発達的に利用することが特徴であったのに対し，作業療法の場（トポス）の利用は，パラレルな集団の場を維持しグループとして凝集性を高めたり発達させないことに意味がある。

　そのように維持された場は，いつ誰が参加しても，とぎれがちな参加であっても，誰でもいつでもありのままが受け入れられる場となる。この共にいながら共通の課題を押しつけられることのない場は，依存する対象（人，活動など）さえあれば，対人緊張の強い人や自閉的な慢性の分裂病者にとって，脅かされることのない安心できる場となる。

　また初めて作業療法に参加し何かさせられることに不安がある人，とぎれがちにしか参加できない人にとっては，自分の目的やレベルに応じて参加できる負担の少ない場となる。特定の個人的課題や目的があって作業療法を利用する人にとっても，自分のペースにあわせて活動できる場となる。

　場（トポス）という概念は自然哲学でいう場所論（中村，1991）から生まれた概念である。作業療法の場（トポス）は，そこでおこなわれる活動，集まる人，関わるものと関わり方，その場所の共通目標，自他が抱くその場の見方など，さまざまな要素が統合され渾然として生まれる（山根ら，1994）。作業療法の場（ト

ポス）が熟成し利用されるようになると，分裂病障害の人にとって，とくに回復プロセスの第1から2段階の状態の人にとって大きな役割を果たす．経験的には意識して場作りに取り組めば，3～5年で熟成し安定した場（トポス）が生まれる．

おわりに

　本論では狭義の治療枠であるプログラムとしての集団と場について示した．実際にはプログラムの母体となる作業療法部門を一つの集団や場という視点で捉える，さらには，作業療法部門をとりまく関連部署や地域における病院の位置づけといったものをも，集団，場として捉える視点が必要である．

　ともすると，医療のなかの治療構造としての集団や場は人の暮らしを奪ってしまう．病や障害により暮らしに支障をきたしたものが，立ち止まり，振り返り，もう一度自分の暮らしを取り戻すための時間と場（空間，作業活動，人との関わり）を保障し，作業療法士がそうした場を構成する一要素になれるとき，分裂病障害をもつ人々にとって作業療法は意味あるものとなる．

文　献

Hopkins HL, Smith HD (1978) Willard and Spackman's Occupational Therapy, Fifth Edition. JB Lippincott Co.（大川博子他訳（1982）作業療法第1巻．協同医書出版社）
香山明美（1995）少数グループの利用．OTジャーナル29．
河野達哉（1995）中規模から大グループの利用．OTジャーナル29．
中村雄二郎（1991）場所（トポス）．弘文堂．
鈴木純一（1986）大集団精神療法——大グループを中心として．精神科MOOK No.15．pp.81-89，金原出版．
Vinogradov S, Yalom ID (1989) Concise Guide to Group Psychotherapy. American Psychiatric Press, Inc.（川室優訳（1991）グループサイコセラピー．金剛出版）
山口隆，竹中秀夫（1986）小集団精神療法．精神科MOOK15．pp.90-99，金原出版．
山根寛（1993a）作業療法過程にみられるダブル・バインド——主体性を損なわない関わりを求めて．作業療法12(4)；296-302．
山根寛（1993b）退行現象を伴う寛解過程における作業活動の力動的観点からみた役割——精神分裂病少女の寛解過程より．作業療法12(3)；229-237．
山根寛，梶原香里，徳永修宗（1994）町の中の小さな畑から——慢性老人分裂病者を支える．作業療法13(3)；224-233．
谷中輝雄編（1978）精神衛生実践シリーズⅢ　やむこころからの提言．やどかり出版．
谷中輝雄（1987）あたりまえの生活の実現をめざして．日本精神医学ソーシャルワー

作業療法の視点

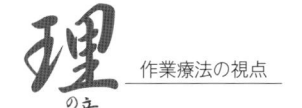

カー協会編：精神障害者の「あたりまえの生活」の実現をめざして．pp.71-86，やどかり出版．

　統合失調症という病い，それにともなう障害を生きる人たちは，一見些細にみえることが大きな危機になりやすい。そしてその危機の契機は大半が対人的な問題として表れる。そのため，危機を乗り越える治療や援助として，対人関係技能を習得するため，集団や場を利用したプログラムが用いられる。しかし，その治療のための集団や場が，緊張を高めたり，不安や危機を引き起こす要因の一つでもある。このようなパラドキシカルな意味をもつ集団や場を，作業療法の治療構造としてどのように生かすかが問われる。

　本論は，ひとはなぜ集まるのかということや，統合失調症障害がある人とひとの集まりの関係，危機的状態からの回復過程において，統合失調症の人たちに対して集団や場というひとの集まりをどのように利用すればよいかについて述べたものである。

（初出：作業療法ジャーナル 29 巻 2 号，1995 年）

パラレルな場(トポス)の利用

はじめに

　「癒しの場」,「憩いの場」,「くらしの場」,「場違い」,「場当たり的」,「場数を踏む」,「見せ場」,「磁場」,云々……。私たちの日々の生活において,場という言葉は,物理的な場所や空間を超えて,環境,状況,雰囲気,場面など,さまざまな概念で使われている。そして,私たちはそうした「場」の影響を大きく受けて生活している。

　作業療法の形態には,通常,個別におこなうものと集団を用いるものがある。その中で,パラレルな場(トポス)(山根,1995)の利用は,人の集まりの「場」を利用しながら,原則として個人に対しておこなう作業療法特有の形態といってよい(梶原ら,1996;山根,1997a;1997b)。成熟したパラレルな場(トポス)は,時の流れがある現実場面でありながら,実際の生活場面とは少し違う,現実社会に対しモラトリアムな時間と空間を提供する。

　人の集まりの「場」を用いながら,通常の集団療法とは異なる作業療法特有の治療構造であるパラレルな場(トポス)の構造と特性,効用,適応となる対象,起きやすい問題とその対処など,臨床でみられる現象を分析し,その利用の仕方について述べる。

理の章 作業療法の視点

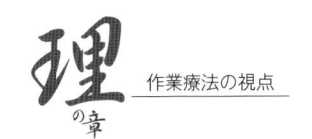

I パラレルな場の生まれた背景

　場（トポス）という概念は，本来，自然哲学の場所論に始まり，地理学的な現象を超えて，私たちの存在，思考，感受性を支えるより広い概念を基盤としたものである（Relph E, 1976；中村, 1989；上田, 1992）。本論では，ある文化が成熟した開かれた場という意味合いで，場（トポス）という概念を用いる。作業療法で用いる場（トポス）の特性を明確にするために，治療的集団との比較を試みたものを表1に示す。

　場を共有しながら人と同じことをしなくてもよいパラレルな場の利用は，作業療法にとっては決して新しいものではない。積極的な認識の元におこなわれていたかどうかはわからないが，以前より，できる限り個のニーズに応じたかかわりをしたいという作業療法士の思いと，ある程度の人数にかかわらなければならない治療効率と経済的必然性のなかで，通常の集団療法とは異なる，複数のクライエントが同席する個人療法の場の機能が見出されていた（石谷, 1984）。

　私自身は，1982年に臨床の場をもった時点で，個々の状態に応じて参加できる場を提供したいという思いから，一週間のプログラムを，午前中はすべてパラレルな場，午後を課題グループで構成する試みを始めた。その後，精神科作業療法の基本プログラム（山根, 1997b），老人を含む種々のデイケアのプログラムの一部，精神障害者地域生活支援事業における場の提供，などさまざまな対象に対する試みを通して，パラレルな場の構造と特性，効用，適応などを検討してきた。

表1　治療的集団と場（トポス）の類似・相違

	治療的集団	場（トポス）
発　生	意図してつくる要素が大きい	自然にうまれる要素が大きい
治療的操作	操作が可能，意図しておこなう	操作が困難，意図してしない
構　造	構造が把握しやすい	構造がとらえにくい
相互の関係	場のない集団はない	集団のない場はある
作用因子	個々の相互作用（力動性）	場の要素の醸し出す雰囲気
人との関係	人が存在しないと存在しない	人が存在しなくても存在する
	ロゴス的	パトス的

Ⅱ　場（トポス）の構造と特性

　表1に基づいて，場（トポス）の構造と特性を説明する。通常の集団療法にみられる治療的集団は，ある意図（治療目的）の元に構成され，明確な構造をもち治療的な操作が可能な人の集まりをいう。それに対して，場（トポス）は，治療的な意図はあるが，治療的集団に比べると構造がゆるやかで，自然に生まれる要素が大きいため，治療操作は治療的集団に比べて困難であり，また意図しておこなわないことが特徴である。また，場のない集団はなく，人が存在しないと集団は存在しないが，場は集団がなくても存在し，人が存在しなくても存在する。そして，治療的集団の主な作用因子が，個と個の，また個と集団の相互作用（力動性）であるのに対し，場（トポス）の作用因子は，そこでおこなわれる活動，集まる人，かかわる者とそのかかわり方，常識的な社会的約束事，自他が抱くその場の見方など，さまざまな要素が混じり合って生まれる雰囲気（場の力）のようなものである。治療的集団がロゴス的であるのに対し，場（トポス）はパトス的といえる。

　作業療法で用いるパラレルな場とは，上述した場（トポス）の概念を背景とした，人の中にいて，人と同じことをしなくてもよい，自分の状態や目的に応じた利用ができ，いつだれが訪れても，断続的な参加であっても，わけへだてなく受け入れられる場をいう。集団としての課題や制約がないことが，パラレルな場の特徴である。場の成熟をはかるが，凝集性を高めたり，相互協力という意味合いでは，集団のレベルを発達させず，パラレルな関係を維持する。その場における相互交流レベルは，Moseyの集団関係技能（Mosey A, 1977）に対応させると並行グループにあたる。

Ⅲ　パラレルな場の効用

　一人で音楽を聴いたり，絵を描いたり，自分の活動に取り組む人。それを見て過ごしているうちに，自分もやってみたくなり，活動している人に話しかけたり，作業療法士に教えてほしいといってくる人。相手をみつけてゲームをする人。調子を崩して参加がとぎれていたが3カ月ぶりにみる人。「私覚えてる？　ちょっと疲れて，入院したの」と数年ぶりに顔を出す人。いろいろな人が，それぞれの状態に応じて参加する。そこにあるものすべてから生まれるとしか言いようのない，

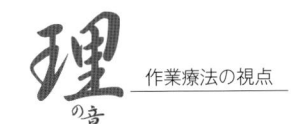

暖かで柔軟な雰囲気に包まれ，いつだれが来ても，同じように受け入れてもらえる場が，安心と安全感をもたらし，緊張や自閉の殻をといていく（山根，1995）。

パラレルな場を用いる個人作業療法は，一般的な集団療法に比べて相互の影響性がゆるやかな分，参加に対する緊張感が少ない。さまざまな状態の人がそれぞれのレベルで作業活動に取り組む姿や，作業療法士が他の患者に頼まれて作業活動を教えている様子などを，自然に見聞きする。その自然に見聞きすることが，普遍的体験をともなう安心感をあたえる機会となったり，作業療法士や他の利用者など，他者との距離の取り方を学ぶ機会となる。

パラレルな作業療法の場は，入院を中心とした治療環境の中では，もっとも現実社会に近く，しかも現実社会に対しモラトリアムな時間と空間が保障されている。好奇や差別，排除，何かを強いるまなざしのない，安心と安全が保障された場は，ソーシャル・ホールディング（social holding），すなわちその人の生活する環境である社会が，その人のありのままを受け入れ支えるような機能を果たす。あるがままの自分を受け入れる場は，自我を必要以上に脅かすことなく，やや退行した行動を含む試行探索行動が保障される。その保障が適応的な対処行動を引き起こし，結果として有能感や自己愛を充たし，より現実的な生活世界に向けた歩みを促す（図1）。

治療者の適切でわずかな支持と援助があれば，共に場を過ごす者同士の自然な交流も生まれ，自閉されていた活動性が適度に刺激され，主体的な行動が回復する機会となる。場が成熟すれば，課題集団ではみられないソーシャル・サポート（social support；社会的支援）の萌芽のようなピア・サポート（peer support；当事者による相互支援）が自然に生まれる。自然な社会的関係の中で生まれるお互いの支えあいが，社会学習の側面である感情の修正体験として重なれば，自我を強化し対人処理能力が改善される機会にもなる。

パラレルな場は思わぬ効用をもたらす。パラレルな場の主な効用を表2に示す。

Ⅳ　パラレルな場の適応

人の中にいて人と同じことをしなくてもよい，自分の状態や目的に応じた利用ができ，いつだれが訪れても，断続的な参加であっても，受け入れられる。好奇や差別，排除，何かを強いるまなざしのない，安心と安全が保障された，そのような場の適応となるものを表3に示す。

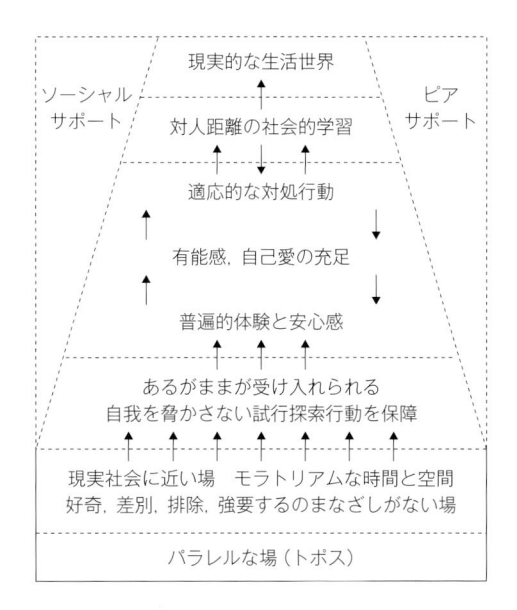

図1 パラレルな場の機能

```
           現実的な生活世界
 ソーシャル                    ピア
  サポート    対人距離の社会的学習  サポート

            適応的な対処行動

            有能感,自己愛の充足

            普遍的体験と安心感

         あるがままが受け入れられる
         自我を脅かさない試行探索行動を保障

     現実社会に近い場   モラトリアムな時間と空間
     好奇,差別,排除,強要するのまなざしがない場

              パラレルな場（トポス）
```

図1 パラレルな場の機能

表2 パラレルな場の主な効用

- 普遍的体験をともなう安心と安全感の保障
- 他者との距離の取り方を学ぶ社会的学習体験の機会
- モラトリアムな時間と場における探索行動の保障
- 適応的な対処行動を保障
- 自我を脅かされず有能感や自己愛を満たす機会
- 受容体験のなかで自分を確かめる試行の機会
- ソーシャルホールディングの機能
- ピア・サポートを育てる場

　①は，課題集団などの枠のはっきりしたプログラムに入ることが困難な，対人緊張が高い者や自閉的な者を作業療法に導入する場合である．人と同じことをする，すなわち状況に依存することでその場に居ることができる者もあるが，それが困難な者にとっては，人と同じことをしなくてよい，見て過ごすだけでもよいといった場が，見物効果として機能し，緊張を和らげる．

　②は，見定めたり，何かを強いるまなざしがないことや自分に適した作業活動

理の章　作業療法の視点

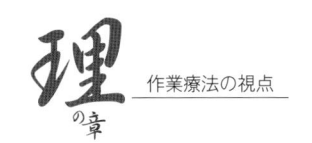

表3　パラレルな場の適応

①対人緊張が高い人や自閉的な人に対する導入
②人の中で安心して過ごせる場の提供
③思春期課題を持つ対象に対する有能感や自己愛の充足
④精神分析的療法などと相補し自己愛を充足
⑤寛解期初期の試行探索の場の提供
⑥個人的な趣味や生活技能の習得

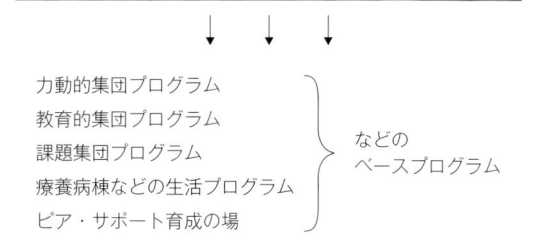

↓　↓　↓

力動的集団プログラム ┐
教育的集団プログラム │
課題集団プログラム 　├ などの
療養病棟などの生活プログラム │ ベースプログラム
ピア・サポート育成の場 ┘

に依存して過ごすことのできる場の提供である。そうした場が，人のなかで安心して過ごせる場となり，普遍的体験をともなう安心感をあたえる機会となったり，人との距離の取り方を学ぶ機会となる。

③は，脆い自我と傷つきやすい自尊心をもつ，思春期から青年期前期にかけた，主に神経症圏内の者に対する有能感や自己愛の充足の場の提供である。

④は，他部門で精神内界を深く洞察するような，精神分析的療法がおこなわれている者に対する，適応的なacting out，探索行動，自己愛充足の場の提供である。

③や④のような場合は，病理にふれず，健康な側面の自己表出を支える形で，適応的な対処行動を保障する。そうした深い介入をせず侵襲しない場が，対象者の有能感や自己愛の充足のための探索の場を提供し，病理にふれる治療による精神的な疲れを自己愛の充足という形で癒す相補的な働きをする（山根，1997a）。

寛解期初期，他者と共に何かをするということは難しいが，周囲に受け入れられる範囲で治療的退行を保障し，抑圧された情動の発散の場が必要な時期がある。

⑤は，そうした対象に対する試行探索の場の提供である。

⑥は，自然な他者との関わりの場を利用しながら，個別の趣味や何か目的があって活動する者に対する，個人的な趣味や生活技能の習得の場の提供である。地域社会で生活をしながら社会参加の準備をしている人にとっては，自分の生活の状況に合わせて，他者と場を共にしながら何かを義務づけられていない自由さ

が，ゆとりの時間や自分の個別の目的活動の時間となる。

①から⑥を回復過程や障害の状態からみれば，急性期離脱直後から回復期初期と慢性期の自閉的な状態が主な適応対象といえる。したがって，パラレルな場は，個人力動と集団力動の相互作用やマスの効果など，集団の特性を利用するプログラムや回復期後期や維持期に共通の課題に基づいて他者と協力するような，より目的的なプログラム，また療養病棟における生活プログラム，地域生活支援事業などピア・サポートを育てる場のベースとなる。

V　場に生じやすい問題と課題

通常の個人療法や集団療法に比べ，パラレルな場は，やや治療構造が不明瞭になりやすい。そのため，臨床においては，表4に示すようないくつかの問題や課題が発生する。

①は，できるだけ自由な参加をすすめているために生じる問題である。②の問題とも関連し，処方や担当制，スタッフの役割をどのようにするかということが課題になる。③は，スタッフ個々の治療方針の違い，かかわり方のわずかな違いから生じる偏りや，その偏りから生じるダブルセラピスト状況である。課題集団のような共通の目標がないことも影響しているが，かかわり方のわずかな違いが原因である。場の機能と担当制，スタッフの役割に関する課題といえる。④は，担当制のありよう，スタッフの役割そのものの課題である。⑤は，作業活動を用いるかかわりの場合，必ずといってよいほど生じる問題である。最初の導入において，それまで不安定でうろうろしていた人がとりあえず何かし始めることで落ち着くと，スタッフの方も安心する。そのまま作業に依存したり，場に馴染んで

表4　パラレルな場にみられる問題と課題

①どのように導入し，開始すればよいかこまる
②次のステップにいつどのように進めるか
③スタッフによるかかわりの偏りやダブルセラピスト
④担当スタッフの役割と常時の関わり方をどうするか
⑤参加者，治療・援助者ともども作業活動に依存しやすい
⑥１人あたりの受け持ち人数と場全体の適正人数はどうなのか

作業療法の視点

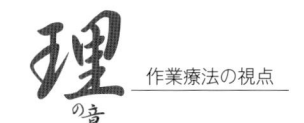

安住してしまうことがある。場の機能や①②と同様に処方と担当制，スタッフの役割に関する課題である。⑥は，自ずと決まってくるものであるが，慣れない間はやはり戸惑いの原因になる。場の構造と機能，担当制，スタッフの役割に関する課題である。

以上より，パラレルな場に生じる問題と課題は，場の構造と機能，処方のあり方や担当制とスタッフの役割など運営の方法の2点にあるといえる。

VI　パラレルな場を生かすコツ

パラレルな場に生じる問題や課題に対しどのように対処すればよいか。基本的な構造（表5）と，臨床で得られたコツを2，3示す。

場は，明確でありながらできるだけ枠のゆるやかな構造にしたほうがよい。そのため，場の利用に対する社会規範にそった最低限の約束をしめす程度で，自由な見学参加を認める比較的開かれた形態にする。そして，可能な限り毎日，同じ時間帯に同じ場所でおこなう。作業活動は，自分の状態に応じていろいろ試みることができるよう，できるだけ多くの種目を用意し，実際に作品や材料道具なども自由に見てさわれるようにしておく。自由に見てさわれることが，具体的な興味関心，主体的な行動の発露に大きく影響する。

表5　パラレルな作業療法の場の構造

開放度	原則的にオープン参加（自由参加の保障）
時　間	可能な限り毎日，同じ時間帯（適応対象の幅確保） 利用期限は原則として設定しない
場　所	同じ場（適応対象の幅確保）
活　動	実際に作品や材料道具などは自由にみてさわれるようにできるだけ多くの種目を用意（活動欲求の賦活）
課　題	利用者個々に設定
治療者	利用者の援助，場の維持，治療者がエポケの状態であることが理想 処方に基づいた利用の場合は担当制（自己対処行動の支援）
人　数	患者のレベルによる。作業療法士1名あたり4〜5名くらいであれば個々の話を聞いたり作業を教えたりすることができる。 いろいろなレベルの人が参加するようになれば，作業療法士1名に対し12,3名程度は対応できる。 場全体としては50〜70名程度なら把握が可能である。

作業療法へのインテークについては，基本的には利用したい本人が申し出ることを原則とし，申し出ることが難しい人には，その場にいるスタッフが相手の状況に応じて声をかければよい。スタッフの経験が浅く自然な対処が難しい場合，表4の①（インテークの問題）や③④のような利用者に対する対応の問題への対処のために，担当をもたずに場をコーディネイトするフリーに動けるスタッフの配置を試みている施設もある（堀ら，1998）。

　処方を介した作業療法の場であれば，2,3度参加した時点で定期の参加を希望するかどうかを確認し，定期参加の希望があれば，処方を出すという形で参加契約を結ぶことができる。処方後は，個人担当制とし，利用目的や継続などに関して適時相談・面接をおこないながらすすめる。そして，場のなかでは，担当クライエントを中心としながら自分の担当外の対象に対しても必要に応じて対応する。表4の②や⑤の問題は，以上の工夫でほぼ解決できる。

　パラレルな場は，
- 安心してそこに居ることができ
- 自分の思いを言葉や作業活動で表現でき
- それが共有の体験の場で他の人に支えられ
- そうしてその人自らが，自分の生活を見出していく

ことが基本である。

　このゆるやかで柔らかな場の力をしっかりと引き出し，臨機応変な対応をおこなうためには，スタッフは，
- 場の目的を明確にし
- 場の構造をしっかりと把握し
- 他の職種が場の機能や特性を理解し利用できるようにする

ことが必要である。

　新しい利用者の紹介やお互いの関わり方に対するコンセンサスを得るために，スタッフ間のカンファレンスは欠かせない。その場に応じた自然で臨機応変な対応を可能にするためのコンセンサスである。スタッフ間のカンファレンスによる情報交換や相互確認が，表4の③④の問題を解決する。また，理想的には，必要な援助や状況に応じた場の維持のために行動する以外は，スタッフもその場を共有し作業活動を楽しむような参加が好ましい。場を生かすために，よほどの心身のリスクに対処するとき以外は，スタッフ自身が操作的に何かをしようと思いすぎず，人が共に過ごす場に必要な一般的な社会規範を超えた管理をしないことである。生活療法の失敗の原因の一つにこの行きすぎた管理がある。そこで起きて

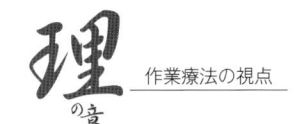

いることを素直に開かれた状態で見る，現象学的心理療法の技法であるエポケの状態（Moustakas CE, 1997）になることといってもよい。そうした状態になれば，特別に観察しなくても，自然な参加観察の状態になり，家庭における日々の生活のように，状況は風景（もしくはできごとの背景）として目に映るようになる。

　他の職種とは，病院であれば，主には主治医や看護，その他の関連職種である。通常は場にいないこの他の職種に，どのように場の役割を理解して利用してもらえるかどうかが，場の効果に大きく影響する。

　参加人数に大きな制限はないが，あまり少ないとパラレルな作業療法の場として十分に機能しない。場全体としては，パラレルな特性が生かされるには，最低14, 5名以上の参加者があったほうがよい。上限は，場所さえあればスタッフの人数との兼ね合いで決まる。場全体の状況の把握という点からは，上限は50〜70名程度である。スタッフ1人あたりの担当数は，4〜5名くらいであれば，個々の話を聞いたり作業活動を教えながらかかわることができる。時々サポートすれば自分で作業活動に取り組める人，自分はまだできないが他者の活動をみていることで参加している人，作業療法へ導入を開始した人，などいろいろなレベルの人が参加するようになれば，1人の作業療法士が，12, 3名程度なら対応できるようになる。実際には，参加者同士が互いに援助し合う，ピア・サポートがみられるようになるため，作業療法士は導入期の人や本当に援助が必要な人に十分かかわることができる。

　またある文化をもった場が育つには時間が必要で，経験的には，場ができる目安を3年程度と考えている。

おわりに

　系統的に構造化された治療的集団は切れのよさが持ち味である。パラレルな場は，治療構造という点では，その対極にあり，自然な人との関わりで生まれる力動の影響を受け，個人が自ずと変わってゆく，時の流れに乗じて働きかける自然体が魅力といえよう。

　パラレルな場を利用した個人作業療法は，より目的的な作業療法プログラムや療養病棟の生活プログラムなどのベースとなるプログラムとして役割を果たす。作業療法士のありようが問われる場であるが，もっとも作業療法らしい場の一つといえる。

文 献

堀小枝子, 苅山和生, 田淵理佳子, 辻田菜穂, 中島美妃子 (1998) 当院 OT 室における「フリー業務」の役割について. 作業療法 17 Suppl.104.

石谷直子 (1984) 精神科作業療法における個人療法と集団療法. 精神科作業療法. pp.81-100, 星和書店.

梶原香里, 山根寛 (1996) 自由参加の精神科作業療法の治療構造. 作業療法 15 (特別号) 94.

中村雄二郎 (1989) 場所 (トポス). 弘文堂.

Mosey A (1970) Three Frames of Reference for Mental Health, Slack, Inc. (篠田峯子他訳 (1977) こころと行動の発達. 協同医書出版社)

Moustakas CE (1988) Phenomenology, Science and Psychotherapy. Family Life Institute. University College of Cope Breton. (杉村省吾他訳 (1997) 現象学的心理療法. ミネルヴァ書房)

Relph E (1976) Place and Placelessness. Pion Limited. (高野岳彦他訳 (1991) 場所の現象学 —— 没場所性を越えて. 筑摩書房)

上田閑照 (1992) 場所 (二重世界内存在). 弘文堂.

山根寛 (1995) 分裂病障害にとっての集団と場. 作業療法ジャーナル 29 (2); 88-93.

山根寛 (1997a)「ふれない」ことの治療的意味 —— 汚言に葛藤する患者の対処行動と自己治癒過程より. 作業療法 16 (5); 360-367.

山根寛 (1997b) 作業療法の形態. 精神障害と作業療法. pp.152-156, 三輪書店.

作業療法の関わりにおいて, グループダイナミックスの利用は重要な治療要素であるが, 通常の集団療法は, 集団の凝集性を高めそこで生じる力動を利用するものが中心であり, そうした人とのかかわりの弊害のほうが大きい状態にある対象者は適応外となる. パラレルな場 (トポス) は, より日常的なひとの集まりに近い状態を治療として生かすために生まれた. ひとの集まりの「場」を利用しながら, 原則として個人に対しておこなう作業療法特有の治療構造である. 治療的集団の作用因子が, 個と個の, 個と集団の相互作用であるのに対し, 場の作用因子は, 活動, 集まる人, 常識的な社会的約束事, などさまざまな要素からなる場の力である. 成熟した場には, ソーシャル・サポートの萌芽のようなピア・サポートが自然に生まれる. さまざまな作業療法プログラム, 療養生活プログラム, 地域生活支援事業などピア・サポートを育てる場のベースとなるパラレルな場の構造と特性, 効用, 適応対象, 問題と対処, などの臨床的現象を分析し, 利用の仕方についてまとめた. ただ上限は当時の経験では 50 ～ 70 名としたが, 統合失調症の比率が 6 ～ 7 割であった当時に比べ, 4 割程度になっている現時点では 30 ～ 40 名が適当と感じている.

(初出：作業療法 18 巻 2 号, 1999 年)

「パラレルな場」という治療構造：
ひとの集まりの場の治療的利用

はじめに

　ひとはひとのなかに生まれ，ひとのなかで育ち，ひととのかかわりに傷つき，ひととの交わりで癒される。その日々の「くらし（生活）」，存在のはじまりから「生（一生）」を終えるまで，私たちは，さまざまな「ひとの集まり（集団）」と「場」の中で生きている。「集まる」，「かかわる」，「気づく」，「癒える」，「まなぶ」，「変わる」，「やすらぐ」……。ひとが集まり，ひとを集め，ひとが場をともにし，共に何かをするとき，さまざまな相互のかかわりが生まれる。ひとはなぜ集まり，なぜひとを集めるのだろう？

　「ひとが集まること」，「ひとを集めること」によって生まれるさまざま現象の中から，治療・援助に有用な現象を抽出し純化することで，集団と場の理論が構築された。そうして生まれた理論を道具として，ひとの集まりを理解したり，そこに生じる力を治療や教育などに利用してきた。

　「ひとが集まること」，「ひとを集めること」により生まれるひととひとの関わりを，どのように治療や援助において活かすかを考えるために，構造化による集団内のダイナミックスを活かす「集団療法」と，その対極ともいえるひとの集まりの場の力を活かす「パラレルな場」を紹介する。

Ⅰ 「ひとの集まり」と療法

1．療法としての利用

　Pratt の結核患者学級（1905 年）の集団指導の場に見られた偶発的な患者同士の相互作用が，療法としての集団の利用のはじまりとされる。そして，Moreno の心理劇や Slavson らの精神分析的集団精神療法などが試みられ，第二次大戦中の戦争神経症に対する治療をきっかけに，集団精神療法は米国を中心に普及した（Scheidlinger S（能幸夫監訳），1998）。

　1980 年代には，「集団療法」の理論や技法の基本的体系がほぼ確立され，精神分析，自己変容，対人技能の訓練，相互援助，学習など，広く利用されるようになった。それらの多くは，構造化され，成員間の相互作用（集団力動）をもちいた個人の変容などを主目的としたものである。

　わが国における集団の療法としての利用は，1957 年の厚生科学研究にみられるように，比較的新しい（池田，1998）が，現在では，集団療法，集団精神療法，小集団，グループ，グループセラピー，グループワーク，グループ活動，集団活動などと，明確な定義がないままさまざまな領域で多様な呼称と使われ方がされている（水島，1969；Scheidlingers S，1982；前田，1985；近藤，1994）。

2．なぜひとは集まり，集めるのか

　ひとには，自分が受け入れられ，認められたいという集団帰属意識と，わたしは「私」でありたいという個の自己意識という相矛盾する思いがある。そうした相矛盾する思いのなかで，ひとは，普遍的体験によって得られる安心感を求めて集まり，他者に受け入れられることで安らぎ，自己受容が始まる。そうして，他者との比較により自分を確かめ（自己評価，自己確認），自己実現，自己確立に向けてモデルを求め，ひとはひとを求めて集まる（表1）。そして，他の人の協力を得て，自分一人ではできないことをおこなう。

3．「ひとの集まり」と現象

　「集まる，集める，ふれあう，親しむ，助ける，まねる，まなぶ……」，ひとが集まり，ひとを集めると，さまざまな相互のかかわりがみられる。そうしたひとの集まりにみられる現象を，その類似イメージから大まかにまとめると，図1のようになる。中心となることばは「愉しむ，望み」だろうか。そして大きく，「やすらぐ」「まなぶ」「変わる」というまとまりがあり，さらにそれぞれの重なる部

理の章　作業療法の視点

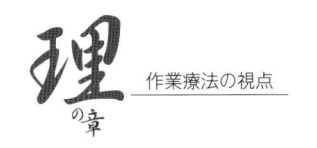

表1　なぜひとは集まる？

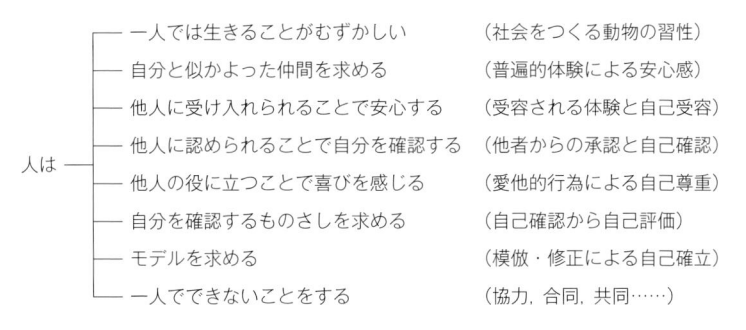

人は
- 一人では生きることがむずかしい　　　　（社会をつくる動物の習性）
- 自分と似かよった仲間を求める　　　　　（普遍的体験による安心感）
- 他人に受け入れられることで安心する　　（受容される体験と自己受容）
- 他人に認められることで自分を確認する　（他者からの承認と自己確認）
- 他人の役に立つことで喜びを感じる　　　（愛他的行為による自己尊重）
- 自分を確認するものさしを求める　　　　（自己確認から自己評価）
- モデルを求める　　　　　　　　　　　　（模倣・修正による自己確立）
- 一人でできないことをする　　　　　　　（協力，合同，共同……）

集団志向集団

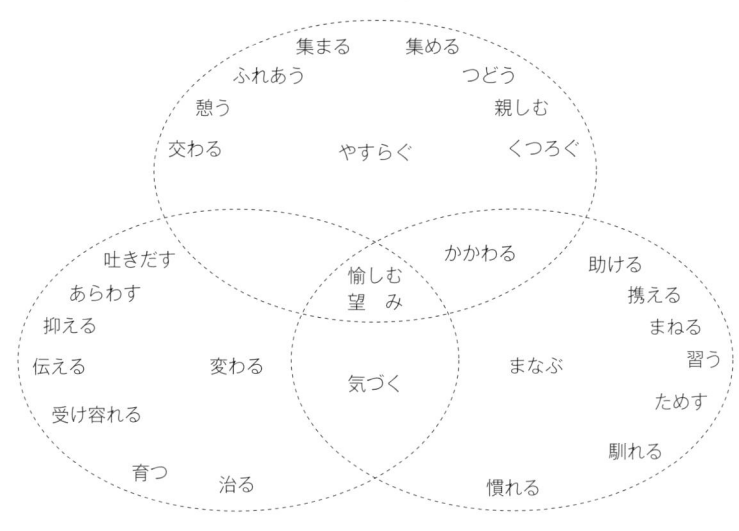

集まる　集める
ふれあう　つどう
憩う　親しむ
交わる　やすらぐ　くつろぐ

吐きだす　愉しむ　かかわる　助ける
あらわす　望み　　　　　　　携える
抑える　　　　　　　　　　　まねる
伝える　変わる　　　　　　　習う
受け容れる　気づく　まなぶ　ためす
　　　　　　　　　　　　　　馴れる
育つ　治る　　　　　慣れる

力動的集団　　　課題志向集団

図1　ひとの集まりと現象

表2 療法集団と目的

課題志向集団	生活技能	日常生活技能，社会生活技能，仕事技能，対人関係技能コミュニケーション技能，セルフコントロール
	心身機能	感覚・運動機能，精神・認知機能
集団志向集団		受容体験，普遍的体験，集団帰属欲求の充足，自他に対する関心の回復など
力動的集団		カタルシス，解除反応，洞察，人間関係の成長，自己実現，行動変容，自己変容

表3 療法集団の形態

形態		対象人数	特性
パラレル（1対複数）		≦10	場の共有を利用した個人作業療法
小集団	並行集団	4〜5	緊張，自閉傾向，認知機能低下に対する集団力動を積極的に用いない小規模集団
	課題志向集団	7〜12	共同して自己課題に取り組む
	力動的集団	≦10	集団力動を活かした自己洞察・自己変容が目的
中〜大集団	集団志向集団	10〜15	集まることの効果の利用
	短期課題集団	10〜20≦	多くの人数が集まることが必要な活動

＊パラレルな場の対象人数はセラピスト1名が対応するおおよその人数。その他はプログラムの対象数。中〜大集団においては，10〜12名を超えれば，その人数やプログラム内容に応じてセラピストを複数にする。

分に，「かかわる」「気づく」「癒える」ということばがある。

この3つのまとまりが，療法として集団を用いる場合の，課題志向集団（task oriented group），集団志向集団（group oriented group），力動的集団（psychotherapeutic group）にあたる。課題志向集団は，具体的な課題にそって協力し，学習や訓練に取り組み，集団志向集団は，集い，ひとと交わり，憩うことを目的とし，力動的集団は，自己洞察，自己変容を目的とする。療法集団とその目的を表2に，形態を表3示す（山根，2007）。

II　パラレルな場

1．パラレルな場について

従来の集団療法は，集団の成員間におきる集団力動を用い，凝集性を高めて共通の目標や個々の課題を解決する。それに対して，パラレルな場は，ひとの集ま

作業療法の視点

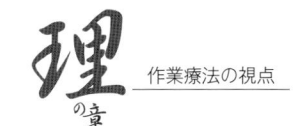

りのなかで自然に生まれるものを除き，場を共有しながら，他者と同じことをしなくてもよい．集団としての課題や制約を受けず，自分の状態や目的に応じた利用ができ，いつだれが訪れても，断続的な参加であっても，わけへだてなく受け容れられる，という「ひとの集まりの場」を利用する治療構造をいう（山根, 1999）．

2. パラレルな場はなぜ生まれたのか

　リハビリテーションなど生活モデルが適用となる領域においても，「ひとの集まり（集団）」が重要な役割を果たすが，対象者個人の意志，支援する人的環境や社会的環境など，集団内外からのさまざまな要素が大きく影響するため，医学モデルとして構造化され純化された「集団療法」で対処するには限界がある．特に対人緊張の高い者や脆い自我と自尊心が傷つきやすい，思春期心性をもつ者にとっては，集団療法の適用が困難であった．

　そのため，他者と同じ課題で連携することは少なく，何か共通の課題があるような場合を除けば，ひとの中にいて他者と同じことをしなくてもよい，自分の状態や目的に応じた行動が許容されていることが多い，といった「くらし（生活）」における「ひとの集まり（集団）」を治療として利用することを試みた．

　このひとの集まりの「場」における治療・援助の経験から，凝集性を高めないひとの集まりの療法としての利用ともいえる「パラレルな場」という概念が生まれた．

3. パラレルな場の風景

　ひとりで音楽を聴いたり，絵を描いたり，手芸をしたりと，それぞれに自分の活動に取り組んでいるひとの集まり．それを見て過ごしているうちに，自分も何かしてみたくなり，活動している人に話しかけたり，スタッフに教えてほしいといってくる．「何もできないけど，何もしないのは落ち着かないんです」と言ってくる人．「私覚えていますか？　ちょっと疲れて，また入院したの．またここに来ていいですか？」と数年ぶりに入院した人．パラレルな場には，いろいろな人が，それぞれの状態に応じて参加する．

　暖かで柔らかな雰囲気に包まれ，だれでも受け入れてもらえる場が安らぎをもたらし，緊張や自閉のカラをといていく．ゆるやかな治療構造のなかで，自然なかかわりから生まれる相互の作用により，集う者自らが変わってゆく，時の流れに乗じたはたらきかけができる自然体が，「パラレルな場（トポス）」の魅力である．

表4　パラレルな場の構造

参加方法	見学参加やオープンに，開始は処方もしくは利用契約による自由利用の保障
利用時間	休日を除き可能なかぎり毎日，同じ時間帯による利用の保障
実施場所	同じ場による利用の保障
利用規則	社会規範にそった最低限の規則による利用の保障
活動種目	実際に作品や材料道具などは自由にみてさわれるように，多くの種目を用意
利用目的	利用者個々に設定
スタッフ	担当制を採用し利用者4〜5名に1名 場が安定し患者層に広がりが生まれると10名に1名くらいでも可能になる
参加人数	常時の参加者が4〜5名以上になると場として成りたち始める 相互の関わりがよい形でみられるようになるのは，10〜15名 場全体としては20〜30名程度までが適正

4．パラレルな場の構造と効用

　治療・援助としてのパラレルな場は，表4に示すような，場所，時間，活動，利用のルールなどによって，その構造を保っている（山根，1999；2007）。この場を共有しながら，他者と同じことをしなくてもよい，集団としての課題や制約を受けることのない治療形態により，自分の状態や目的に応じた利用（自由参加の保障）ができ，断続的な参加も保障される。

　パラレルな場を用いる治療・援助は，一般的な集団療法に比べて相互の影響性が穏やかなため，緊張感が少ない。さまざまな状態の人がそれぞれに過ごす姿や，治療や援助にあたるスタッフの様子を，自然に見聞きする。その自然に見聞きすることが，普遍的体験をともなう安心感をあたえる機会，他者とのかかわり方や距離の取り方を見て学ぶ自然な模倣の機会となる。

　入院治療において，パラレルな場は，もっとも現実社会に近く，しかも現実社会に対しモラトリアムな時間と空間が保障される。あるがままの自分を受け入れてくれる場は，自我を必要以上に脅かすことなく，やや退行した行動を含む試行探索行動を保障する。そして，適応的な対処行動を引きおこし，結果として有能感や自己愛を満たし，より現実的な生活世界に向けた歩みを促す。わずかな支持と援助があれば，共に場を過ごす者同士の自然な交流も生まれ，自閉されていた活動性が適度に刺激され，主体的な行動が回復する機会となる。場が成熟すれば，ピア・サポート（peer support）が自然に生まれる。そうした自然な関係のなかで生まれる支えあいが，感情の修正体験として重なれば，自我を強化し対人処

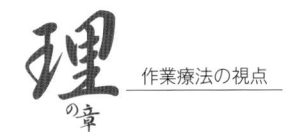

能力が改善される機会にもなる。

「ここに来るとほっとする」「何だかもう一度やれそう」、それは場がもたらすエンパワーメントであるが、母親の原初的没頭（primary maternal preoccupation）と同じ、治療者の人間に対する関心と信頼、ポジティブな姿勢によるもので、治療や援助における療法集団の基本原則である。成熟したパラレルな場は、現実場面でありながら、現実社会に対しモラトリアムな時間と空間を提供する。

5. セラピストの役割

パラレルな場は、安心してそこにいることができる、自分の思いを言葉や作業活動で表現できる、それが共有の体験の場で他の人に支えられる、そうしてその人自らが、自分の生活を見出していけるようにすることが基本である。

通常の集団療法に比べて契約やルールによる構造がゆるやかであるため、治療構造があいまいになりやすい。このゆるやかで柔らかな場の力をしっかりと引き出し、臨機応変な対応をおこなうために、セラピストは、場の目的を明確にし、場の構造をしっかりと把握し、場に生じている現象とダイナミックスを把握しながら、パラレルな場の特性を維持し、その機能を活かすために必要な最小限の操作介入をする。このゆるやかな構造を支える枠がスタッフのもっとも重要な役割である。

おわりに

パラレルな場が育つには時間が必要である。時間が経過すれば場が成熟するわけではないが、経験的には、場ができる目安は最低2〜3年、一応安定した場になるのに4〜5年はかかる。いったん場が育つと、急性期のように短期間で利用者が移り変わっても、その文化がまるで踏襲されるかのように機能する。従来の集団療法とは異なる「ひとの集まりの場」を用いる関わりを紹介した。

文　献

池田由子（1974）集団精神療法の理論と実際第2版. 医学書院.
近藤喬一（1994）日常実践としての集団精神療法. 集団精神療法 10；10-17.
前田ケイ（1985）ソーシャルワークにおける集団の治療的活用 —— その理論と実際. 集団精神療法 1；17-21.
水島恵一, 岡堂哲雄（1969）"集団療法の基礎". 水島恵一, 岡堂哲雄編：集団心理療法. pp.3-28, 金子書房.
Scheidlinger S (1982) Focus on Group Psychotherapy：Clinical essays. International Universities Press.
Scheidlinger S (1997) Basic of Psychoanalytic Group Psychotherapy as Practiced in the Western World. （能幸夫監訳（1998）西洋世界における実践処方としての精神分析的集団精神療法の基礎. 集団精神療法 14；11-19)
山根寛（1999）パラレルな場（トポス）の利用. 作業療法 18（2）；118-125.
山根寛（2007a）ひとと集団・場 —— 集まり, 集めることの利用 第2版. pp.104-112, 三輪書店.
山根寛（2007b）ひとと集団・場 —— 集まり, 集めることの利用 第2版. pp.79-81, 三輪書店.

　集団療法の多くは, 成員間におきる集団力動と凝集性により共通の目標や個々の課題の解決を図るもので, 対人緊張の高い者や思春期心性をもつ者には, 適用に限界がある。その対処として, 場を共有しながら, 集団としての課題や制約を受けない治療構造として「パラレルな場」という概念が生まれた。それは母親の原初的没頭と同じ, 治療者の人間に対する関心と信頼, ポジティブな姿勢から生まれる。わずかな支持と援助があれば, 共に場を過ごす者同士の自然な交流も生まれ, 主体的な行動が回復する機会となる。パラレルな場が成熟するには数年かかるが, いったん場が育つと, 利用者が移り変わっても, 文化が踏襲されるかのように機能する。
　「ひとが集まること」,「ひとを集めること」によって生まれるさまざまな現象の中から, 治療・援助に有用な現象を抽出し純化することで, 集団と場の理論が構築された。そうして生まれた理論を道具として, ひとの集まりを理解したり, そこに生じる力を治療や教育などに利用してきた。
　「ひとが集まること」,「ひとを集めること」により生まれるひととひとの関わりを, どのように治療や援助において生かすかを考えるために, 構造化による集団内のダイナミックスを生かす「集団療法」と, その対極ともいえるひとの集まりの場の力を生かす「パラレルな場」を紹介する。

（初出：コミュニケーション障害学 26巻3号, 2009年）

コミュニケーションとしての作業・身体

はじめに

　ひとは，予期せぬ「やまい」や「しょうがい」により，生活とのかかわりを失う。失われた生活とのかかわりを取り戻す試みは，わが身が「わが（思う）まま」に動いてくれるかどうか，「自己の身体の確かめ」から始まる。わが身が「ともにある身体」としてリアルな存在になることで，あるべき生活の回復もしくは新たな生活の再建へと向かう。
　この生活とのかかわりを取り戻すプロセスは，自己と身体との語らい（コミュニケーション），自己と生活との語らいといってもよい。作業療法は，「活動の再体験」と「良質な休息」を提供し，その「語らい」の場をつくる。
　古代ギリシャの哲学的霊魂観に始まる二元論的身体観，心身一如の東洋的身体観，ひとは身体をどのようにとらえてきたのかを振り返りながら，作業療法における作業そして身体について考えてみる。

I　身体観：心身二元論の世界

　ひとは，身体をどのようにとらえてきたのだろうか。臓器移植における脳死を巡って交わされた論議の背景にも，身体観の違いが大きく影響していた。臓器移

植を成り立たせている西洋医学的身体観は，臓器を身体の部品としてみる機械論的な心身二元論がその基盤にある（美馬，1989）。二元論的身体観は，Platon の対話編にみられる理性的霊魂の不滅，Aristoteles の霊魂論（Aristoteles, 1968）など，古代ギリシャの哲学的霊魂観にさかのぼる。この哲学的霊魂観，すなわち魂や精神に対して身体を第二義的に扱う身体観は，ユダヤ教やキリスト教などにおける霊肉二元の宗教思想と結びついて，西洋の思想的な中核を形成してきた。

そして，Descartes（1596〜1650）は「精神は物体に，物体は精神に，いかなる意味においても依存しない」とひとの本質は意識（コギト）の主体，すなわち心にあるとした。近代科学（自然科学）は，このDescartes哲学の心身二元論との出会いにより普及したともいえる。Harveyの血液循環論（1628年）に始まったとされる近代（西洋）医学も，身体を精神から分離し，機械論的見方をすることによりめざましい発展を遂げた。物体としての身体の生理的構造・機能，その異常としての病気を対象とすることで，幾多の感染症を克服し，さまざまな病気の治療法の開発に寄与した。現代（西洋）医学の「命の贈り物」といわれる移植，再生，遺伝子治療などの先端医療も，そうした文脈のなかで誕生した。

しかしDescartesの「われ思う，故にわれあり（cogito, ergo sum.）」という言葉は，感覚や運動，行為における心身の統合を抜きには成り立たないという事実を含んでいる。この事実が，Nietzsche（1844〜1900）に「近代人は身体の重要性を忘れている」と言わしめ，Bergson（1859〜1941），Spinoza（1932〜77）ら一元論者によるDescartes的心身二元論の批判が始まった。そして，Merleau-Ponty（1908〜61）の「知覚の現象学」（1945）（M Merleau-Ponty, 1982）により，それまで第二義的にみられていた身体は，「生きられる身体」として，現象学の主題となった。

そうした動きは，医学においてもみられる。19世紀初頭にドイツで誕生した心身医学（Heinroth JCA, 1990）は，Freud（1856〜1939）のヒステリーや神経症研究による心身相関（Freud S, 1974）を理論的背景として，1930年代にアメリカで体系化された（筒井，1979；中川，1985）。

そして，心身二元論を基盤とした近代（西洋）医学の身体機械論的見方の行きづまりの中で，注目されるようになったのが補完・代替療法[注1]である。補完・代

注1　米国の国立補完代替医療センター（NCCAM）は，補完代替医療を，①インドのアーユルベーダや中国などにみられる伝統医学に類する代替医学システム，②精神と身体の相互作用に働きかけるもの，③食べ物や薬草などの生物学的作用を利用するもの，④手技・身体を介するもの，⑤気功など自己内外に存在するエネルギーを利用するもの，の5領域に分けて研究をおこなっている（蒲原，2002）。

理の章 作業療法の視点

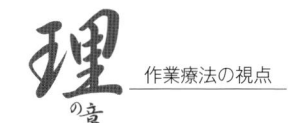

替療法は、大学医学部で教育されている西洋医学以外の療法を総称したもので、1970年代にアメリカで模索が始まり、1980年代には欧州各国にも広がった。わが国でも1997年に、日本代替医療学会（2000年に日本補完・代替医療学会に名称を変更）が設立された。

近代（西洋）医学は、「病める人（patient with illness）」から「疾患（disease）」を客体化することで、原因を究明し、治療法を発見し、多くの成果をあげた。その一方で、高齢化や生活環境の変化に起因する生活習慣病や心身症の増加など、心身相関を考慮し、心身全体を管理する総合的な医療の必要性がクローズアップされるようになった。

身体観の変化という視点からすれば、精神と身体を区分し、身体を第二義的な物体として扱ってきた古代ギリシャから近代合理主義に至る身体観が問い直され、心身の相関の新たな認識と、近代科学が意図的に軽んじてきた身体のリアリティの復権であろう。

Ⅱ　身体観：心身一如の世界

補完・代替療法には、道教と関係の深い中国医学やヨーガ哲学を基盤としたインドの伝統医学アーユルベーダをはじめ、気功、指圧、マッサージ、カイロプラクティック、整体などの手技療法、薬草、健康食品、食事療法などの健康増進法、瞑想療法、イメージ療法などが含まれる（蒲原，2002）。それらの多くは、禅やヒンズー教のヨーガの修行など東洋思想の伝統的な身体観を背景としたものである。

東洋思想においては、精神（心）と物質（身体）を明確に区別する二元論的考え方はなかった（湯浅，1990）。わが国では、鎌倉時代の初期に臨済宗を伝えた禅密兼修の僧栄西（1141〜1215）が用いたという「心身一如」[注2]が理想とされてきた（湯浅，1990）。禅における修行は、厳しい拘束を自己の心身に課し、身体で覚え込む体得によって、悟り（意識の開け）の境地に達するものである。道元（1200〜53）も、「正法眼蔵（しょうぼうげんぞう）」で「身と心とをわくことなし」といい、修行のはじまりは身体のあり方が心のあり方を決めていくことにあるとした（道元，1993）。このような禅の修行における体得の思想は、芸の道でも

注2　禅の瞑想における内面的瞑想と外的行動の両者が向かう理想的境地。心と身体は不可分で、心と身体に見出される二元的で両義的な関係が克服され、そこから意識にとって新しい展望がみえてくることを意味する（湯浅，1990）。

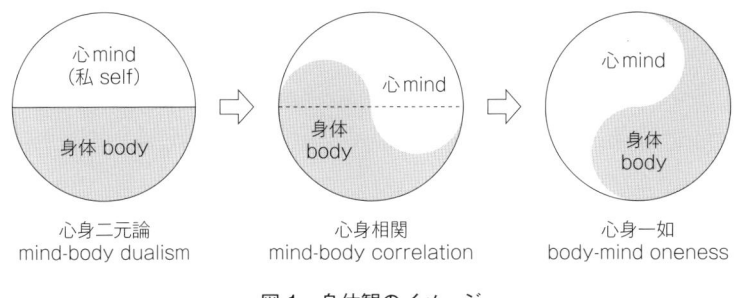

図1　身体観のイメージ

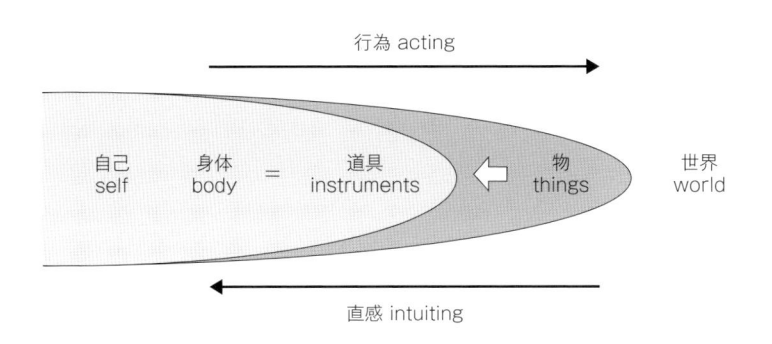

図2　西田哲学における自己・身体・道具・世界の関係

稽古に取り入れられ，世阿弥（1363？〜1443？）は，その能楽論「風姿花伝（ふうしかでん）」で，「心」の動きと「身体」の動きを一致させる，身体の主体化が能の稽古や修行であるとした（世阿弥，1991）。心身二元論，心身相関，心身一如をイメージで比較すると図1のように表すことができよう。

　この東洋的身体観は，近代日本哲学の背景となり，西田（1870〜1945）は「身体といふものなくして，我といふものはない」といい（西田，2003），さらに道具を身体との関連でとらえると同時に自分の身体をも道具としてみた。西田哲学における自己，身体，道具，世界の関係を簡略に示すと図2のようになる。この西田の道具と身体の関係に対する認識は，後述する身体図式（body schema）と身体像（body image）の関係そのものである。

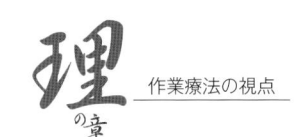

III　日常と身体：身体図式と身体像

　私たち一人ひとりがただ一つの身体をもって生まれ，自分の思いを他者に伝えたり，実現できるのも，身体を通して成り立っているが，健康な日常生活においては，身体を意識することなく暮らしている．私そのものである身体を，私が意識することなく日々過ごせるのは，身体図式（body schema），身体像（body image）と称される脳内にある私の身体の表象，空間像による．

　身体図式とは，Merleau-Pontyが「習慣的身体（le corps habituel）」（M Merleau-Ponty, 1982）というように，繰り返された経験によって組み替え更新される，習慣としての身体の表象である．身体図式は，感覚的経験や運動的体験の蓄積により形成され，恒常性をもち意識下で働く，自分の身体の空間的なイメージを成立させる役割を担っている．身体像は，その身体図式を基盤として構成された，意識された身体の設計図にあたる．身体の意識が必要な状態において，身体図式を文法に身体像が立ち上がり，道具を手にすれば，身体像はその道具を身体の延長として取り込み（Iriki A et al, 1996；入來，2004），ダイナミックに対応する．

　そして身体図式も，その習慣としての恒常性を保ちながら，加齢や心身の機能・構造の変化に対応して，身体の動きと連動した情報を系に組み込み，緩やかに身体の状況の変化に対応した身体図式へと更新される．この脳内にある身体の表象，空間像が，対象との相互性の中でダイナミックに変動しながら安定性を保っていることで，私たちは環境や状況に適応した生活ができている．

IV　たとえばリンゴを

　身体図式，身体像はどのように働いているのか，たとえばリンゴの皮をむいて食べるときのことを考えてみよう．今，目の前のテーブルの上に一つのリンゴがある．そのリンゴの赤い色と肌の質感，その感覚的クオリアにより，さまざまな志向的クオリアが私の中に満ちあふれる（茂木，1997；2001）．そこに生まれる志向的クオリアとは，これまでの経験により想起される，リンゴの香り，シャクッと一口噛んだ瞬間に口の中に広がる果汁，シャクシャクと噛む歯触り，「赤いリンゴに　口びるよせて〜　だまぁって見ている青い空〜」と思わず口ずさむ「リンゴの歌」（昭和20年制作の映画「そよ風」の主題歌，並木路子：歌）と共に浮かぶ，甘酸っぱくほろ苦い記憶が，混然として心の中に立ち上がる質感である．

リンゴに手を伸ばし，リンゴを手にとる。ナイフに手を伸ばし，ナイフをつかむ。その意識することのない動きは，私の身体図式を基盤として，リンゴの皮をむいた経験から立ち上げられた初期身体像によるものである。そして，リンゴをむき始めると，皮の厚み，ナイフの切れ味，手の動き，それらの情報が刻々とフィードバックされ，立ち上がっていた初期身体像は，今まさに手にしているナイフを取り込んだ新たな身体像へと瞬時に修正される。

　ナイフはまるで私の手の機能の延長であるかのように，リンゴをむく。皮をむき終え，リンゴを切り分け，ナイフをおいた瞬間に，ナイフへの身体の拡張は消え，ふたたび元の身体図式が機能を始める。そして，皿に盛られたリンゴによる新たな志向的クオリアが私を満たす。この運動・感覚情報のフィードバックシステムを簡単に示すと，図3のようになる。

V 「やまい」や「しょうがい」による関係の喪失

　健康な日常生活においては，自分の身体を意識することなく暮らしているが，身体が不全になったり，身体の機能・構造を失ったときに，ひとはその存在を意識する（山根，2005）。

　たとえば「脳の中の幽霊」（Ramachandran VS et al, 1999）や「妻を帽子とまちがえた男」（Sacks O, 1992）に出てくる幻肢（phantom limb）は，16世紀にフランスの外科医 Paré（1510～90）が初めて記述したもので，事故などによって四肢を失った者が，「現実的身体」として手足がないことを知りながら，「習慣的身体」としての身体像はまだ修正されてないため，存在しない手足に体感や運動感覚を感じ，手足があるかのように行動したり，痛み・かゆみを感じる現象である。イギリスの Richard Morton が，1689年に「神経性消耗症」と称して症例を記載した摂食障害の神経性無食欲症（Vandereycken W et al, 1997）は，身体のふくらみが消え，骨が浮きあがるほどやせながら，自分の「現実的身体」を受け入れようとしないというものである（山根，2002）。

　表1に例としてあげたように，「やまい」や「しょうがい」においては，身体の表象，空間像もダイナミックな対象との関係を失い，心身の機能は低下し，自己と身体の間にはさまざまな違和が生じる。自己と身体の調和した関係性の喪失は，生活との関係性の喪失となる。

理の章　作業療法の視点

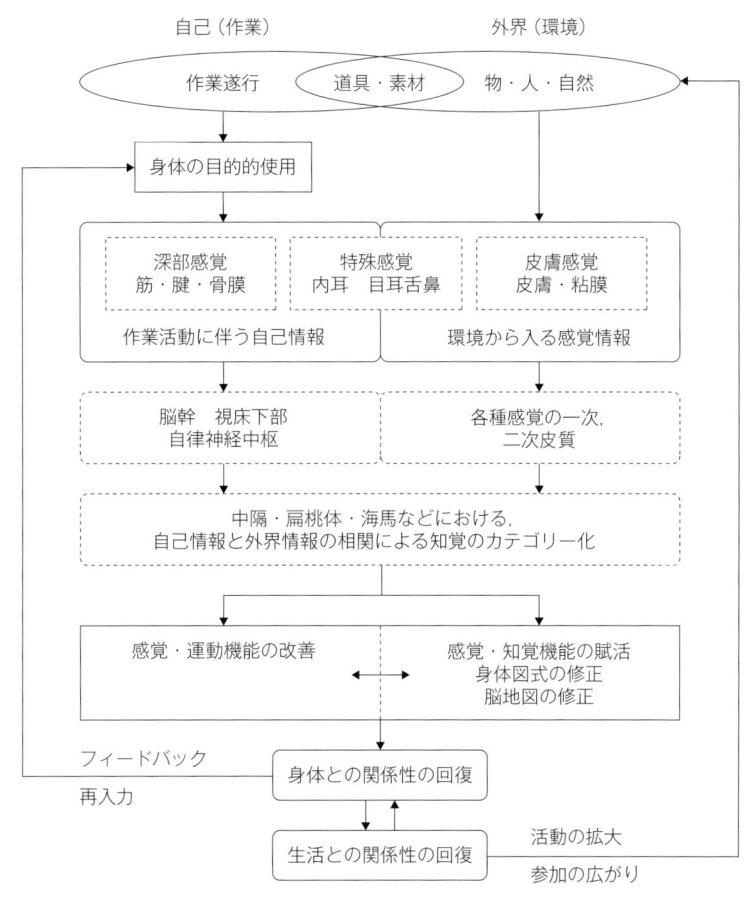

```
        自己（作業）              外界（環境）
    ┌──────────────┐      ┌──────────────┐
    │  作業遂行  （道具・素材） 物・人・自然 │──────────┐
    └──────────────┘      └──────────────┘          │
            │                                          │
            ▼                                          │
    ┌──────────────┐                                   │
    │ 身体の目的的使用 │                                │
    └──────────────┘                                   │
            │                                          │
    ┌───────┴───────┬──────────────┐                   │
    │ 深部感覚      │ 特殊感覚     │ 皮膚感覚          │
    │ 筋・腱・骨膜  │ 内耳 目耳舌鼻│ 皮膚・粘膜        │
    └───────────────┴──────────────┘                   │
      作業活動に伴う自己情報    環境から入る感覚情報    │
            │                         │                │
    ┌───────▼────────┐    ┌──────────▼──────┐         │
    │ 脳幹　視床下部 │    │ 各種感覚の一次, │         │
    │ 自律神経中枢   │    │ 二次皮質        │         │
    └────────────────┘    └─────────────────┘         │
            │                         │                │
    ┌───────▼─────────────────────────▼──────┐        │
    │ 中隔・扁桃体・海馬などにおける,         │        │
    │ 自己情報と外界情報の相関による知覚のカテゴリー化│ │
    └────────────────────────────────────────┘        │
            │                                          │
    ┌───────┴──────────────┐                           │
    │ 感覚・運動機能の改善 │ 感覚・知覚機能の賦活     │
    │                      │ 身体図式の修正           │
    │                      │ 脳地図の修正             │
    └──────────────────────┘                           │
     フィードバック    │                               │
      再入力    ┌──────▼──────┐                        │
              │ 身体との関係性の回復 │                 │
              └──────────────┘                        │
                      │                                │
              ┌───────▼──────┐    活動の拡大          │
              │ 生活との関係性の回復 │─参加の広がり──┘
              └──────────────┘
```

（山根寛：ひとと作業・作業活動第2版（山根，2005）より修正）

図3　運動・情報フィードバックモデル

VI　コミュニケーションとしての作業・身体

　「やまい」や「しょうがい」により失った生活とのかかわりを取り戻す試みは，自分の身体が「わが（思う）まま」に動いてくれるかどうか，「自己の身体の確かめ」から始まる．そして身体の表象，空間像が対象との関係の中でよみがえり（身体図式の現実的な更新），わが身が「ともにある身体」としてリアルな存在に

表1 「やまい」「しょうがい」と身体

失った四肢の実在を感じる	幻肢
現実的身体を認めない	摂食障害
身体の一部を無視する	半側身体失認
身体が思うように動かない	中枢神経障害による麻痺等
身体が思いとは異なる動きをする	不随意運動
身体が示し語る	身体表現性障害
身体がなしたことが記憶にない	解離性障害
身体を実体として感じない	離人性障害

なることで，あるべき生活の回復もしくは新たな生活の再建へと向かう。

あるべき生活の回復，すなわち主体性の回復は，自己の身体性の回復により，身体との関係性を回復することであり，生活の再建は，生活との関係，社会との関係を回復することである。身体を通して，すなわち作業活動に伴う五感のフィードバックを確かなものとして体感し，感知し，主観としての自己との相互関係として対象を認識する，そのプロセスを通して，私たちは「いま，ここ」にある自分を確認できる。この回復プロセスは，自分と身体とのコミュニケーション，自分と生活とのコミュニケーションに他ならない。

自分と身体とのコミュニケーション，すなわち五感を通して自分の「からだの声」に耳を傾ける身体の確かめには，作業における対象操作が手段となり，そして現実生活との関係性の回復にあたっては，対象操作により確かめられリアルな存在となった身体が，自分と生活とのコミュニケーションの手段となる。作業活動において身体を使う，道具を使うという経験の繰り返しが，世界と対比する自己の基盤となる身体図式を作る。作業により，自己の基盤が作られる。

そうした意味において，作業療法は，作業・身体を介して，私とわが身，そして対象世界との関係性の回復という，コミュニケーションプロセスをファシリテートする役割を果たすものといえる。

Ⅶ エピソード

最後に，事故により失った身体との関係性を作業療法のかかわりにより取り戻したAさんのエピソードを紹介する。

理の章

作業療法の視点

「おかしいもんやねぇ，ここ（右の手足）見えてるのに，さわってもわからへん。力入りませんわ」「いっつも，足もと見んとね，下に（足が）着いとるかどうかわからんから，よう転びかけます」というAさん。

何人も人を使い神社や寺院の銅板建築板金を請け負っていたAさんは，自転車で転倒し，右側頭部骨折，左側頭葉脳挫傷，外傷性脳内出血，外傷性くも膜下出血，右急性硬膜下血腫がみられた。術後，意識混濁，失見当識，失語（感覚＋運動），右片麻痺，右同名半盲などの障害に対するリハビリテーションが開始されたが，思わしい進展はみられず，3ヵ所の病院やリハビリテーション施設を経由し，受傷から1年後に当大学病院精神科神経科で外来受診が始まった。その2年半後，新しく開設した精神科作業療法で，高次脳機能障害への対処を始めたことを契機に，作業療法に処方が出された。受傷から3年半が経過していた。

作業療法に紹介されたときには，頭部外傷による広汎な脳の損傷，特に側頭葉の損傷が大きく，感覚失語，記銘力障害，意味記憶障害がみられた。さらに，頭頂葉，後頭葉両側にもその損傷がおよび，視覚失認，観念失行があり，日常生活に大きな支障をきたしていた。2年あまり外来受診で治療を受けていた臨床心理技術者の名前も覚えることができず，受診は家族同伴，右半身の感覚は全くなく，何とか自立歩行はできるが，常に右足の着地を目で確認しないと歩行が困難という状態であった。右手は，意識しないときには軽い物をつかむ程度のことはできるが，握手をすると握り返すことができず，実用手としては機能していなかった。

受傷後，リハビリテーションでも両手を用いる作業をしたことがないというAさんに，もしやという作業療法士の直感から，簡単な銅板細工を導入した。見ただけでは何に使うものか，どう使う物かわからない木槌も，手にとると，崩れたとはいえ，長年建築板金で培われた身体図式が少しずつよみがえり，2ヵ月あまりで2作の作品ができ，力のコントロールも少し可能になった。そして，鋏やカッターナイフ，刻印の使用のために，皮のモザイク，スタンピング，切り絵と進め，一人で通院し，受診受付，支払いもおこなえるようになった。

作業療法に通うようになってから，毎日玄関先に椅子を出して腰掛け，勤め先から帰ってくる奥さんを待つようになったというAさん。「大変ですわ」というAさんと向き合う大変さを暮らすのは，奥さん。それでも，毎日玄関で待っていて「お帰り」というAさんの笑顔に救われると，家計を交代した奥さんがいわれた。「前はね。私が働いてね。今は反対ですわ。奥さんが働いて」と屈託なく笑うAさん。

今は，感覚も回復し，右手も実用手として日常生活に大きな支障はない。「こ

れ？　そう，わたしの手。前はね，ちゃんと動かんし，さわってもわからんかったけど，今はね，もうわかるようにね，なりました」。故障した脳の機能を補いながら，A さんの生活は前向きになった。

おわりに

　作業療法士は，言葉が意味記号としてのコミュニケーション機能を，十分果たさない状況においても，身体の共通性，五感と身体を介した共有体験を「伝え」「伝わり」の手だてとしてきた。
　身体が世界（対象）を感受し，感覚，知覚する。対象をどのように扱うか，それは対象がアフォードしているクオリアを，私が私の身体によりどのように認識（身体的認識）しているかによって決まる。あらためて，作業療法における作業と身体性の意味を問い直したい。

文　献

Aristoteles（山本光雄，副島民雄訳）（1968）アリストテレス全集 6 霊魂論 自然学小論集 気息について．岩波書店．
道元（水野弥穂子校注）（1993）正法眼蔵．岩波書店．
Freud S（懸田克躬，小此木啓吾訳）（1974）ヒステリー研究他．人文書院．
Heinroth JCA（西丸四方訳）（1990）ハインロート狂気の学理．中央洋書出版部．
Iriki A, Tanaka M, Iwamura Y（1996）Coding of modified body schema during tool use by macaque postcentral neurons. Neuroreport 7：2325-30.
入來篤史（2004）道具を使うサル．医学書院．
蒲原聖可（2002）代替医療──効果と利用法．中央公論新社．
美馬達哉（1989）臓器移植──バロック的技術としての．医療人類学 5（4）．
M Merleau-Ponty（1976）Phénoménologie de la perception. Gallimard.（中島盛夫訳（1982）知覚の現象学（叢書・ウニベルシスタ）．法政大学出版局）
茂木健一郎（1997）脳とクオリア──なぜ脳に心が生まれるのか．日経サイエンス社．
茂木健一郎（2001）心を生みだす脳のシステム．日本放送出版協会．
中川哲也（1985）心身医学の歴史．石川中編：心身医学のすすめ．筑摩書房．
西田幾多郎（2003）西田幾多郎全集第 8 巻──哲学論文集第二，第三．岩波書店．
Olives S（1987）The Man Who Mistook His Wife for a Hat. Harvard University Press.（高見幸郎，金沢泰子訳（1992）妻を帽子とまちがえた男．晶文社）
Ramachandran VS, Blakeslee S（1998）Phantoms in the Brain：Probing the Mysteries of the Human Mind. Harper Perennial.（山下篤子訳（1999）脳の中の幽霊．角川書店）

世阿弥(野上豊一郎,西尾実校訂)(1991)風姿花伝.岩波書店.
筒井末春(1979)心身医学の歴史.石川中,末松弘行編:心身医学.p.12,朝倉書店.
Vandereycken W, van Deth R (1994) From Fasting Saints to Anorexic Girls : The History of Self-Starvation. NYC Press.(野上芳美訳(1997)拒食の文化史.青土社)
山根寛(2002)精神障害に伴う食の異常・障害へのアプローチ.山根寛,加藤寿宏編:食べることの障害とアプローチ.pp.20-35,三輪書店.
山根寛(2005)身体と作業活動.ひとと作業・作業活動第2版――ひとにとって作業とは? どのように使うのか?.pp.44-49,三輪書店.
湯浅泰雄(1990)身体論――東洋的心身論と現代.講談社.

　　身体図式や身体像が,ダイナミックに変動しながら安定性を保っているため,通常,私たちは身体を意識することなく環境や状況に適応し生活している.病いや障害は,身体図式・身体像に歪みをもたらし,自己と身体や生活との関わりを失う.この失われた関わりを取り戻すプロセスは,自己の身体の確かめから始まる.身体がリアルな存在になることで,新たな生活の再構築へと向かう.この回復プロセスは,自分と身体とのコミュニケーション,自分と生活とのコミュニケーションに他ならない.
　　本論では,古代ギリシャの哲学的霊魂観に始まる二元論的身体観,心身一如の東洋的身体観といった身体の捉え方を振り返りながら,あらためて,作業療法における作業と身体性の意味を問い直したものである.

(初出:作業療法25巻5号,2006年)

心身統合の喪失と回復

コミュニケーションプロセスとしてみる作業療法の治療機序

はじめに

　私たち一人ひとりは，ただ一つの身体をもって生まれ，自分の思いを他者に伝えたり，その思いを実現できるのも，その身体を通して成り立っている。身体を通してしか成り立たない。思わぬ病いや不慮の事故による，自分（意識している自己）と身体の調和した関係性の喪失（心身統合の喪失）は，活動を制限し生活との関係性を奪い，社会への参加を制約する。

　その，病いや障害により失い，損なわれた生活との関係性を回復する試みは，自分という存在そのものである身体（わが身）が，「わが（思う）まま」に動いてくれるかどうか，「自分の身体の確かめ」から始まる。そして，わが身が「ともにある身体」[注1]としてリアルな存在になることで，生活との関係性の回復も可能になる（山根，2006）。

　リハビリテーションの手だての一つである作業療法では，対象者自身が作業を介して自分と向き合い，自分の身体に問いかけ，身体の声を聴き，自分と身体との関係性，失い損なわれた生活の再建に向けた自律と適応を援助する。本論は，

注1　安定した生活においては，ひとは身体として存在するが，その身体は常には意識されることなく自己と一体化したもので，自己と対象との関係は身体を通して把握され，対象への働きかけは，自分の意志を身体が反映することによって具現化される。自己と身体は本来そうした位置関係にあるものということを表すために用いる。

理の章　作業療法の視点

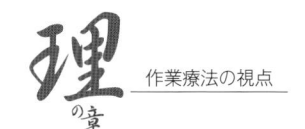

この作業療法のプロセスを，対象者自身の身体や生活とのコミュニケーションプロセスと捉えることで，脳機能と作業の相関から作業療法の治療機序を見なおす試みをしたものである。

I　心身統合の喪失

　私たちが，何かを判断し，思いを実行する。それは，すべて身体を介して成り立っている。この人間と作業活動や環境との関係は，1950年代から1980年代に理論展開がなされ（Miller BRJ et al, 1995），関連モデルも提示されてきた（Kielhofner G, 1990；1999；2007）が，それらは人間と作業に関する基本理念を示すもので，モデルは概念モデルである。この概念モデルは，作業と脳機能モデルとして表すと図1のようなオープンシステムとして示すことができる。作業活動にともなう身体からの自己情報と外部環境からの外界情報が，身体を介して感覚情報として入力され，その情報から対象との関係を判断し，対処が決まると身体を通して実行する。

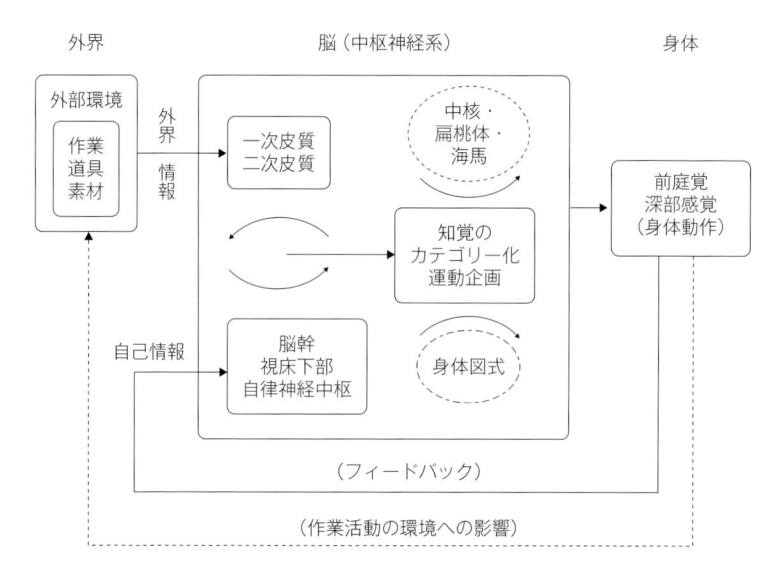

図1　人間の作業活動

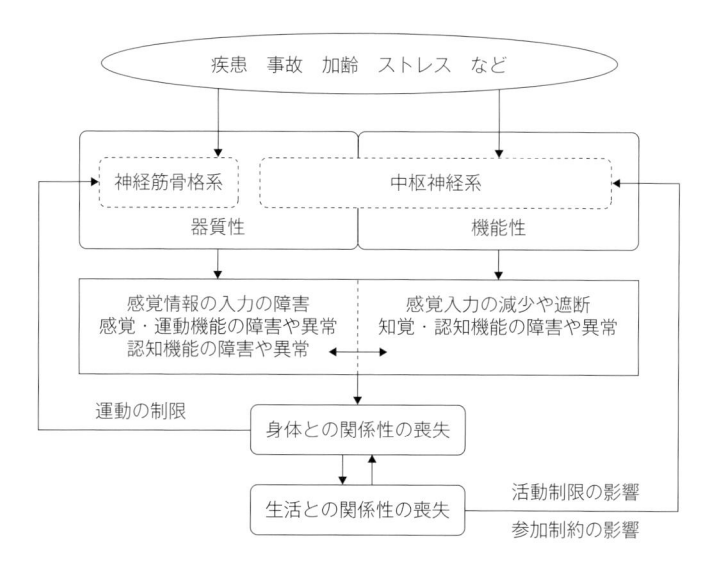

図2　関係性が失われる過程

1. 喪失の過程

　疾患，事故，加齢，ストレスなどに起因する心身統合の喪失により，自分と身体の関係性，生活との関係性が失われていく過程は，図2のように示すことができる。心身統合喪失の原因には，器質性のものと機能性のものとがあるが，いずれの場合も，身体が思うように動かない，思いとは異なる動きをする，自分の身体の実感や存在を感じないといった，自分と身体の違和として体験される。その違和として体験される自分と身体の解離現象が，身体との関係性の喪失の現れである。

　身体との関係性の喪失は，具体的には食事，排泄，睡眠，整容，衛生，更衣，入浴など，日常生活活動（activities of daily living：ADL）や，金銭，時間，物品，安全・健康など手段的日常生活動作（instrumental activity of daily living：IADL）など，ひとが生活を維持するために基本的に必要な機能に何らかの支障をきたす。ADLやIADLに障害があれば，程度の差はあれ，日々の生活を制限し，生きるという命の質の保障のために介護が必要になる。

　図1に示すように，ひとは，身体を通して自分の状態や外界の状況を判断し，身体により自分の思いを遂げている。そうした身体として存在し，身体を生きて

作業療法の視点

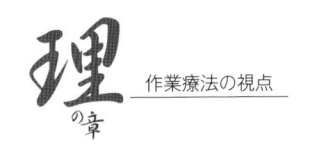

表1　心身統合の喪失例

	要因	身体と現象	障害の例
器質性	神経筋骨格系の障害	身体が思うように動かない 身体の動きがわからない	末梢神経，筋，骨の疾患・障害による運動障害 末梢神経の疾患・障害による感覚入力の異常
		身体が思うように動かない 身体が思いとは異なる動きをする 身体が誤った動きをする 実在を無視される身体 実在するものを無視する身体 実在しないものを見聞きする身体	中枢神経障害による ｛ 麻痺／不随意運動／失行症／完全麻痺や身体失認／半側空間無視／幻視や幻聴
機能性	中枢神経系の障害・異常	あるはずがない身体の存在を感じる 現実の身体とは異なる身体像をもつ 感覚情報が適切に入力されない 自分に実感がない 身体が心の声を語る 実在しないものを見聞きする身体	幻肢などにみられる身体に関する知覚の障害 摂食障害などにみられる身体に関する認知の障害 感覚に対する認知の障害，心因性の感覚障害 解離症状（精神症状）による離人性障害など 転換症状（身体症状）による身体表現性障害など 精神疾患にともなう幻視や幻聴

いる存在である人間にとって，自分と身体との関係性の喪失は，ADLやIADLの障害だけでなく，作業遂行機能，対人機能，コミュニケーション機能，移動機能など，日常生活や社会参加に必要な生活機能（WHO, 2001；山根, 2005a）のすべてに影響する（早川, 1994）。

さらに，状況を判断し行動するために必要な，作業活動にともなう筋感覚情報や体性感覚情報などの自己情報や環境や対象からの外界情報が，適切にフィードバックされなくなり，心身の機能低下を悪化させるといった悪循環を引き起こす。

2. 喪失の原因と現象

心身統合の喪失原因には，器質性のものと機能性のものがあるが，心身の統合が失われたときに体験される現象と主な障害の例を表1に示す。

1）器質性の喪失

　器質性の心身統合の喪失は，神経筋骨格系や中枢神経系の疾患や外傷などによる器質的変化が原因で，感覚や運動に障害が生じる。器質性の心身統合の喪失にともなう感覚や運動の障害には，運動器系にあたる神経筋骨格系の疾患・障害によるものと，脳などの中枢神経系の疾患・障害によるものとがある。

　神経筋骨格系の器質性障害は，末梢神経系の疾患・障害によって生じるもので，筋緊張の低下や運動麻痺などで身体が思うように動かない運動障害，感覚麻痺があり視覚的に確認しないと，自分の身体の動きや四肢の位置がわからない感覚入力の異常，疾患や事故による四肢の損傷や変形などで身体の働きが不自由になる運動障害などがある。

　中枢神経系の器質性障害は，脳血管性障害，頭部外傷や腫瘍，さまざまな神経疾患，器質性の精神疾患などに起因する。中枢神経系の疾患・障害では，感覚情報の入力障害，感覚・知覚機能の障害や異常，運動企画や運動器系への伝達の障害や異常などにより，身体が思うように動かない運動麻痺，思いとは異なる動きをする不随意運動，身体が誤った動きをする観念運動失行や観念失行，身体の存在を無視する身体失認や患側無視，実在するものを無視する半側空間無視，実在しないものが見えたり聞こえたりする幻視や幻聴，といったことが生じる。

2）機能性の喪失

　機能性の心身統合の喪失は，中枢神経や末梢の神経筋骨格系に器質的な異常はみられないのに，感覚や運動に障害がみられるものをいう。機能性の心身統合の喪失にともなう感覚や運動の障害には，身体に関する認知の障害や異常と精神的病理性を含む心因性のものとがある。

　身体に関する認知の障害や異常は，身体図式（body schema）（Head H et al, 1911；Merleau-Ponty M, 1982）の機能障害といえるもので，「脳の中の幽霊」（Ramachandran VS, 1999）や「妻を帽子とまちがえた男」（Oliver Sacks, 1992）に出てくる幻肢（phantom limb）や，極端な食事の制限や過度の摂取などによりさまざまな問題が引き起こされる摂食障害（eating disorder）（Walter V et al, 1997；山根, 2002）などがある。幻肢は，切断などの事故で手足を失った者が，失われた手足がまだ存在するかのように感じたり，末梢神経が欠損しすでに身体に刺激を受容する神経細胞が存在しないにもかかわらず，その部位の知覚が生じるものである。摂食障害は，身体のふくらみが消え，骨が浮きあがるほど痩せながら，自分の身体を受け入れようとせず現実の身体とは異なる身体像（Body Image）（Head H et al, 1911）をもつ。また身体に関する認知の障害や異常には，実在しないものが見えたり聞こえたりする幻視や幻聴があるが，幻視や幻聴には器質性の脳障害に起因するものもある。

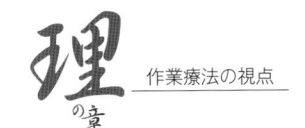

　精神的病理性を含む心因性の感覚や運動の障害は，統合失調症などでみられるが，強い緊張や不安から感覚が遮断されたり適切に知覚・認知されないといったものや，ICD-10（中根ら，1994）の解離性（転換性）障害［dissociative (conversion) disorders］に類するものをいう。解離性（転換性）障害には，解離症状（精神症状），転換症状（身体症状）がある。

　解離症状は，心身の統合の喪失が精神的な症状として現れるもので，自分がしているという現実感の喪失が失われる離人性障害，自分の言動がだれかにさせられている被影響体験（作為体験），自分が自分であることに混乱する解離性遁走，トランス，憑依状態などがある。転換症状は，心身統合の喪失が身体的な症状として現れる心因性の感覚障害や運動障害で，器質的異常がみられないのに失立，失歩，不随意運動，麻痺などを呈する解離性運動障害，てんかんの発作に似ているが，意識消失や転倒による打撲，尿失禁もない解離性けいれん，神経支配からは考えられないような部分的な皮膚感覚の麻痺や脱失がみられる解離性知覚麻痺や知覚脱失などがある。

II　作業療法の治療機序

　作業療法は，作業・身体を介して，自分と身体，そして対象世界との関係性の回復を図るものである。作業療法に関しては，Trombly CA の身体障害に対するもの（1977），Siev E の認知障害に対するもの（1986），Kielhofner G の類別（1992），米国の教科書として改訂を重ねている Willard and Spackman の作業療法第10版の17から19章（Elizabeth BC et al, 2003）や Pedretti H らの作業療法第6版（2006）など，さまざまな理論や仮説が示されてきた。それらは人間と作業に関する基本理念や技法を示すものである。

　そうした理念や技法に共通する作業療法の治療機序を，脳機能と生活機能という視点からみれば，

　①疾患や障害により現実の身体との乖離が生じた身体図式（body schema），脳地図の修正

　②疾患や障害により機能不全を起こしている自己情報や外界からの感覚情報の

入力システム，知覚認知機能の改善
③ニューラルネットワークの強化，形成
④回復した心身の統合機能を用いた生活の再建，社会参加の促進

といったことが考えられる。これらは，神経心理学レベルのものから生活に至る，作業を介した心身の機能，活動と参加に関する生活機能の再学習にあたる。
そのプロセスは，まさに，作業・身体を介して，私とわが身，そして対象世界とがコミュニケートするというイメージがある。そうした意味において，作業療法プロセスを，コミュニケーションプロセスと捉えている。

1．回復の過程

失われた自分と身体の関係性を取りもどし，生活を再建する作業療法プロセスを簡略に表すと，図3のようになる。病いや不慮の事故などによって失われる生活，その失われた生活との関係性を取りもどす試みは，冒頭で述べたように，対象者自らが主体的に作業をすることで，自分の身体が思うように動いてくれるかどうか，「自分の身体の確かめ」から始まる。

「自分の身体の確かめ」とは，身体がどのように機能するかを確かめ，たとえ思うように動かない，機能しないとしても，今ある身体を自分の身体として認識し受け入れることである。感覚・知覚機能の回復に必要な感覚情報には，ひとが作業活動により身体を目的的に使用することで発生する筋感覚情報や体性感覚情報などの自己情報と環境や対象から入る外界情報とがある。

自己情報は，筋，腱，骨膜にある感覚受容器から，脊髄連絡で脳に入力される筋感覚情報（深部感覚と称される体性感覚情報）と，内耳から脳神経連絡で入力される前庭覚情報（特殊感覚情報）とがある。ともに，四肢の位置や身体の動きなどに関する情報となる。環境や対象から入る感覚情報は，皮膚や粘膜の感覚受容器から脊髄連絡で入力される触覚，圧覚，温覚，冷覚などの皮膚感覚情報と，舌や鼻，目，耳などの感覚受容器から脳神経連絡で入力される味覚，嗅覚，聴覚，視覚などの特殊感覚情報がある。

図1に示したように，自己情報としての感覚情報は，脳幹，視床下部，自律神経中枢に，環境や対象から入る外界情報としての感覚情報は，それぞれの感覚の一次皮質，二次皮質に伝えられ，中核・扁桃体・海馬などで相互に作用し，知覚のカテゴリー化[注2]がなされる（Bloom FE et al, 2001 ; Edelman GM, 2004）。そ

注2　感覚系と運動系の相互作用で形成されるもので，環境からの感覚情報と身体の使用にともなう自己情報を意味あるものとして再構成すること。たとえば，ある物の色や形，大き

理の章　作業療法の視点

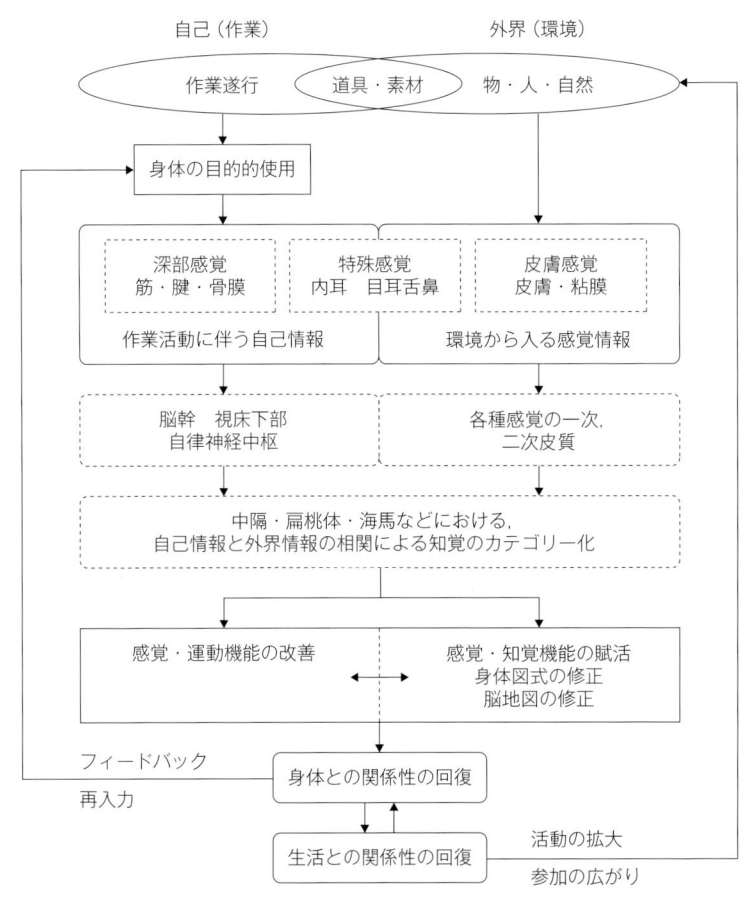

図3　関係性を回復する過程

[図の内容]

自己（作業）：作業遂行、道具・素材
外界（環境）：道具・素材、物・人・自然

↓

身体の目的的使用

↓

- 深部感覚　筋・腱・骨膜
- 特殊感覚　内耳　目耳舌鼻
- 皮膚感覚　皮膚・粘膜

作業活動に伴う自己情報／環境から入る感覚情報

↓

- 脳幹　視床下部　自律神経中枢
- 各種感覚の一次，二次皮質

↓

中隔・扁桃体・海馬などにおける，自己情報と外界情報の相関による知覚のカテゴリー化

↓

- 感覚・運動機能の改善
- 感覚・知覚機能の賦活　身体図式の修正　脳地図の修正

フィードバック／再入力

↓

身体との関係性の回復

↓

生活との関係性の回復　→　活動の拡大　参加の広がり

うしたプロセスを経て，感覚・運動機能の改善，感覚・知覚機能の賦活，身体図式 body schema の修正，脳地図の修正[注3] などがなされる。

さ，重さ，手触りなど，さまざまな情報から，それを机とか本棚といった意味ある物として認識することをいう。

注3　切断肢をもつ患者に対して，脳磁図（MEG：Magnetoencephalography）により，体表面への接触と脳の局所的な活動の関係を非侵襲的に調べることで，ペンフィールド（Penfield）図が変化していることで脳地図が修正されることが確かめられている。

そして，わが身が「ともにある身体」としてリアルな存在となることで，病いや障害により奪われた主体性を取り戻し，生活を再建する，今ある身体を受け入れたあるべき生活とのかかわり，回復が始まる。

2. 心身統合の回復

心身統合の回復は，自分と身体の関係性を取り戻すことから始まる。病いや障害により現実の身体とのずれが生じた身体図式 body schema が作業を介して修正され，修正された身体図式 body schema が基盤となって，自分との相互関係として対象が認識されるようになる。自分と対象との相互的関係が適切に把握されることで，新たな生活の再構築へと向かう。

1）身体との関係性の回復

自分と身体との関係性の回復は，作業における対象操作を手段として，五感を通して自分の「からだの声」である自己情報に耳を傾け，身体の状態を確かめる，すなわち身体とコミュニケートすることによって成り立つ。

作業活動において身体を使う，道具を使うという経験の繰り返しにより，世界と対比する自己の基盤となる身体図式 body schema が現実的な身体を反映したものに修正され，脳地図が書き換えられる。自分の身体を使って作業をする，そのことを通してしか，現実の身体と呼応する身体図式 body schema の修正も，脳地図の書き換えもなされない。

図3の自分と身体との関係性が回復するプロセスと作業の関係をシェマにすると，図4のようになる。図4のaは，ひとが身体として存在し，身体を生きている存在として，自分（意識している自己）と身体との関係性が統合されている状態である。意識としての自分は，意識されていない部分もすべて含んだ存在全体である自分（身体）の一部（意識されている部分）として統合されている。

ひとの動作や行動は，必要に応じて，自分の自由意思により調整が可能である。しかし，日常的には，水を飲みたいと思ったときに自然にコップに手が伸びているように，多くの動作は，経験のなかで習慣化された行動として，意識しない神経活動によってなされている。それは，心臓の鼓動や呼吸など心血管系や呼吸器系，そして消化器系，代謝系，内分泌系など，意識の外でコントロールされている身体の存在を基盤に，その現実の身体を反映した脳地図，身体図式 body schema が適切に機能していることによるものである。

この連関，自分と身体の関係性が，病いや障害により失われると，身体が思う

理の章　作業療法の視点

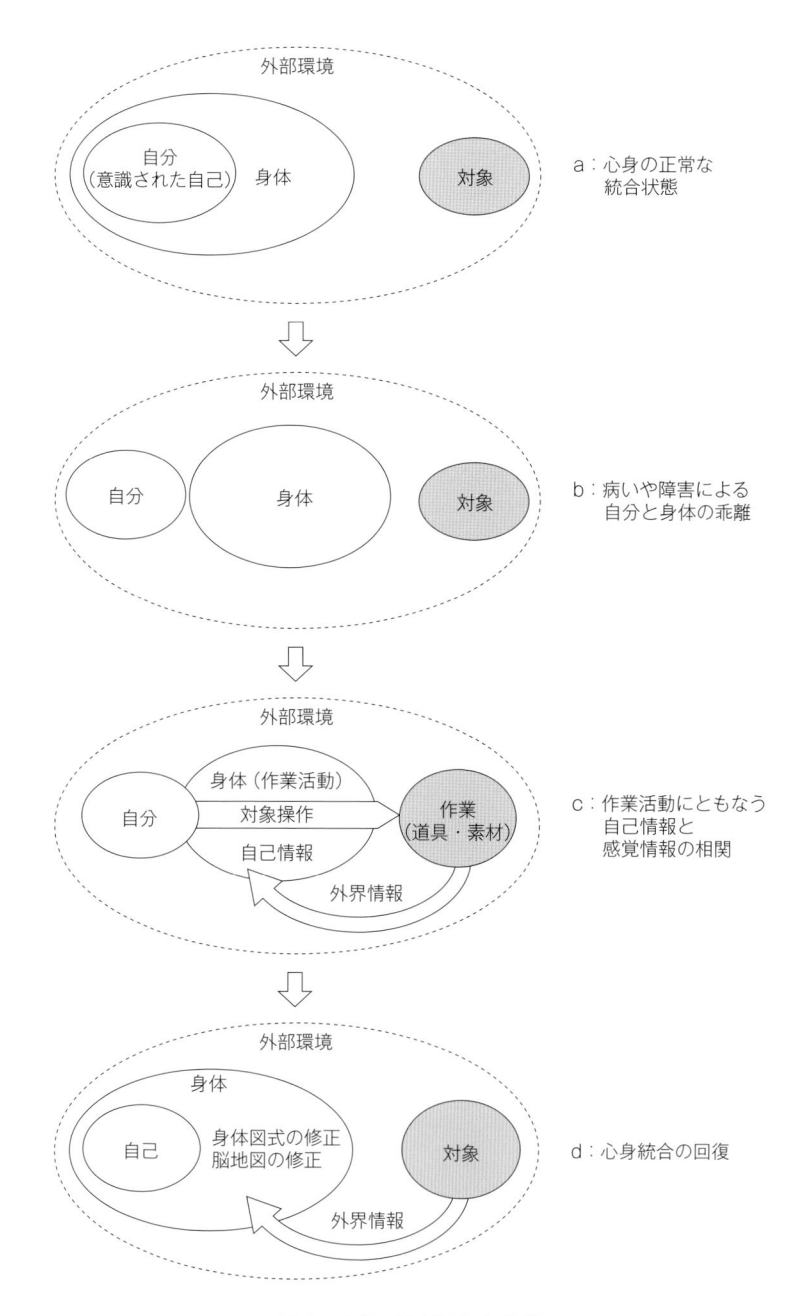

図4　身体の取り戻しと作業

a：心身の正常な統合状態

b：病いや障害による自分と身体の乖離

c：作業活動にともなう自己情報と感覚情報の相関

d：心身統合の回復

ように動かない，思いとは異なる動きをする，意識が身体の存在を無視する，といったことが生じる（図4のb）。

失われた自分と身体との関係を取り戻すときに，目的のある作業をする，身体を使って対象を操作するということが，重要な役割を果たす。作業活動においては，図4のcに示すように，対象操作にともなう自分の身体の動きにより，筋感覚情報や体性感覚情報などの自己情報が生じ，環境や対象から感覚情報が入力される。

その自己と外界からの情報の相関により，病いや障害により損傷した，もしくは現実の身体と一致しなくなった脳地図が描きなおされ，習慣的身体としての身体図式（body schema）も現実の身体を表すものさしとして修正され，（図4のd），ひとが身体として存在し，身体を生きている存在として，自分（意識している自己）と身体との関係性が回復する。

心身の統合の喪失は，神経学的原因や精神医学的原因などさまざまな要因により，器質性の障害や異常，機能的な障害や異常と，その現れ方も多様である。そのメカニズムは急速な脳科学の進歩により解明されたものも多いが，治療法の多くはまだ模索の段階にある。そうしたなかにあって，作業遂行にともなう身体の使用と，感覚されるものの自覚が，身体図式（body schema）の形成，修正，脳地図の書き換えを助け，身体自我[注4]を強化する手がかりとなる。そして，「私である身体」の意識化による自己同一性の確立や，混乱から自分を取りもどす場合の糸口となる。

作業活動の多くは，身体を動かし，とくに手で道具や素材などを操作し，対象に働きかけるものである。この合目的的な身体の使用が，自ずと身体の機能を維持し改善する。身体を動かすことで，呼吸，心肺機能が働きを増し，循環器系がその機能を高める。代謝や自律神経系，内分泌機能も賦活される。機能維持のための特別なメニューをこなさなくても，私たちの日々のくらし（生活）が適度な運動の持続となり，身体の基本的な機能を保つ役割をしている。

2) 生活との関係性の回復

自分と生活との関係性を回復し，ふたたび社会に参加する，生活の立て直しに向けた生活とのコミュニケーションとはどのようになされるのか。自分と生活と

注4 精神自我（mental ego）と対比する自分の身体を通した自我の認識，身体的に自分を感じる場合の主観的な現象をさす。精神病などでは離人体験や体感異常など身体自我の障害が体験される。

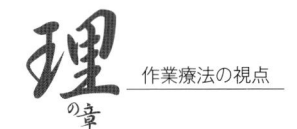

のコミュニケーション，すなわち現実感を取りもどしリアルな存在として確かめられた身体により，日々おこなっていたことが，ふたたびできるかどうかを確かめ，不自由になったことがあれば，どのようにすればよいのか，新たな生活技能として身につけることである。

　生活の立て直しに必要な諸技能の習得は，自分の主体的な体験を通して，身をもって学習する以外に方法はない。「からだで覚える」ということばに示されるように，私たちが自らの行為により知覚経験したことを，イメージとして定着させることである。

　それには，知覚経験に身体感覚と関連する目的と方向性をもった行為や動作が大きく関与する。「できる」という感じ，「ああ，そうか」，「ああ，これでいいのか」，「これでいいんだ」といった確からしさは，自らが身体を動かし，道具を使って対象に働きかける，具体的な行動をともなうとき，身体感覚を通したいわゆる身体でわかる体験として実感される。それは，脳内の現象からみれば，ニューラルネットワークの強化，形成にあたる。

　身体感覚をともなった経験の繰り返しによる刺激が脳のシナプス結合を強化し，記憶や学習を助ける（山根，2005b）。「からだで覚える」ということは，非宣言的記憶（nondeclarative memory）[注5] として脳が覚える，能動的な身体の活動による表象形（種村，1998）である。目的のある作業活動をおこなうときに生じるさまざまな身体感覚が，そうした記憶をより効果的に検証し強化する（渡辺，1978）。

おわりに

　身体図式（body schema）の修正，脳地図の書き換え，感覚情報の入力機構と知覚認知機能の改善，ニューラルネットワークの強化，形成が，作業を介して成り立ち，その回復した心身の統合機能を用いて生活の再建，社会参加の促進がなされる。病いや事故により失われた，自分と身体の調和した関係性の回復を図る作業療法を，作業を介した自分と身体や生活との相互作用，コミュニケーションプロセスとしてみることで，その治療機序を見なおした。

注5　文字や言葉で十分表現し，伝えることが難しい記憶。たとえば，自転車に乗ることができるようになったり，テニスのボールをうまく打ち返すタイミングをつかめるようになる。そのときの乗り方やタイミングに関する記憶などをさす。手続き記憶ともいう。

文　献

Bloom FE, Nelson CA, Lazerson A (2001) Brain, Mind, and Behavior (3rd ed.). Worth Publishers. (中村克樹, 久保田競監訳 (2004) 新・脳の探検 (上) ── 脳・神経系の基本地図をたどる. pp.196-325, 講談社)

Edelman GM (2004) Wider Than the Sky : The Phenomenal Gift of Consciousness. pp.1-224, Yale University Press.

Elizabeth BC, Ellen SC, Barbara A (2003) Willard and Spackman's Occupational Therapy 10 Reved. pp201-242, Lippincott Williams & Wilkins.

早川宏子 (1994) 日常生活活動の障害と作業療法. 日本作業療法士協会監修：作業療法学全書改訂第2版第10巻日常生活活動. pp.26-31, 協同医書出版社.

Head H, Holmes GM (1911) Sensory disturbances from cerebral lesions. Brain, 34 ; 102-254.

Kielhofner G (1985) A Model of Human Occupation: Theory and Application. Williams & Wilkins. (山田孝監訳 (1990) 人間作業モデル ── 理論と応用. pp.2-87, 協同医書出版社)

Kielhofner G (1992) Conceptual Foundations of Occupational Therapy. Fa Davis Co. (山田孝, 小西紀一訳 (1993) 作業療法の理論. pp.73-202, 三輪書店)

Kielhofner G (1995) A Model of Human Occupation : Theory and Application, 2nd. Williams & Wilkins. (山田孝監訳 (1999) 人間作業モデル ── 理論と応用, 改訂第2版. pp.1-186, 協同医書出版社)

Kielhofner G (2002) Model of Human Occupation : Theory and Application, Third. Lippincott Williams & Wilkins. (山田孝監訳 (2007) 人間作業モデル ── 理論と応用, 改訂第3版. pp.1-177, 協同医書出版社)

McHugh Pendleton H, Schultz-krohn W (2006) Pedretti's Occupational Therapy: Practice Skills for Physical Dysfunction. 6 ed. pp.2-25, Mosby.

Merleau-Ponty M (1976) Phénoménologie de la perception. Gallimard. (中島盛夫訳 (1982) 知覚の現象学 (叢書・ウニベルシタス). 法政大学出版局)

Miller BR, Sieg KW, Ludwig FM, Shortridge SD, Deusen JV (1988) Six Perspectives on Theory for the Practice of Occupational Therapy. Aspen Pub. (岩崎テル子監訳 中根允文, 岡崎祐士 (1994) ICD-10「精神・行動の障害」マニュアル. 医学書院.

Oliver S (1987) The Man Who Mistook His Wife for a Hat. Harvard University Press. (高見幸郎, 金沢泰子訳 (1992) 妻を帽子とまちがえた男. pp.130-137, 晶文社)

Ramachandran VS, Blakeslee S (1999) Phantoms in the Brain : Probing the Mysteries of the Human Mind. Harper Perennial. (山下篤子訳 (1999) 脳の中の幽霊. pp.29-98, 角川書店)

Siev E, Freishtat B, Zoltan B (1986) Perceptual and cognitive dysfunction in the adult stroke patient ; A manual for evaluation and treatment. Slack, Inc. (河内十郎監訳, 河内薫訳 (2001) 失行・失認の評価と治療第3版. pp.11-17, 医学書院)

篠田峯子, 土田玲子, 山田孝共訳 (1995) 作業療法実践のための6つの理論 ── 理論の形成と発展. pp.228-264, 協同医書出版社)

種村完司 (1998) 心－身のリアリズム. pp.7-164, 青木書店.

Trombly CA, Scott AD (1977) Occupational Therapy for Physical Dysfunction. Williams & Wilkins.

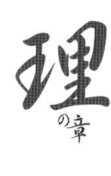

Walter V, Ron van Deth（1994）From Fasting Saints to Anorexic Girls : The History of Self-Starvation. NYC Press.（野上芳美訳（1997）拒食の文化史. pp.12-329, 青土社）

渡辺慧（1978）認識とパタン. pp.1-106, 岩波書店.

WHO（2001）International Classification of Functioning, Disability and Health(ICF).（障害者福祉研究会編（2002）ICF 国際生活機能分類──国際障害分類改訂版. pp.3-23；pp.203-210, 中央法規出版）

山根寛（2002）精神障害にともなう食の異常・障害へのアプローチ. 山根寛, 加藤寿宏：食べることの障害とアプローチ（作業療法ルネッサンス──ひとと生活障害（1））. pp.20-35, 三輪書店

山根寛（2005a）生活機能の構成. 山根寛, 二木淑子, 加藤寿宏, 鎌倉矩子：ひとと作業・作業活動第 2 版──ひとにとって作業とは？　どのように使うのか？. pp.88-91, 三輪書店.

山根寛（2005b）脳と作業活動. 山根寛, 二木淑子, 加藤寿宏, 鎌倉矩子：ひとと作業・作業活動第 2 版──ひとにとって作業とは？　どのように使うのか？. pp.36-44, 三輪書店.

山根寛（2006）コミュニケーションとしての作業・身体. 作業療法 25（5）；393-404.

　病いや事故による自己と身体の解離や生活に生じた支障に対して，作業療法では，対象者自身が作業を介して自分と向き合い，自分の身体に問いかけ，身体の声を聴き，自分と身体との関係性，失い損なわれた生活の再建にむけた自律と適応を援助する。この援助は，作業による身体図式の修正，脳地図の書き換え，ニューロンネットワークの強化・形成といった，神経心理学レベルから生活の再建を図るものである。

　本論では，このような作業療法の治療機序を，対象者自身の身体や生活とのコミュニケーションプロセスと捉えることで，脳機能と作業の相関から作業療法の治療機序を見直したものである。

（初出：作業療法 27 巻 1 号, 2008 年）

作業療法とスピリチュアルケア

作業を通して生活(史)を聴く

はじめに

　作業療法におけるかかわりは，日々の暮らしのいとなみを手だてとし，その人なりの「生活の再建（life style redesign）」，「自律と適応（self regulation & adaptation）」を援助する。作業療法士として，病や障害により失われた自分との関係，生活との関係，他者との関係，社会との関係，人生との関係の紡ぎ治しへの寄り添いと思って仕事をしてきて，二十数年になる。

　移植医療のように「命の贈り物」と脚光を浴びる高度先進医療や高度先端医療の光と陰のなかで，作業療法士としての仕事の大半は，その陰にある痛みと向き合う日々であった。それは医学・医療がはからずも置き去りにしてきた，「命の贈り物」の対象とならない病や障害に苦しむ人たちのこころの痛み，「命の贈り物」を受け取るかどうかというとまどいの痛み，「命の贈り物」を受け取ったことで生じた新たな痛みである。病や障害ではなく，その人自身に対するスピリチュアルなケアが論議されるようになって，あらためて作業療法で共に過ごした人たちが思い出される。

理の章 作業療法の視点

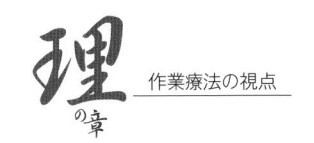

I いくつかの別れ

　精神科病院で作業療法士として歩みはじめて直面したのは，治療・援助者としての無力感を通した自分という存在に対する意識の目覚めであった．どこかに「せめて自分が……」「救わなければ」という，初心者の気負いがあったのであろう．それが自分の痛みとなり，自覚となり，治療・援助者としての自分に対するスピリチュアリティが覚醒され，自分自身が支えられる経験へと変わっていった．

1. 紅い鶴，白い鶴

　「……来年なぁ……もうあかん気いするわ．世話んなってありがとぉ……」．一緒に折った紅白の鶴を枕頭台に飾って，「また年が明けたら会いましょう」と，病室を去ろうとしたときのことだった．両親は亡くなり訪ねてくる身寄りもなく，たった一人の血を分けた弟も同じ病い（統合失調症）で他院に入院しており，会うこともなくなった．遁走したと騒がれたが，住む者がなく荒れたままになっていた自宅の居間に座り込んでいるのを発見されたこともある．10歳代なかばで発症し，人生の大半を病院で暮らしてきたYさん．

　将棋の時間だけを楽しみに，やっと週1回作業療法室に来るようになったYさんが，盆と正月の時期になると参加しなくなる．なぜだろう？　盆暮れには，家族が面会に来たり，外泊する者もいる．他院に入院している弟以外に身寄りもないYさんにとって，それが足が遠のく理由らしいと分かり，暮れになって参加しなくなると病室を訪れるようになった．年末の最終日には，せめて明ける年を迎えるためにと，紅白の鶴を一緒に折って過ごすようになって5年が経つ．「そんな気の弱いこと言わずに」と別れたが，それが最後になった．5年間，「まるで年の暮れの出前作業療法だね」と冗談を言いながら，毎年12月になると何回か病室を訪れた．そんなときにYさんは，いつもの作業療法の時間では語られることのない，生い立ちや，父親から将棋を習ったこと，親孝行できなかったこと，同じ病で療養している弟と最後に会った日のこと，子どもの頃の記憶などを語った．

2. 海の見える家

　「これは……子どもの頃学校に通った道です．田舎の石ころ道です．この道を上がったところに親父の家があって，その隣に僕の家があります．僕がマグロ船に乗って建てた家です．病気がよくなったら家に帰って，もう一度マグロ船に乗りたいです」．絵画のセッションで「道」という課題で描いた絵を見せながら，そう

語ったKさん。

　中学校を卒業し集団就職したが，言葉数の少ないKさんは都会生活になじまず，田舎に帰って同級生に誘われてマグロ船に乗るようになったのが，20歳になる前だったという。マグロ船の実入りがよく，30歳になる頃には実家近くに自分の家を建てた。乙種航海士の免許を取得し，小さいながらもマグロ船の船長もした。

　「どうして僕がこんな病気になったのか分かりませんわ。船の修理でドックに入っていたとき頭に電波が来てね。こわかったですわ。前からときどきあったですけどね。あのときのが一番ひどかった」。家も建てたし，陸に上がったら結婚してと思っていたという矢先の発病だった。マグロ船の船長をしたことと家を建てたことが自慢で，家のそばには小さな畑もあり，少し小高くて海が見えるという。何度もKさんからその話を聞いているうちに，まるで自分がそこに住んでいたかのように，風景や家の中の間取りまで私の頭にも浮かぶようになった。マグロ船と家の話をしているときは，いつも顔が輝いていた。「長男がこんな病気になって」と声をつまらせていたKさんが，やっと自分が建てた家に帰ることができたのは，小さな白い箱に収められたときだった。

3．いつ帰ってきますか？

　「先生は，いつ帰ってきますか？」作業療法士養成校最後の実習が終わり，担当したNさんにお礼とお別れの挨拶をしたときに返された言葉である。実習で来ている学生であり，実習が終われば学校に帰ることを何度か話していたが，Nさんはまるで受け入れないかのように，いつも「いつ帰ってきますか？」と言っていた。

　地方都市の裕福な名家に生まれた。幼少時より人と話すのが苦手で，多少知的な問題もあり，進学した兄や姉たちとは別に，高等小学校卒業後は軍需工場や洋裁店などで働くが，次第に無為，常同，支離滅裂とカルテに記載されているような言動がみられるようになり，入院となった。

　その後30年近く退院することもなく病院で過ごし，実習で担当したときには，主治医も6度変わっていて，経過を把握している職員はほとんどいなかった。両親が亡くなってからは年に一度の正月明けの外泊も途絶えて5年，身辺のことは自立しているが，意味のわからない常同的な行為があり，人との交流はみられなかった。

　「何も変わらないでしょうけどやってみたら」と言われ，実習生として担当した。何かきっかけをと，倉庫で眠っていた二十数年にわたるカルテを読み返し，その生活史や治療の跡をたどった。一緒に過ごしはじめて1カ月，病院の内外を連れ立って散歩したり，他の活動に共に参加するようになった。入院以来初めて

という近所の店での買い物、頼まれて病棟で使うふきんを縫ったりと入院生活は大きく変わりはじめたが、家族や家の話題になると聞こえないかのように口をつぐむ。2カ月後に実習が終わり、「いつ帰ってきますか？」という言葉を背に、病院スタッフに引き継ぎをしなければならなかった。

1年後、再び訪れる機会があり、気になって真っ先に作業室に出向くと、別れたときと同じ姿勢で黙々と作業に取り組むNさんがいた。人の気配に振り向いたNさんと目が合い、「あぁ……帰ってきましたか。……長い出張でしたね」と言われ、ただうなずくしかできなかった。

II 生活（史）を語ること、聴くこと

精神科病院で作業療法士として働き始めて二十数年、出会い、寄り添った人たちは、いずれも病そのものの痛みと、その病が理解してもらえないという二重の痛みを背負っていた。自己決定、自己責任、主体的取り組みなどと、わずかにでも口にできるようになったのは、法改正にともなう精神医療の構造転換の動きが少しみえはじめたここ数年のことである。

同病の弟のことや親孝行できなかったことを語るYさん。家を建て、結婚も考えていたのに、長男の自分がどうしてこのような病気にとくり返していたKさん。直面する現実を受け入れないかのように「いつ帰ってきますか？」と聞き返すNさん。語られるのは、それぞれ個人の「わたし」としての痛みであるが、いずれも「どうして自分が」「もうしわけない」という困惑や恥の痛みをどこかにともなっていた。その人が生まれ育った文化や時代、風土の影響を色濃く受けながら、人間にとっての普遍的な痛み、苦しみでもあった。自己存在としての実存的痛みとしか言いようのない心の痛みである。精神の病にともなう心の痛みの大半は、柏木（1996）が分類した7つの痛み（表1）の

　①人生の意味への問い、
　②価値体系の変化、
　③苦しみの意味、
　④罪の意識

にあたる。作業を介した関わりのなかでは、自然に生活（史）が語られることが多い。語るこ

表1　スピリチュアルペイン
①人生の意味への問い
②価値体系の変化
③苦しみの意味
④罪の意識
⑤死の恐怖
⑥神の存在への追求
⑦死生観に対する悩み

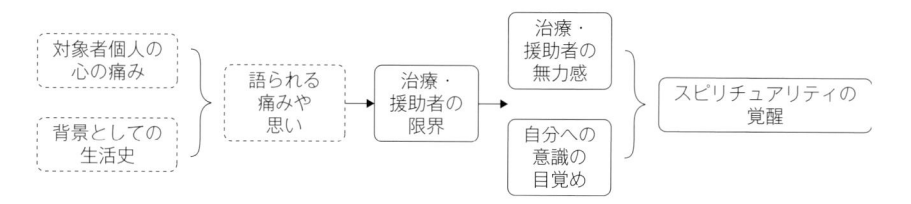

図1 治療・援助者に生まれるスピリチュアルリアリティの覚醒

とが痛む心を慰め，気持ちを整理し，悔みから解放する（窪寺，2004）。

その個人的で普遍的な痛みに向かい，痛みの背景としての生活（史）に耳を傾ける。それは治療・援助者という役割で寄り添いながら，痛みを取り去ることのできない無力な自分に対する意識の目覚め，治療・援助者としての自己存在に対する揺らぎ，不安，葛藤の始まり，関わる者自身におけるスピリチュアリティの覚醒といえよう（図1）。

Ⅲ 作業療法士として

かつてのリハビリテーションやノーマライゼーションといった日本語に置き換えにくい概念がそうであったように，スピリチュアルケアもまだ私たちの生活になじんだものとはなっていない。しかし，リハビリテーションやノーマライゼーションとは事情が少し異なり，スピリチュアルケアはまったく新しい概念の導入というより，宗教観や文化・風土の違いの中で，わが国にはわが国なりのスピリチュアルケアに類するものがあり，実践もおこなわれていた（藤腹，2004）。

WHOで提言されたスピリチュアルケアは，宗教的なものを超えるとはいえ，絶対的な存在としての神との関係が大きく背景にある。片や私たちが対象とする人たちの心性の背景には，多くは自然神をはじめ仏，菩薩，守護神，先祖や死者まで含んだ神仏信仰がある。民族宗教としての神道に，仏教信仰や道教，儒教といった外来の要素が加わって生まれたものである。そうした心性の背景が，個人の生活，病や障害における心の痛みに影響している。

作業療法士として，作業（史）に関わり，生活（史）を聴き，病や障害により失われた自分，生活，他者，社会との関係，人生との関係を紡ぎ直す手助けをする。その作業療法過程がそのままスピリチュアルケアの実践にあたる。

作業療法の視点

文　献

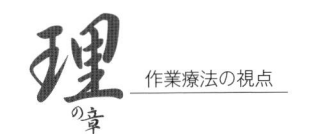

藤腹明子（2004）看取りの心得と作法17カ条. pp.9-18, pp.35-45, 青海社.
柏木哲夫（1996）死にゆく患者の心に聴く —— 末期医療と人間理解. pp.115-116, 中山書店.
窪寺俊之（2004）スピリチュアルケア学序説. pp.61-66, 三輪書店.

　　WHOで提言されたスピリチュアルケアという概念は，まだ私たちの生活になじんだものではないが，まったく新しい概念でもない。わが国にはわが国なりのスピリチュアルケアに類するものがあり，実践もおこなわれている。
　　精神科病院で，出会い，寄り添った人たちは，いずれも病いそのものの痛みと，その病いが理解してもらえないという二重の痛みを背負っていた。治療・援助者としての関わりは，無力感を通した自分という存在に対する意識の目覚めでもあった。その痛み，自覚は，治療・援助者としての自分に対するスピリチュアリティの覚醒であり，自分自身が支えられる経験であった。
　　本論は，作業療法で共に過ごした人たちとの出来事を思い出し，スピリチュアルケアとは何かに馳せた思いを紹介したものである。作業療法過程は，そのままスピリチュアルケアの実践にあたる。

（初出：緩和ケア Vol.15 No.5, 2005年）

泣く・笑う

悲哀の仕事と作業療法

> はじめに

　「何かおかしい，自分の知らないところで変なことが起きている」，「止めたいけど，気になってしまう……」，「だれかが，僕を……」，自分を襲う奇妙なできごと，それが病気だとは気がつきにくい。気がつけば，どうして自分にと深い悩みがはじまる。
　「なんで？　僕はほかの子と違うのだろう……」と，ものごころがつくようになって，自分が周りの多くの子どもたちと違うことに気づき，悩みがはじまる。
　一瞬のできごと，何が起きたのか，気がついたらベッドの上にいて足が動かない。「どうして，なぜ，何かの間違いでは……」，大きなショックに続いて，自分の状態に対する否認がはじまる。
　これらは，それぞれ幻覚妄想に振り回される統合失調症をはじめとする精神的障害，受胎から誕生早期における何らか脳の損傷によって運動機能の障害がある脳性麻痺や，コミュニケーションの障害や物事への関心の大きな偏り，常同性といった特徴から社会的な関係に支障を感じる広汎性発達障害，スポーツや交通事故などによる脊髄損傷，脳血管性障害などにみられる現象である。
　予期せぬ病いや不慮の事故，避けることのできない加齢などにより，ひとは，生まれ落ちてからその生を終えるまで，生老病死，さまざまな実存的状況に出会い，それらを受け止め，生きることを余儀なくされる。いや，余儀なくされると

理の章　作業療法の視点

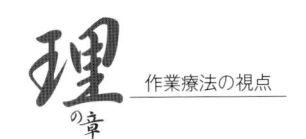

いうより，悲哀を生きる，悲哀を超えて生きる，そのなかに喜びも悲しみもある，それがひとが生きるということなのかもしれない。

　予期せぬ病や不慮の事故によるさまざまな悲哀を受け止めて生きる人たちとの，作業療法における出会いより，その悲哀の仕事にともなう情動に，作業療法士としてどのように寄り添い対処すればよいかを考えてみる。

I　作業療法で出会った泣き笑い

　リハビリテーションの対象は，病気や障害ではなく病気や障害がある人を対象とするといわれるが，作業療法では，生活の再建に向けて，対象者一人ひとりの悲哀の仕事に寄り添い，自律と適応を援助してきた。「泣く」，「笑う」という，抑えきれない感情の発露は，互いに対極にあるように思われる。しかし，哀しみや怒りがもたらす笑いもあるように，ひとの感情とその「表し」，「表れ」には，複雑な力動が働き，「泣く」，「笑う」ことの本当の意味がわかりにくいこともある。

　作業療法という悲哀の仕事の寄り添いでは，そうした「泣く」，「笑う」という行為の背景にある対象者の深く複雑な思いと向き合うことになる。

1．Yさん：ただ呆然と

　ベッドに横になり起きようとしないYさん。雨漏りがするのでと様子を見に上った屋根から足を滑らせて転落し，左足の大腿部と足首を骨折し，手術を受けて2か月あまり，理学療法で歩行訓練が始まった矢先に，脳梗塞にみまわれ右片麻痺になった。杖歩行は何とかできるが，右手はお茶の入っていない湯飲みを何とか持ち上げられる程度で，長年の習慣であった日記もつけることができなくなった。

　話しかけると，ぼんやりとした表情で，「分かりません……このままにしておいてください」，そう呟くようにいい，口をつぐんでしまった。心配ですから顔だけ見に来ますと告げ，毎日同じ時間に病室に出向き，「顔を見に来ましたよ」とだけ伝えて，「また明日来ますね」と帰る日々が10日あまり。また明日来ますと帰りかけたときに，「あの……」と呼び止められた。「どうして……，私にこんなことが重なったのか……」，そう言い終わらないうちに涙がツーッと流れた。

　頬をぬらす涙をぬぐおうともせず，これまでの仕事のこと，手足はこのまま動かないのかといったことをポツポツと語ったYさん。それをきっかけに翌日から

ベッドサイドで少しずつリハビリテーションを開始した。根がまじめなYさんは，リハビリテーションを始めると，毎日熱心に取り組み，3カ月後に，自分の身を案じてくださった人たちに，ペンを握ることができるようになった右手で書いた葉書を出し，これから大変ですがんばりますと笑顔で退院された。

2．Tさん：泣いてもいいですか？

「先生，ここで泣いてもいいですか？」，ググッ……ググッと，声を押し殺しながら泣きはじめたTさん。結婚に際し，少し精神的に不安定になるが，大きな支障はなく生活が始まり身ごもった。出産後に再び不安定になり，初めての入院。その後2,3度入退院を繰り返し，20代後半には寛解，家事などもこなせるようになる。しかし，その間の子育ては姑がおこない，気がつけば夫の心は手の届かないところにあった。

子どもが独立して，夫，姑との三人暮らしになり，自宅には帰ってくるが，外に別な生活の場をつくっている夫に対する葛藤などから過食がはじまる。維持量の薬物投与で病気そのものは問題なかったが，気持ちの不安定さと生活の乱れに対する対処のため作業療法が処方された。

家庭生活の悩み・葛藤に始まり，面接では，堰を切ったように話し続けながら，「私，話せないんです。何も言えないんです」という。描画面接による衝動の発散（山根，1990）がはじまったころから，結婚，出産，入院，そして夫との関係などが語られるようになり，ある日の面接で，「先生，ここで泣いてもいいですか？」と泣きはじめた。

押し殺していた声が，次第に大きくなり，最後は子どものように大声をあげて，しばらく泣き続けた。そして，夜中に一人布団のなかで過食してしまうこと，夫に表現できない気持ちが姑への粗暴行為になってしまう自責の念などが一気に語られた。その後も紆余曲折あるなかで，初孫が生まれ，妻としての役割の喪失を，母そして祖母としての役割に置き換えて生活が続いている。

3．Kさん：今泣いたカラスが……

基本的信頼感の欠如といってしまえばそれまでのことであるが，Kさんは，幼少時の虐待などから，強い見捨てられ感（対象喪失感）を抱くようになった。家出，シンナー，非行，風俗店勤務とお定まりのコースのなかで，その生い立ちを背景に，幻覚や妄想をともなう精神変調がみられるようになった。不安定な心にわずかなことで激変する感情，自分はみんなから嫌われているのではないか，そ

理の章　作業療法の視点

んな思いに駆られると高まる不安，焦燥感からリストカットをしてしまう。リストカットをすれば，騒ぎになり，姉や担当者が集まってくる。しかし，最初は心配で集まってきたが，頻回に繰り返されるうちに，みんなにもパターンがみえてきた。姉は，「誰もあなたを嫌ってなんかいないわ。そんな馬鹿なことはいいかげんに止めなさい」とあきれ顔で言う。

それでも，何かの折りに見捨てられているような思いにとらわれると，見捨てられていないことを確かめるかのように，リストカットをする。一人の時には，自分で119番通報し救急外来に受診する。

そのKさんが，作業療法室の入り口に現れて，「私は……わ……たしは……みんなに……ウウッ……ウーッ」と声を詰まらせた。どうしたのとかけた声で，堰が切れたように「わぁーっ」と声をあげて泣きだした。しばらく大声を上げて泣いた後，しゃくり上げながら，いつもの見捨てられ感を訴え，訴えながらまた思い出したように泣く。

大泣きの間をみて，「そうか，また，みんなから自分だけが嫌われているような感じがして寂しくなったんだね」……，「いやぁ，それにしてもKさん……見事な泣きっぷりだったね」，「こんなときに不謹慎だけど，そんな風に泣けたら気持ちいいだろうな」というと，Kさん，しゃくりながらクックッと声をころして笑いはじめた。「泣くのか，笑うのかどちらかにしいや」に，「もーぉ，困ります。はずかしぃー」と，声をあげて泣き笑い。

「今泣いたカラスやなぁ」というと，寂しくなったこと，一人で部屋に居ることができなくなって，ここ（作業療法室）に来てスタッフの顔を見たら気持ちがゆるんでしまったこと，泣いたら気持ちが楽になったことなどを話して帰っていった。何度も同じようなことを繰り返しながら，少しずつよりどころとしての確かめがなされているのだろう。

4．Sさん：久しぶりに大笑い……

学生時代より病や障害があっても町でくらす運動「土の会」という活動をしてきたが，その母胎となっている島の民宿に，宿泊予約の電話があった。港に迎えに行くと，車いすに乗ったSさんが，幼い二人の娘と待っていた。3年前に交通事故で脊髄損傷になり，リハビリテーションは続けているが，他の目的で外出したことがない。勇気をだして外に出る決心をし，最初に思い立ったのが，娘たちをつれて車いすで泊まることができるこの宿で海水浴をすることだった。そのため，介添人には，フェリーに乗せてもらうところまでお願いし，娘たちと3人だ

けでやってきましたという。

　小さな娘二人は心細そうに車いすに寄り添い，声をかけても，首を縦か横に少し振るだけだった。宿まで移動し，夏休みで泊まりに来ていた看護の短大生2名に頼み，Sさんには紙おむつから水着に着替えてもらい，近所でトラックのタイヤチューブを浮き輪代わりに借りた。真っ白い砂浜，透き通った青い水，大きなタイヤチューブを浮かべて，Sさんを乗せる。幼い娘たちも，おそるおそる母の浮き輪につかまって，一緒に海の中に入る。

　「私，ほんとうに海に入ってますね？」，Sさんのからだの強ばりが少しずつほどける。しばらくして，浮き輪を外し，両手をもってSさんを水に浮かべてみた。その手を二人の娘にゆだねるころには，親子三人，声を上げて水と戯れていた。宿への帰り道は，二人の娘が交互に車いすを押しながら，お母さんと本当に海に入ったこと，お母さんが水に浮かんで，自分たちが手を引いたこと，はじけるような子どもたちの笑い声が続いた。

　夕飯のときには，事故にあってから初めて口にするというビールをコップに半分。泳ぎ疲れた娘さんたちが眠りについてから，「ここに来る前は，決死の思いだったけど，来てよかった。しばらく笑うことを忘れていました。今日は本当に久しぶりに笑いました。もしかしたら，事故からあと初めてかもしれません」と，二人の子宝に恵まれ楽しかった生活が，交通事故で一変したこと，抑うつ状態が続き娘たちとのふれあいもなくなったことなどを，涙を浮かべて語られるSさんだった。

　翌日，前の日かたく強ばっていた表情とはうってかわり，ニコニコと寄り添っていつまでも手を振る母子3人を乗せて，フェリーは岸壁を離れた。夜，家に無事着いたという電話が宿に入った。「お母さんと泳いで楽しかったよ，ありがとう」という娘さんのことばに，心地よい潮風が吹き抜ける島の民宿で，自らも車いす生活をしている宿の女将とビールで乾杯した。

Ⅱ　作業療法にみられる悲哀の仕事と情動

　予期せぬ病や不慮の事故などによる心身の機能の喪失，それにともなう生活におけるさまざまな関係性の喪失，そうした実存的状況を受け止め切れずに，悲哀の底に沈む人もあれば，あらたな生活を求めて歩みはじめる人もいる。喪失体験から立ちなおるまで，その道のりを，Freudは悲哀の仕事 mourning work と呼んだ

作業療法の視点

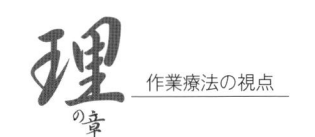

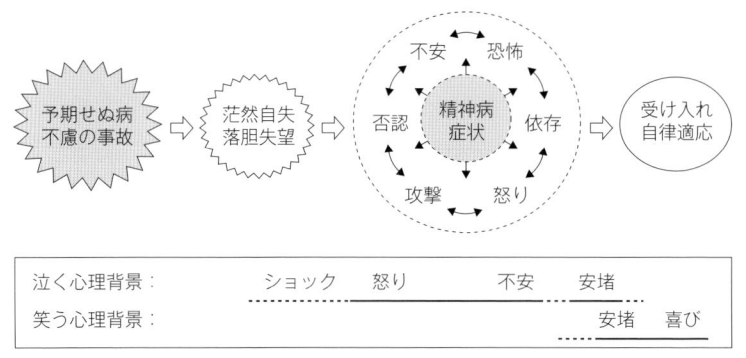

図1　悲哀の仕事と「泣く」「笑う」ことの心理背景

(Freud S, 1970)。この悲哀の仕事の過程については，Bowlby (1961；1963) やCaplan (1968)，Kübler-Ross (1998) らが，それぞれの視点から説明をしているが，表現やプロセスの示し方に多少の違いはあるもののほぼ同様の道程を示している。

　作業療法にみられる対象喪失は，予期せぬ病や不慮の事故などによる精神や身体の機能の障害とそれにともなう生活における活動の制限，社会への参加の制約という形で発生する。作業療法における悲哀の仕事，すなわち回復過程とその過程でみられる「泣く」，「笑う」といった情動の変化は，図1のように示すことができる。

1. 作業療法にみられる悲哀の仕事

　予期せぬ病いや不慮の事故に見舞われた者は，突然わが身をおそったできごとにショックを受ける。ショックが大きければ，気が動転して取り乱すよりも，あまりのショックに呆然として状況を認めようとしないことがある。何かの間違いであってほしいと，自分に起きたことを受け止めることができない戸惑いが否認という形で表れる。

　しかし，否定しきれない現実のなかで，これからの生活や先行きのことを考えるようになると，不安がつのり，一人では受け止めきれない気持ちが強い依存になったり，どうにもならない思いが八つ当たりのように周りの者に向けられたりする。

　こうした悲哀のなかで起きる受容のプロセスは，段階的な経過をたどるものではなく，揺れ動くさまざまな思いが行きつ戻りつ交錯し，Yさんのように深刻なうつ状態に見舞われたり，錯乱や妄想といった精神症状がみられることもある。うつ状態は遷延化することもあるが，多くは一過性，反応性のもので，自分の状

態に対する受け入れがみられるようになると，生活の自律と適応，新たな生活への取り組みといったことがはじまる。

作業療法の場における悲哀の仕事も，基本的にはこうした一般的にみられるプロセスと同じであるが，治療援助の関係にあることやその環境が影響し，通常よりは退行[注1]という現象が大きくあらわれやすい。

2. 悲哀の仕事の経過と「泣く」こと

作業療法における障害受容の過程で，どのようなときに「泣く」という現象がみられるのだろうか。罹患や受傷にともなうショック時には，泣くというより茫然自失とした状態や否認があり，少しして自分に生じた状態の自覚がはじまると，Yさんにみられたように受け入れがたい現状に対する落胆や怒りなどから泣くこともあるが，TさんやKさんのように自分の置かれた状態や現状を思い出して泣くことのほうが多い。身体の痛みが消えても，心の傷や悔やみは，思い出すたびに疼く。

最もつらい涙は，回復過程に入り，自分の先行きを考えるくらいのゆとりが生まれたときに気づく，失ったものの大きさ，残された現実の厳しさへの涙であろう。そうした繰り返される悲哀の仕事の渦から抜けだし，自分に起きた出来事に対する受け入れがはじまるとつらい涙も安堵の涙へと変わる。受傷後3年目に二人の娘と初めて海水浴を楽しみ，夜，娘たちが眠りについてから，それまでのさまざまな思いがこみ上げてきたSさんの涙がそうであろう。

これらの涙に共通しているのは，William H. Frey II の emotional crying と emotional tears に関する研究（1990）にみられるように，喜怒哀楽いずれの涙においても，泣くとすっきりするというカタルシスの効果にあるといってもよいだろう。

3. 悲哀の仕事の経過と「笑う」こと

作業療法における障害受容の過程で，どのようなときに「笑う」という現象がみられるのだろうか。悲哀の仕事のなかでは，ときにどうすることもできない自分の状態を嘲笑する苦笑のような笑いもみられるが，多くはBowlby（1961；1963）

注1　精神状態や機能が，現在の発達段階より未発達な段階に逆戻りすることで，赤ちゃんがえりといわれるような現象を説明する精神分析用語。大人が子どものようにはしゃぐことでストレスの発散をおこなうような可逆的な健康な退行，固定的な自我機能の低下をともなう防衛機制としてみられる病的退行，治療法の過程で生じてくる治療的退行などがある。

作業療法の視点

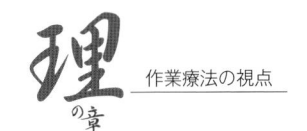

のいう離脱の段階に至って，自分の状態を受け入れ新たな生活へと気持ちが向きはじめてからみられる，安堵や喜びの笑いとでもいえるものである。

　Sさんが3年間のさまざまな出来事を思い出して涙した後の笑み，親子3人でフェリーに乗って帰るときの笑い声，退院していくときのTさんの笑顔，それらはいずれも，大変な状況を受け止め乗り切った後に生まれる，安堵や喜びによるものであろう。

Ⅲ　作業療法のアプローチ

　悲哀の仕事にともなう「泣く」，「笑う」といった情動に，どのように向き合えばよいか，また治療的介入の手段として，そうした情動を扱うことが可能なのか，作業療法のアプローチという視点から整理する。

1.「泣く」ことと作業療法のアプローチ

　療養生活に少しでも楽しい時間をと，余暇的なレクリエーションが組まれることが多いが，emotional crying や emotional tears の効果（William H Frey Ⅱ, 1990）にもみられるように，「泣く」ということは，自分の置かれた状況を受け止める過程において，重要な意味をもっている。

　「泣く」ことを，意図的に治療援助に用いるようなことはできないが，自分の生きてきた道のりと，その体験を思い起こしたとき，安心して悔やみ，嘆き，悲しみ，泣くことができる，そうした場を保障することも作業療法の重要な役割の一つである。

　ショックや否認，怒りから「泣く」という状況に対しては，その心情を受け止めながら「待ち，見守る」というWinnicott（1989）のホールディング[注2]にあたる対処が有用である。罹患や障害に対する悔やみや怒り，その他諸々の鬱積した思いが語られるようになったときの「泣く」に対しては，しっかりとその心情を受け止め聴くことがカタルシスをもたらす。そして，現実に向かって先が見えはじめたときの悲嘆から「泣く」場合には，生活の再建に向け，より具体的な道を示し不安の軽減とエンパワーメントを図る。

注2　Winnicott による，乳児の心身の発達を助ける母親の機能の一つ。子どもが自由に安心できる心的空間を与えることで，内的世界から現実世界（錯覚から脱錯覚へ）に向かう。これを抱える環境と呼び，心理療法にも応用されている。

作業療法は，可能性と選択肢を提示し，希望を失うことなく，クライエントがいずれの道を選ぼうと，その試行の歩みに寄り添い，医学的な知識と技術を背景に，活動や参加に関して具体的に相談・援助をすることが役割である。

2.「笑う」ことと作業療法のアプローチ

自分の置かれている状況を悲観し自暴自棄の状態でみられる自分を嘲笑するような笑いに対しては，悲哀の仕事の最中にみられる「泣く」ことへの対処と同様に，援助者自身が希望をもちホールディングにあたる対処をすることが必要である。悲哀からの離脱後にみられる安堵の笑いに対しては，乗り越えたことを評価し，共に喜べば良い。

そうした悲哀の仕事の過程でみられる「笑う」ことへの対処は基本として大切であるが，作業療法においては，悲哀の状態が遷延化しないように，「笑う」ことの積極的な利用が必要である。特に作業療法などのリハビリテーションにおいては，本人が意欲的に取り組む姿勢のありようが効果に大きく影響する。「笑う」ことで，心身の緊張を解き副交感神経の働きが優位になり，消化器系の機能が高まり，痛みや怒り，恐怖が和らぐ（志水，1994；林，2003；Robert H，1999；吉野，2003；2004）。「笑う」ことは，NK細胞の活性化や血糖調節効果（林，2003）などの生理的な効果とともに，体験（Cousins N，1996）や心理的な根拠を示す研究などからにみられるように自然治癒力を高め（吉野，2003；2004），病で失った人や生活との関わりを取り戻すコミュニケーションとなり，生活への意欲を取り戻す力となる。

おわりに

泣くことも笑うことも，病いの有無にかかわらず人の心や身体の痛みを和らげ，恐怖を沈め，怒りを追放する。安心して涙を流し，思わずクスッと笑うようなウィットの効いた笑い，暮らしの中でそれが起きれば，大きな転機が起きる。そうした日常生じる偶発的な転機を，自然な形で起きやすい環境と整える，それが作業療法士の関わりや作業療法の場の役割であり機能であると思う。

※本論のエピソードは，作業療法臨床事例に基づくものであるが，個人情報の保護のため，細部を変更し一般的な記述となるようにした。

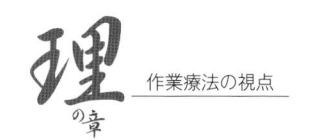

文　献

Bowlby J (1961) Childhood mourning and its implications for psychiatry. Am J Psychiatry, 118：481-498.

Bowlby J (1963) Pathological mourning and childhood mourning. J Am Psychoanal Assoc, 11：500-541.

Caplan G (1961) An Approach to Community Mental Health. Tavistock.（山本和郎訳 (1968) 地域精神衛生の理論と実際．医学書院）

Cousins N (1979) Aratomy of an Illness as Perceived by the Patient. W. W. Norton.（松田銑訳 (1996) 笑いと治癒力．岩波書店）

Freud S（井村恒郎，小此木啓吾他訳）(1970) フロイト著作集6 自我論・不安本能論．人文書院．

林啓子 (2003) 笑門来福──笑いの生理心理的効．体育の科学 53：837-840．

Kübler-Ross E (1997) On Death and Dying. Scribner.（鈴木晶訳 (1998) 死ぬ瞬間──死とその過程について．読売新聞社）

Robert H (1999) Laugher the Best Medicine：The Healing Powers of Happiness, Humour and Joy！Thorsons Pub.（荘司治訳 (1999) 笑いに勝る良薬なし──幸福感・ユーモア・笑いの治癒力．流通経済大学出版会）

志水彰他 (1994) 人はなぜ笑うのか──笑いの精神生理学．講談社．

William H Frey II (1985) Crying：The Mystery of Tears. Winston Press.（石井清子訳 (1990) 涙──人はなぜ泣くのか．日本教文社）

Winnicott DW (1986) Holding and Interpretation：Fragment of an Analysis. Grove Press.（北山修監訳 (1989) 抱えることと解釈──精神分析治療の記録．岩崎学術出版社）

山根寛 (1990) 発散的な意識化を促す描画の利用．作業療法 9 (2)：124-130．

吉野槇一 (2003) 脳内リセット──笑いと涙が人生を変える．主婦の友社．

吉野槇一 (2004) 笑いと免疫力──心とからだの不思議な関係．主婦の友社．

予期せぬ病いや不慮の事故などによる心身の機能の喪失，それにともなう生活におけるさまざまな関係性の喪失．そのた実存的状況を受け止めきれずに，悲哀の底に沈む人もあれば，新たな生活を求めて歩み始める人もいる．悲哀の仕事に寄り添う作業療法士は，その悲哀の仕事にともなう「泣く」，「笑う」という，抑えきれない感情の発露の背景にある対象者の深く複雑な思いと向き合うことになる．

本論は，作業療法で出会った泣き笑いを通して，悲哀の仕事への寄り添いについて思いをめぐらせたものである．

（初出：作業療法ジャーナル41巻1号，2007年）

愛しあい，結ばれ，命を宿し，産み，育てる

障害がある人たちの生活支援を ICFの視点から

I なにをいまさら，そしてまだ？

　人が出逢い，惹かれ，愛しあい，結ばれ，命を宿し，産み，育てる。仮にその人たちに障害がある場合，その支援はどのような意味をもつのか，そうした支援の重要性や現状を含め，ICF（International Classification of Functioning, Disability and Health；国際生活機能分類）（障害者福祉研究会，2002）の視点から述べよという依頼であった。その依頼に，意気がりではなく「なにをいまさら」という思いと「そしてまだ？」という2つの思いに気持ちが揺れた。
　なぜ？　どうして？　気持ちが揺れたのか？　40年あまりになる障害がある人たちとの交流（山根，2009），そしてそれをきっかけに作業療法の道に入ってからの30年近い経験を通して，気持ちが揺れた理由を，あらためて考えてみることにする。

II 「なにをいまさら」という思い

　1960年代の終わり，山口県の田舎町で，自分の生き方は自分で決める自由を求めて，施設を出た木村浩子（敬称略）とその仲間が共同生活をはじめた（木村，1967）。いずれも重度の身体障害がある人たちだった。「人は土から生まれ，土に

理の章 ― 作業療法の視点

還る」,すべてを受け入れ,芽ぶきを助け,育んでいく「土」,そのようなものでありたいとの思いから,「土の会」と名づけられた。それは,隔離された生活からの解放と地域社会への参加を目指したIL運動（movement of independent living；自立生活運動）（定藤,1997）がはじまるよりも前のことである。

結婚して1年がすぎた1970年（昭和45年）の春,妊娠を知った木村は,子どもを産む決意をして病院を訪れた。いくつもの病院に断られ,唯一引き受けてくれたのが,広島にある民医連系の病院であった（今崎,1970）。重度障害がある身の出産は,病院と木村の総力を挙げた自他との闘い,障害者の権利獲得運動でもあったのだろう。9カ月の未熟児ではあったが無事出産した。その年に,当時大学生だった私は,木村やその仲間たちと縁があり,数人の仲間と共に「土の会」の人たちの生活を支援するようになった（今崎,1970）。産まれて間もない赤ん坊の湯浴みをし,それぞれの身体の障害に合わせて台所やトイレを改造し,日々の生活の介助をした。自立訓練のためのアパートを建て,障害者が宿泊できる宿が生まれ,そして今,40年余りを経て,「まなびやー（学び舎）」という障害者の生活に学ぶ共生のあり方にたどりついた（山根,2009）。

「自分たちは,これまでも,そしてこれからも,生きることのすべてに人の『心と手足』とを借りなければならない」,と木村は言う。その障害の有無が示す明確な差を認め,その差を超えて「愛しあい,結ばれ,命を宿し,産み,育てる」という人間にとってあたりまえの生き方を共に生きるために,どうすればよいのか,40年あまりの「土の会」活動の答えの一つが「まなびやー（学び舎）」だった。

だからこそ,「なにをいまさら」であった。依頼の企画書に目を通したとき,40年あまりの年月が思い起こされ,「なにをいまさら」と,何とも表現のしようがない虚脱感のようなものに思考がしばらく途絶した。

Ⅲ 「そしてまだ？」という思い

その思考の途絶と重なって浮かんだのが,「そしてまだ？」であった。なぜ,「そしてまだ？」なのか。

木村浩子やその仲間との出逢いと40年あまりの「土の会」の活動,それは関わり始めた当初から,特別なものではなく,生活そのものであった。自分の中の「土の会」の広がりとして,作業療法の道に入ってからの30年も,精神障害がある人たちの恋の悩み,性の悩みから同棲,結婚,性生活,妊娠,育児,就労と,関わ

りの基本は何も変わらなかった。好きになったけどどうしていいか分からない，自分たちは結婚できないのだろうかと悩む20代の二人。子どもができたみたいだけど，どうしようと思いあまってやってきた30代の男性。このまま病院で一生を終えるのは寂しい，「周りに迷惑かけるので籍は入れないが，一緒に住みます」と退院した60代の二人。作業所での支え，支えられる関係が，人生の支え合いになった二人。それぞれに悩みを超えて，病気の有無を超えて，幾組かカップルが生まれ，その生活に伴走してきた。子どもを産み育てる責任を引き受けた二人もいれば，子どもを作らないことを決めた二人もいる。病気の有無は大きな問題であるが，それは乗り超えなければならない障害走のハードルの1つに過ぎない。

20年あまり前に，リハビリテーションの教育に携わるようになったときには，「人は誰でも心や身体に傷を負う，ふぞろいがあたりまえで，ふぞろいなままその人なりに生きることが大切」（山根，2009）と，学生たちに話した。障害の有無が示す明確な差，最初は大きな違いに見えるその差も，共に生きれば性格の違いのようなものでしかない，実存的な事実という思いがある。

40年，30年，20年という時の流れのなかにいたから「なにをいまさら」，「そしてまだ？」なのかもしれない。しかし，自分の経験や思いを，取り立てて言うほどのことではないと受け入れてくれる世界もあれば，まるで異なる異次元のできごとように扱われてしまう「なにをいまさら」と言えない世界がある。それなら，少し距離をおいて，一共同生活者である自分と作業療法というリハビリテーションの専門職である自分，2つの視点から，障害がある人たちの「愛しあい，結ばれ，命を宿し，産み，育てる」ことの意味を考えてみたい。「そしてまだ？」に応えるために。

Ⅳ 病いと障害を生きる人たち

縁あって「土の会」という病いや障害を生きる人たちのとの共生が始まって40年あまりになるが，「なにをいまさら」といいながら，「自分たちは，これまでも，そしてこれからも，生きることのすべてにひとの『心と手足』とを借りなければならない」と木村浩子が言うように，私（たち）との間には，障害の有無が示す厳然とした差がある。病いと障害を生きる人たち，そしてその人たちと共生する私たち，それぞれは，病いや障害，生活をどのように捉えるのか，まず，病いと障害を生きる人たちについて考えてみよう。

理の章 作業療法の視点

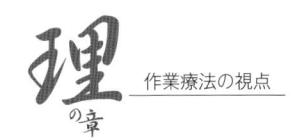

1. 重なる苦しみを生きる権利と責務

　病いや障害を生きる人たちは，心身に何らかの大きな不自由があり，それに起因する生活の支障，日常生活や社会生活における多くの不利益を被っているという苦しみ，加えて病いや障害をわかってもらえないという苦しみ，この重なる苦しみを生きている。

　「愛しあい，結ばれ，命を宿し，産み，育てる」，それは，病いと障害を生きる自身の心身の実存的状態をどのように受け止め，自分が生活する環境とどのように折り合いをつけるかという自己受容の課題，そして，周りが自分をどのように理解し，受け止めてくれるかという社会受容の課題を抱えている。病いと障害を生きる人たちは，この重なる2つの課題のなかで，自分の人間としての権利だけでなく，責務を生きることになる。現状からすれば厳しいかもしれないが，権利と責務を生きることで真の共生が成り立つ。そして，その支援にあたる私たちは，その人たちからすれば社会受容を課題にもつ立場にある自分をどのように受け止めるかということが問われる。

2. ICFが変えた治療・援助パラダイム

　ICFは，人の健康状態をネガティブな側面だけにとらわれず，ポジティブな視点を含め，生活機能の状態として捉えようとしている。図1に示すように，生物レベル（心身機能・身体構造），個人レベル（活動），社会レベル（参加）からなる生活機能と環境因子や個人因子等の背景因子との相互性において理解するというものである。そのICFからすれば，心身の不自由は心身機能・身体構造の障害であり，生活の支障は活動制限，日常生活や社会生活における不利益は参加制約にあたる。そして，どこでどのような生活をするのか，生活機能全体に大きく影響する環境因子，そしてその人が何に関心があり，どのような経験がある人なのか等個人因子，この背景2因子のありようによって，治療・援助の目標も内容も異なる。

　病いや障害を生きる，その個人的課題は，環境との相互性で捉えなければみえない。ICFには，まだ未完成な部分はあるが，病いや障害を生きる人たち，そしてともに生きる私たちに対して，病気や障害は個人固有のものではなく，個人の生活機能と環境との相互性で捉えるという，障害構造と治療・援助パラダイムの転換をもたらした。

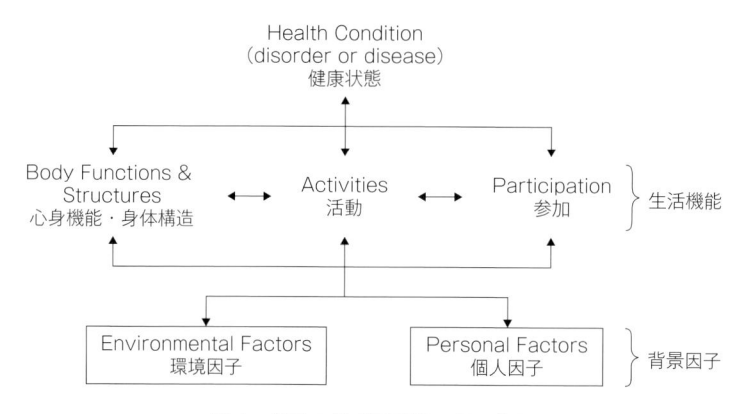

```
              Health Condition
              (disorder or disease)
                  健康状態
```

図1 ICFの構成要素間の相互作用

3. 主体性の回復，リカバリーという視点

　身辺自立や職業的自立も重要であるがそれだけが自立ではない。人として「愛しあい，結ばれ，命を宿し，産み，育てる」ことの自由，その自由を行使するには，心身の機能・構造の障害に伴うリスクと周囲の無理解という障壁がある。そうした現実を超えて，主体的に生活するためには，周りの人や物，制度を使い，さまざまな工夫により生活の範囲を広げる自身の努力が，重要な要素になる。同様に，自分の生活や健康を管理する力も，個人に必要な要件である。

　「愛しあい，結ばれる」ことは，2人の気持ちのつながりがあればできるが，「産み，育てる」ことは，生まれてくる命に対する責務も生じる。周りの人の理解と支援も必要になる。「愛しあい，結ばれ，命を宿し，産み，育てる」には，病いや障害により失った（奪われた）主体性を取り戻し，何より，自分自身の病いや障害のネガティブな面にとらわれない，リカバリー（Anthony WA, 1998；野中，2000）といわれるような主体者としての価値観の転換が重要である。その価格数の転換による主体的な生き方に周りは動かされる。その主体的生き方があってこそ，支援も活きてくる。

　病いと障害を生きる人たち，そしてその人たちと共生する私たち，それぞれに主体性の回復が必要であり，自分の現状からのリカバリーが必要である。

作業療法の視点

V 共に生きる

　「土の会」では，一人の市民として，隣人として，身の丈で生活の伴走をし，作業療法という生業（なりわい）においては，生活機能の障害とその障害を生きる人に対して，リハビリテーションの知識や技術を提供し，共に生きてきた。

　病いと障害を生きる人たちと共に生きる。それは機能の差を受け入れて生きるということである。機能の差を受け入れた共同生活は，必然的に機能にゆとりのある方が不自由な方を支える，援助することで成り立つ。共に生きるということの意味を，その主体と支援という視点から考えてみよう。

1.「愛しあい，結ぼれ，命を宿し，産み，育てる」ことの主体

　「愛しあい，結ぼれ，命を宿し，産み，育てる」，それは，病いや障害の有無にかかわらず，人が生きる性（さが）であり，人間としての自由と権利の行使であり，その主体は個人にある。もちろんこの自由と権利の行使には，リスクもあり，失敗の可能性もある。しかし，リスクを配慮しながらも，失敗の可能性に挑むことなしには自由と権利は手に入らない。

　とはいえ，病いや障害があり，ADLやIADL等，基本的な生活を自分で維持することが難しい人には，自分の注意や意思だけでは処理しきれない活動の制限や社会参加の制約がある。さらにこんなことがあった。20歳（はたち）すぎて初めて男性から声をかけられ，初めてのキスに「世の中が黄色に見える，また病気になる」と再入院寸前の大騒ぎになった統合失調症の女性がいた（山根，1995）。思春期の発症とそれに続く長い療養生活により，普通なら経験していることが不十分で，未経験なことによるものである。

　このように，生活機能の障害には，病いによる直接的なものと，病いに伴って生じる二次的なものもある。

　そうしたことからすれば，具体的な援助や相談とともに，病気や障害に対する理解を含め，失敗の可能性に挑む主体的行為に対する社会的是認が必要である。これは，前述した自己受容と社会受容の問題が重なるもので，援助をする側と援助を受け利用する側，双方の主体としてのありようが問われる課題である。

2.「愛しあい，結ぼれ，命を宿し，産み，育てる」ことの支援

　「愛しあい，結ぼれ，命を宿し，産み，育てる」ことの支援は，特別なことではない。機能の違いを受け入れた生活者としての配慮と関わりができればいい。も

ちろん，病いや障害に対する専門の知識や技術があるに越したことはなく，それが必要とされることも多い。

　しかし，その専門ということが，大きな落とし穴にもなる。病気や障害に対する知識や技術があるがゆえに，問題点とされるものに目を奪われ，対象者の生活，生き方，その人の人生をみることを忘れてしまうという落とし穴である。

　また，チームアプローチの大切さが唱えられながら，専門職ほど，自分の専門性にとらわれ，連携ができていないのも事実である（山根，2000）。医療としての連携は少しずつみられるようになってきたが，地域における生活の支援，ましてや恋愛や結婚，出産，育児に関する支援における専門職の連携は，未開発の領域といってもよい。地域生活の支援においては，関係機関や各種社会資源間のネットワークをつくり，専門，非専門を超えた地域ぐるみの連携による相談やサービスの提供が重要になる。

　そのためには，心身機能・身体構造がその個人の活動にどのような制限を引き起こしているのか，社会への参加にどのような制約があるのか，治療としてリハビリテーションとして必要なことと，利用可能な社会資源やサービスがあるのか，人的・物的環境の何の調整が必要なのかといったことを，それぞれの専門の立場から適切にアセスメントし，必要な情報を提供することが求められる。

VI　そして，今

　「なにをいまさら」「そしてまだ？」との思いは何だったのかを通して，「そして，今」，「愛しあい，結ばれ，命を宿し，産み，育てる」こととその支援をICFの生活機能の視点から見直した。人が出逢い，惹かれ，愛しあい，結ばれ，命を宿し，産み，育てる。この人間としてあたりまえのことが，障害の有無を超えて認められる社会でありたい。それは，専門の知識・技術を活かし，生活者の目線で相手と向き合い，その生活をみることで生まれる。ICFは，そうした対象との共に違いを生きる関係を考える共通の概念と用語を提供した。後は，私たちが主体を取り戻すだけである。

作業療法の視点

文　献

Anthony WA (1993) Recovery from mental illness : The giniding vision of the mental health services system in the 1990s. Psychosocial Rehabilitation Journal, 16 (4) ; 11-23. (濱田龍之介訳 (1998) 精神疾患からの回復——1990年代の精神保健サービスシステムを導く視点. 精神障害リハビリテーション 2 (2) ; 145-152.

今崎暁巳 (1970) いのちの讃歌. 労働旬報社.

木村浩子 (1967) わが半世紀. 土の会.

野中猛 (2000) 病や障害からのリカバリー. 分裂病からの回復支援——精神障害リハビリテーション論集. pp.213-227, 岩崎学術出版社.

障害者福祉研究会 (編) (2002) ICF 国際生活機能分類——国際障害分類改定版. 中央法規出版.

定藤丈弘 (1997) アメリカにおける障害者の自立生活運動と課題. ノーマライゼーション 17 ; 41-45.

山根寛他 (2009) 土の宿から「まなびやー」の風がふく. 青海社.

山根寛 (1995) 精神科作業療法とチームワーク——医学モデルとの比較から. 作業療法 14 (4) ; 308-314.

山根寛他 (2000) 精神保健領域における連携——なぜ連携が根づかないのか？. 精神障害リハビリテーション 4 (2) ; 143-149.

　　人が出逢い，惹かれ，愛しあい，結ぼれ，命を宿し，産み，育てる。この人間としてあたりまえのことが，障害の有無を超えて認められる社会でありたい。仮にその人たちに障害がある場合，その支援はどのような意味をもつのか，何が支援できるのか。病いや障害を生きる，その個人的課題は，環境との相互性で捉えなければみえない。

　　本論は，「愛しあい，結ぼれ，命を宿し，産み，育てる」こととその支援をICF (International Classification of Functioning, Disability and Health ; 国際生活機能分類) の視点から見直したものである。ICFは，そうした対象と共に違いを生きる関係を考える共通の概念と用語を提供した。

(初出：作業療法ジャーナル44巻7号，2010年)

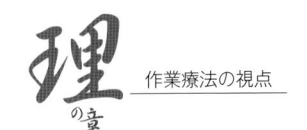

地域の人々への啓発：
気づきと学びの泉「拾円塾」

I　気づきと学びの場「拾円塾」

　地域で生活する精神障害がある人たちと，共に過ごし，生活や就労の支援に携わっている人たちがいる。その共生の歩みのなか「これは何？　どうしたらいいの？　わからない」の相談を受けているうちに，同じ疑問や悩みなら，お互いの経験を分かち学べばいい，ということで月に一度集まるようになった。その気づきと学びの場が「拾円塾」で，名前は参加費が10円ということに由来し，他に深い意味はない。

　「拾円塾」には，家族や当事者，ボランティア，グループホームや作業所のスタッフ，その他さまざまな人が，口伝えで集まってくる。特別なことではないが，病気や障害の有無を超えて，共に安心して暮らせる場はどのようにして生まれるのか，「拾円塾」が誕生するまでの背景，誕生してから10年の経過をめぐって，生活目線で見直してみる。

II　社会復帰病棟で暮らす ── 社会復帰が可能な人たち

　私は，1982年に精神科病床約1100床，一般科病床約400床という精神科主体の総合病院に就職した。その病院は，1953年から民間病院としてわが国初めてのデイ

理の章　作業療法の視点

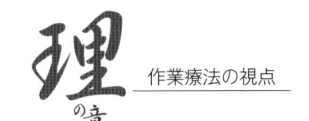

サービス（現在のデイケアの前身）（加納, 1990）を開き, 臨床心理士や精神科ケースワーカーが10名以上いる, 当時としては先駆的な試みをしている病院だった.

13ある精神科病棟に社会復帰病棟と呼ばれる男女混合の病棟が1棟あった. 初めてその病棟を訪れたとき, 1人の女性患者が「わたしぃ, ここに10年いるんよぉ」と話しかけてきた. それを隣で聞いていた初老の男性が「俺のほうが長いな, もう20年くらいやからな」と, まるで入院暮らしの長さを自慢するように話に入ってきた.

「何？　ここは社会に復帰するための病棟じゃなくて, 社会に復帰できる人たちが暮らしている病棟だったの？」. 家はあっても帰る家がない, 安心して暮らすことができる場が社会にないため, 何万人（いや10万人以上かもしれない）もの社会的入院と称される人たちが精神科病院で暮らしていた時代（まだ続いているが）であった.

Ⅲ　家があっても帰る家がない──それならアパートへ

その病院では, ケースワーカーと熱心な医師が中心になって, 帰る家がないならアパートを借りて退院すればいいと, 社会的入院状態の人たちに働きかけ, 民間の賃貸住宅を借りて退院を促していた（加納, 1990）. アパートを借りて退院する, 今ではすっかり市民権を得たようにあちこちでみられるが, 当時としては画期的な試みで, アパート退院（仲野, 1980）と呼ばれていた.

1960年代末から始められたこのアパート退院は, 1人の患者の事故をきっかけにインダストリアル・セラピー（作業療法を重視したイギリスの精神病院で, 精神病院内に通常の工場の仕事を持ち込んで賃金を払い, 工場と同じような仕事を取り入れたのが産業療法（industrial therapy）で, 1950年代中頃以降に積極的におこなわれるようになった）を廃止（1980年）し, 作業を用いた働きかけは専門職にと作業療法士を雇傭した時期から倍増した（浅香山病院医療福祉相談, 1983）. ソーシャルワーカーが中心となって始めたサロン活動（1978年から病院の精神医学ソーシャルワーカーが中心となって開始された活動で, 入院患者や家族, 外来の患者が, 軽食喫茶, 売店, カラオケ室, 図書室, 古着コーナーなどを, 自分たちで運営する憩いの場. 現在ではデイケアの一つとなっている）が, アパートに退院した患者の働く場, 日中の時間を過ごす場, 食事サービスが利用できる場となったことも影響している. 1980年代半ばには, アパートへの退院者は約300名にまでなっていた（菅野ら, 1991）.

また, 病院のクラブ活動へ参加していた, これもわが国で最初の精神保健ボラ

ンティアグループが，サロン活動にも参加するようになり，そのボランティアが，後に民生委員や児童委員になって，地域でもアパートに退院した人たちを支える役割を担うようになった。こうした活動は「憩いの場」としてだけでなく，地域全体のコーディネートをめざす精神保健福祉活動のネットワーク活動の特徴を持っていた（中本，2001）。

IV 病院を出て3年かかった —— 自分自身のリハビリテーション

　病院開放化運動に取り組む医師やケースワーカー，臨床心理士，看護師らが連携してアパート退院やサロン活動を進め，地域でトラブルがあれば，その都度，民生委員や自治会役員，地域に住んでいる人たちの集会に出向いて説明したり苦情相談に応じた。そうした先駆的な試みがなされている病院に，新たに参入することになった（1982年）作業療法士としては，そうした活動と連携し相補するため，病状の早期安定，退院促進と退院後の支援に向け，保護室や病棟での作業療法，外来作業療法，訪問作業療法など，作業療法室からサービスが必要な人の居る場に出向いて援助する試みをおこなった。当時の作業療法は作業療法室に来ることができる安定した入院患者を主対象におこなわれていたことに対する新たな試みであった。また当時全国にも少なく，すべての支援を無料でおこなっており診療報酬をとってまでおこなう必要がないと言われたデイケアを，必ず必要になるからと開設した。

　そして8年あまりが過ぎ，病院の中からの支援に限界を感じ始めたときに，大学を足場に，急性期の病状安定，早期退院，退院後の生活支援を一貫しておこなうシステムの構築と地域支援の場づくりに取り組むことになった（1989年）。

　病院にいたときには本当の生活が見えていなかったことを，病院を離れてあらためて実感した。病院は，そこに入院している者だけでなく，そこで働く者の生活感も悪意なく奪っていたのだ。病院に勤務することで，気づかないうちに失っていた生活感を取りもどす，その自分自身のリハビリテーションに3年あまりかかったように思う。

V なんとか教か？　なんで掃除してんね？

　大学に赴任してまもなく，労災等の原因で心身に障害がある人たちを対象とし

理の章　作業療法の視点

た社会復帰施設が役割を終え閉鎖されることになり，行く先のない認知症や精神障害などを合併した人たちの日中の活動と集える場をなんとかできないかという相談があった。それが大学赴任後最初の地域支援の取り組みとなって，作業所の設立に始まり，授産施設，地域生活支援事業，グループホームなどの立ち上げと運営相談，保健管区ごとのこころのケアネットワークづくりへと，次々地域でのかかわりが広がった。

しかし当然のこととはいえ，それぞれの始まりにはいろいろなエピソードがあった。たとえば，ある町中に作業所を作ろうと物件を探し，地域の人たちにお願いにあがったときには，「このご時世やから，作るなとはよう言えんけど，朝夕のバス停からの送り迎えは職員が付き添うこと，日中は施設から外に出んように約束できるなら」と言われた。また，作業所付きグループホームの開設にあたっては，地域の人たちの集会に呼ばれ，団交のように取り囲まれて，「もしも」というたくさんの不安が述べられた。

ある地域で授産と生活支援事業をはじめたとき（1996年）には，その地域の自治会長から「地域のみんなが認めたわけではない」と聞かされた。そして利用者から，「駅前からこの施設に来るまでの道を歩くのがつらい，町の人たちに受け入れてもらえていないような気がする」という声があがった。そんななかで「まだ働くことはできないが，自分たちでできることで何か町の人に役立つことをしよう」と，ゴミがポイ捨てされる駅前の公園の掃除をすることになった。そして週2回，午前中に2時間程度，利用者7，8人で公園の清掃を始めた。そんなある日，1人の年配の男性から，「何をしているのか」「どこかから頼まれたのか」「何かの宗教団体か」「金銭をもらってしているのか」，などと問われた。日中若い男女が数人集まって公園の清掃を定期的にしている，あれは何かと不審を抱いた老人会の人たちを代表してのことだった。自分たちの気持ちを伝えると，次のときから，「ごくろうさん」と声をかけてもらえるようになった。そうしたことをきっかけに，年に一度施設を開放して敬老の集いを開いたり，町の小さなスーパーが休みの日に店先で授産作品のワゴン販売をしたり，年の暮れには餅つき大会をしたりと地域との交流が始まった。

また，気軽にボランティアをとボランティアバンク（表1）を作って，気負わない遊び感覚でボランティアを募り，ボランティアの相談も受けるようにした。リタイヤした美容師さんの月1回無料散髪，料理が好きな方の材料持参月1回カレーライスレストラン，などいろいろなボランティアが生まれた。

安心して暮らせる場にするために，利用者自身のありのままを見てほしいとい

表1 ボランティアバンク「ネコの手」

お預かり資産	あなたの労力，あなたの技術，あなたの時間
お預かり期間	1年定期ですが，変更がなければ自動延長になります
お利息	生活に対する気持ちのゆとり
	財布の豊かさより心の豊かさ
	自分が活かされる喜び
	新しい自分との出会い
	その他
規約	お預かり資産（労力，技術，時間）を運用する場合は連絡します
	あなたの資産運用の許可はあなたご自身でお決め下さい
お預けになる資産の例	
労力	爪切りボランティア　　　（簡単な整容の介助）
	一食一品ボランティア　　（一食もしくは一品の提供）
	お掃除ボランティア　　　（部屋の掃除など）
	買い物ボランティア　　　（買い物を代わりに）
	車椅子ボランティア　　　（車椅子での移動）
	運転ボランティア　　　　（送り迎えや移動）
	入浴ボランティア　　　　（入浴介助）
	筋肉マンボランティア　　（労働の提供）
技術	講師ボランティア　　　　（習字，絵画，音楽など趣味活動の指導）
	おしゃれボランティア　　（理容，美容サービス）
時間	お話し相手ボランティア　（一緒に座って聞き役を）
	散歩ボランティア　　　　（一緒に出かけて外気や自然にふれる）
	本読みボランティア	

う思いとできることからという行為が実を結んだ結果といえる。それでも，何か事件が起きるたびに精神科治療経験の有無などとマスコミが報道すると，「大丈夫か」という声が聞こえ，みんなが身を細くした。

Ⅵ　ただは気いゆるむから10円もらって「拾円塾」

　共同作業所，授産施設，生活支援事業，グループホームなどの立ち上げや運営に関わる中で，支援にあたるスタッフや家族，関連の専門職種，社会復帰施設を利用する当事者などから持ち込まれる相談が増えてきた。それらの大半は，病気

理の章　作業療法の視点

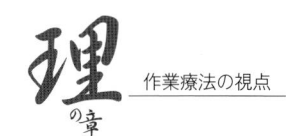

や障害の理解，対応，何をどこまで援助するか，その他日々の支援の中で生じる問題への対処など，いずれも共通の課題なので，みんなで学ぼうということから，月に1回定期的に集まることになった（2000年〜）。

　そうした自発的な集まりであったため，参加者名簿も作らず出席もとらず，参加費をとるなど考えもしなかった。ただ大学の教室を使用するのに，活動状況の報告が必要になったため，年間の延べ参加者数を把握することと，無料だと気のゆるみが起きるとよくないので，気持ちのけじめのためにと1回の参加費として10円を集めることにした。それが，「拾円塾」の名称の由来である。集まった10円の数を年末に数えて，その年の延べ参加人数を把握した後は，その額を2倍にして翌年の「拾円塾」で希望するところに渡している。

Ⅶ　「ありがとう」って言われる仕事がしたい

　この「拾円塾」が生まれるきっかけとなった活動は，精神障害で長期にわたって療養生活を送っている妹が安心して暮らせる場がほしい，という1人の女性の願いが形になったものだ。その女性の願いと思いに賛同する知人たちから，経験がある者も専門家もいないしどうしたらいいだろう，なんとかならないかと相談を受けた。そうして，病いを抱えての生活は大変だろうが，せめて食事くらいみんなで楽しくと「こころいっぱいご飯を食べよう会」という集まりができ，作業所やグループホームなどの試みがはじまった。

　普通の人たちが普通の生活感で利用者の援助にあたるため，病気に起因する「これは何？　どうしたらいいの？　わからない」が多発した。その「これは何？　どうしたらいいの？　わからない」から，「拾円塾」が生まれた。そして，「これは何？　どうしたらいいの？　わからない」は，「拾円塾」で気づきと学びを繰り返すことで，知識と技術に変わり，普通の生活感での「あたりまえの対応」からは，共に町で暮らす多くの工夫や知恵が生まれた。

　その「あたりまえの対応」から生まれた活動の一つに，レストランと配食サービスがある。多くの作業所でおこなっている内職的なものは，「あれは工賃も少なく，していて惨めになる，お金より普通の人から『ありがとう』って言われる仕事がしたい」という思いに応えて始まった活動である。

　会に賛同して集まった人たちは，それぞれの知り合いを巻き込み，食材は安全でいい品を安くと仕入れ先を探し，調理はおいしく健康にいいものをと専門の技術を

持っている人に教わり，おいしく食べてほしいと使い捨てではない容器を使い，一つ一つ小風呂敷に包み，その日のメッセージを添えてお昼前に配達する。運転はスタッフかボランティアだが，配達と集金は作業所の利用者がすべておこなう。
　配達先は，一人暮らしのお年寄りや昼食を作る時間がない町の小さなお店の人たち，保健所，学校，病院といろいろと広がり，地域の自治会の集まりなどで，まとまった数が注文されるようにもなった。
　「ありがとう」って言われる仕事がしたいと，弁当を届けて言葉を交わしお金を受け取る配食というサービスを通して，自分たちから地域に入っていったことで，受け入れられ広がり活動が定着した。「おいしかったよ」「ありがとう」「ごくろうさん」と言われるのがうれしいと配達係を希望する人も多い。

Ⅷ 「たかが拾円，されど拾円」── 気づきと学びの場

　このようにして誕生した「拾円塾」は，誰が参加してもいい，何を話してもいい，話をするのもしないのも自由であるが，「参加費が一回10円，ここで話されたことは外では話題にしない」ということが唯一のルールになっている。そのため，参加した人の口づてだけで，いつどこでおこなっているか開示していない。京都の「一見さんお断り」の文化のように聞こえるかもしれないが，開示して，この緩やかな枠と守秘の義務で守られている場が変質するのを避けるためである。
　しかし，「たかが拾円，されど拾円」。毎年の延べ参加人数150～250人くらいで，10年間続いている。初期には地域で支援活動をしていて行き詰まっていたさまざまな職種の人たちが結構多かった。今は，当事者や家族，ボランティア，喫茶など寄り合いの場を提供している人のほうが多くなった。
　そうして，「拾円塾」に集い，耳を傾け，積もった思いを話すことで胸のつかえを放し，気づき，学んだ人たちが，いろいろな場で誤解と偏見の荒れ地を耕し，安心して暮らせる場が広がっている。「拾円塾」が誕生するまでの背景と経過の中から生まれた，確かな実感がある。
　①「できないことよりできることから」
　②「主体性は育てるものではなく奪わないもの」
　③「他人の距離を活かすかかわり」
　④「配慮はしても遠慮はしない」
　病気や障害の有無を超えて，共に安心して暮らせる場をつくるということは，

理の章　作業療法の視点

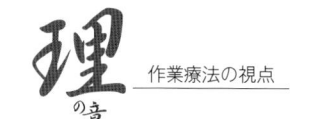

そんなに大層なことではない。気負わず，それぞれができることからする，過剰な個人防衛や集団防衛をしなければ，そしてお互いの主体性を奪わなければ，自己決定・自己責任が可能になる。また，親子の血のつながりがあったり，近しい関係であればあるほど，双方に期待もあり甘えもあり，適切な判断ができなくなることがある。そんなときには他人の距離を活かせばよい。他人という適度な距離が，巻き込まれない，巻き込まないかかわりを助けてくれる。いずれかが我慢しすぎる生活は長くは続かない。それぞれの機能に違いがあることへの配慮をしながら，遠慮なく互いに思いを述べあえばよい。それが，安心して暮らせる場をつくるコツである。

文献

浅香山病院医療福祉相談室 (1983) 病院周辺に住んでいる人たちをめぐって．精神障害と社会復帰 5.

菅野治子，吉武洋治，奥田精一 (1991)『アパート退院をめぐって』患者さんに教えられたこと．八戸ノ里クリニック編：精神医療を考える現場からの報告．NGS.

加納光子 (1990) 精神保健領域における小規模共同作業所と保健所精神保健相談員の役割．大阪精神保健 35 巻 16 号．

仲野実 (1980) 退院して病院周辺のアパートに住んでいる人たちについての報告．精神医療 19(2).

中本明子 (2001) 具体的事例検討．精神保健福祉士養成セミナー編集委員会編：精神保健福祉援助技術各論改訂版．へるす出版．

地域で生活する精神障害がある人たち。病いを生きる苦しみにこの病いを理解してもらいにくいという重なる苦しみ。その人たちと共に過ごし，生活や就労の支援に携わっている人たちがいる。その共生の歩みの中で出会う疑問や悩みと互いの経験を，病いの有る無しにかかわらず分かつことで学び，乗り越えようと月に一度集まるようになった。

本論は，参加費用十円から「拾円塾」と名付けられた気づきと学びの場が誕生するまでの背景と経過を紹介したものである。

（初出：こころの科学 増刊「本人・家族のための統合失調症とのつきあい方」．2010 年）

―あとがきにかえて―

　還暦を過ぎても年中師走状態が続いている近年，持ち帰り仕事の多さは仕方がないが，何年かぶりに，年末から年明けにかけてゆっくりと過ごす時間があった。強い寒波の影響で，京都の町もめずらしく雪化粧。しんしんと降り積む雪が，すべての騒音を吸収し，すべての塵芥を覆い隠し，キリッと引き締まった大気に包まれた静かな年明けであった。

　この本に収める著作の最後の1稿を金剛出版に送った足で，通りや辻に古（いにしえ）の名が残る墨染，藤森の旧道をぶらぶら。伏見稲荷の千本鳥居から京都一周トレイル，伏見稲荷コースの雪が残る尾根道を東福寺に抜けて，気がつけば京都駅まで歩々。途中の泉涌寺悲田院の境内からは，京都タワーの西向こうあたりから愛宕山，雪衣を着た比叡まで京都の市街地が一望される。目的があって歩くわけではなく，ときどき，気の向くまま，足の向くまま歩く。何も考えずに歩くことに身を委ね，思考をエポケーの状態にした，いそぐ必要のないぼんやりを楽しみ歩く。忙中の閑を歩く。

　この小さな書籍に収めた22編は，こうしたぶらぶら歩きにも似て，どこに行き着くかは読み手にお任せする。「なんでやろ？ いってみよ」に身を任せた，作業を療法の手だてとする生業（なりわい）の枝道，寄り道で，出会い，気づいてこぼれでた「ことば」から選んだものである。そのときどきにこぼれでた「ことば」の寄せ集めであるが，偶然の重なりが生んだ必然の結果とも，系統立てない中に生まれた系統ともいえる，緩やかなつながりがある一冊になったように思う。

　わがままな生き方をした人間の言い訳にすぎないが，その存在を信じて甘え，私自身のことを語ることが少なかったことに対する妻や子どもたちの寛容に感謝する。そして生まれたばかりの孫，自分と同じ道を歩いている若い仲間たちに，作業療法という十分に開かれていない道を，何を思って歩き，何に気がついたのか，一人の作業療法士の歩みの痕跡を贈りたい。

　　　　　　　　　　　　2011年1月
　　　　　　　　　　　　　春まだ遠い　寒紅梅の香……

　　　　　　　　　　　　　　　　　　山根　寛

Index

A to Z

acting out 98, 194
adaptation 77, 78, 233
ADL 59, 75, 77, 100, 139, 221, 222, 254
coping 117, 123
emotional crying 245, 246
emotional tears 245, 246
IADL 75, 77, 221, 222, 254
ICF 74, 76, 249, 252, 255, 256
Winnicott 28, 39, 112, 246

あ

アンビバレンツ
　.................................. 23, 24, 43, 44, 46, 95, 143
生きられる身体 209
憩いの場 176, 189, 258, 259
移行空間 150, 159-161
移行現象 39, 148, 150, 159-161
移行対象 28, 36, 39, 41, 123, 124, 148, 150, 159-161
意識している自己 219, 227, 229
依存しているという感覚 157
一次的疾病利得 144, 146, 148
意味記号 128-131, 133-136, 217
意味性 147
インダストリアル・セラピー 258
オープングループ 46, 117, 186
汚言 116, 118, 119, 121, 127
音楽 68, 74, 75, 79-89, 92-98, 100, 191, 204
音楽療法 67, 100
音声チック 118, 119

か

解離性（転換性）障害 224
抱えと心配 158
過覚醒状態 35
課題志向集団 203
からだで覚える 230
寛解過程 26, 28, 34, 42, 54
感覚的クオリア 212
環境因子 76, 252
間身体性 133, 138
記憶障害 88, 98, 216
聞き手 129
客観性 55, 65, 136
共通感覚 51, 61, 175
共有体験 27, 61, 135, 136, 138, 175, 217
具体性 55, 65, 147, 148, 160, 161, 184
グループダイナミックス
　.. 179, 184, 185, 199
グループプロセス 184
口愛期 47, 57, 174
肛門期 47, 48, 57, 174
五感の共通性 135, 136
国際生活機能分類 74, 76, 249, 256
こころの声 139, 143, 144, 148
個人因子 76, 252
ごっこ遊び 113, 150, 155, 158, 159
ことば 72, 74, 80, 128-131, 133-137, 201, 203, 230, 243, 265
コミュニケーションの成立 128, 129

さ

産業療法 258
自我 17, 24, 48, 52, 54, 57, 59-61, 105, 106, 115, 116, 123-127, 134, 137-139, 148, 174, 192, 194, 204, 205, 229

自我開放 *61*
自我形成 *105, 110, 112, 114, 115*
自我の拡張 *137*
自己愛 *59, 85, 123-125, 147, 192-194, 205*
志向的クオリア *212, 213*
自己尊重 *57, 60, 174, 175, 180, 183*
自己治癒 *116, 117, 122-127*
仕事療法 *56*
自己の身体の確かめ *208, 214, 218*
自分と身体とのコミュニケーション
 .... *215, 218*
自分と生活とのコミュニケーション
 .... *215, 218, 229*
自閉療法 *116*
社会的学習理論 *116*
習慣的身体 *212, 213, 229*
集団志向集団 *203*
周辺言語 *131, 134, 136, 138*
主体性 *39, 41, 55, 65, 105, 106, 112, 114, 184, 215, 227, 253, 263, 264*
衝動のエネルギー *24*
初期身体像 *213*
職業同一性 *114*
自律と適応
 .... *75, 85, 160, 219, 232, 233, 240, 245*
ジル・ドゥ・ラ・トゥレット症候群
 .... *116, 118, 127*
心身一如 *208, 210, 211, 218*
心身相関 *209-211*
心身統合の喪失 *219-224*
心身二元論 *208, 209, 211*
身体エネルギー
 .... *18, 27, 57, 85, 100, 148, 149*
身体化症状（からだの声） *139*
身体感覚レベルの共通性 *133*
身体機械論 *209*

身体自我 *229*
身体図式 *211, 212, 223, 224, 229, 230*
身体性
 .... *17, 27, 56, 85, 147, 148, 215, 217, 218*
身体像 *211, 212*
身体表情 *134, 138*
スピリチュアルケア *233, 237, 238*
生活技能訓練（SST） *61, 116*
生活の再建 *76, 126, 208, 215, 219, 225, 230, 232, 233, 240, 246*
生活の自律 *75, 77, 85, 160, 245*
精神自我 *229*
西洋医学的身体観 *209*
生理的な共通性 *128, 133, 135*
接枝分裂病 *28, 29, 34*
摂食障害 *213, 223*
操作性 *147, 148*
ソーシャル・サポート *192, 199*
ソーシャル・ホールディング *192*

た

退行現象 *28, 34, 42, 43, 49, 52, 54, 144*
対象関係 *28, 33, 34, 37-39, 41, 42, 47, 49-52, 54, 96, 157, 159*
対象喪失
 .... *33, 34, 96, 107, 110, 144, 241, 244*
確からしさ *16, 115, 230*
ダブル・バインド *105-115*
段階づけ *78*
知覚のカテゴリー化 *225*
知的フィルター *131, 134*
知的防衛 *81, 82, 134*
適応 *17, 26, 36, 47, 48, 57, 61, 70, 73, 77, 82, 85, 112, 116, 123-125, 148, 152, 174, 182, 189, 190, 193, 199, 212, 218*

手の機能との同一化 *18, 27*
転換ヒステリー *139, 140, 148*
投影性 *147, 148*
東洋的身体観 *208, 211, 218*
ともにある身体 *208, 214, 219, 227*

な

二元論的身体観 *208, 209, 218*
二次的疾病利得 *141, 144, 146, 148*
認知行動理論 *116*
能動性 *147*
ノーマライゼーション *237*
ノンバーバル *35, 81, 94, 98, 100, 136*

は

話し手 *129, 131, 134*
パラレルな場
  .... *49, 189-192, 195-200, 203-207*
ピア・サポート *192, 195, 198, 199, 205*
悲哀の仕事 *240, 243-248*
被影響体験（作為体験） *224*
非言語情報 *135, 136*
非言語的表現 *81, 82, 122*
病院内退行 *49*
表現様式 *80-82, 87*
病的退行 *113, 245*
普遍性 *55, 65*
ホールディング *192, 246, 247*
補完・代替療法 *209, 210*
没我性 *147, 148*
ほどよいかかわり *139, 148*
ほどよい母親 *39*

ま

無意識の表出 *18, 26, 27*
目的性 *147, 148*
物を介した対象関係 *28, 39*
物を媒介とした二者関係 *50*
森田療法 *116*

や・ら

有用感 *57, 85*
幼児的退行 *42, 44, 47, 52*
リカバリー *253*
力動的集団 *203*
離人性障害 *224*
類似体験 *133, 138*
論理性 *55, 65*

初出一覧

◇ 知の章 ── 作業活動の考え方使い方
　発散的な意識化を促す描画の利用（作業療法9巻2号，1990年）
　作業療法における物の利用 ── 術後歩行困難となった接枝分裂病患者（作業療法11巻3号，1992年）
　退行現象を伴う寛解過程における作業活動の力動的観点からみた役割 ── 精神分裂病少女の寛解過程より（作業療法12巻3号，1993年）
　作業療法と園芸 ── 現象学的作業分析（作業療法14巻1号，1995年）
　植物という命とのかかわり（総合ケア2001年4月号，2001年）
　作業療法と音楽（音楽医療研究第3巻，2010年）
　記憶を呼び戻したピアノの役割 ── 自殺未遂後記憶を失った分裂病患者の場合（作業療法10巻4号，1991年）

◇ 技の章 ── 作業療法のかかわり
　作業療法過程にみられるダブル・バインド ── 主体性を損なわない関わりを求めて（作業療法12巻4号，1993年）
　「ふれない」ことの治療的意味 ── 汚言に葛藤する患者の対処行動と自己治癒過程より（作業療法16巻5号，1997年）
　作業療法における「つたわり」── ことばを超えたコミュニケーション（作業療法17巻6号，1998年）
　からだの声に耳を傾けて聴くこころの声 ── 身体化症状によりADL全介助となった少女の回復過程より（作業療法19巻6号，2000年）
　幻想と現実の分離・再統合における作業療法の機能 ── 統合失調症性強迫性障害・認知障害の事例より（作業療法23巻2号，2004年）

◇ 理の章 ── 作業療法の視点
　町の中の小さな畑から ── 慢性老人分裂病者を支える（作業療法13巻3号，1994年）
　分裂病障害にとっての集団と場（作業療法ジャーナル29巻2号，1995年）
　パラレルな場（トポス）の利用（作業療法18巻2号，1999年）
　「パラレルな場」という治療構造：ひとの集まりの場の治療的利用（コミュニケーション障害学26巻3号，2009年）
　コミュニケーションとしての作業・身体（作業療法25巻5号，2006年）
　心身統合の喪失と回復 ── コミュニケーションプロセスとしてみる作業療法の治療機序（作業療法27巻1号，2008年）
　作業療法とスピリチュアルケア ── 作業を通して生活（史）を聴く（緩和ケアVol.15 No.5，2005年）
　泣く・笑う ── 悲哀の仕事と作業療法（作業療法ジャーナル41巻1号，2007年）
　愛しあい，結ばれ，命を宿し，産み，育てる：障害がある人たちの生活支援をICFの視点から（作業療法ジャーナル44巻7号，2010年）
　地域の人々への啓発：気づきと学びの泉「拾円塾」（こころの科学増刊「本人・家族のための統合失調症とのつきあい方」，2010年）

［著者略歴］
山根　寛（やまね ひろし）

認定作業療法士，博士（医学），登録園芸療法士

1972年　広島大学工学部卒業
　　　　船の設計の傍ら病いや障害があっても町で暮らす運動「土の会」活動をおこなう．
1982年　作業療法士の資格を取得し，精神系総合病院に勤務
1989年　地域生活支援をフィールドとするため大学に移り，「こころのバリアフリーの街づくり」「リハビリテーションは生活」「ひとが補助具に」「こころの車いす」を提唱し，生活の自律と適応を支援

「こころのバリアフリー」「リハビリテーションは生活」「ひとが補助具に」「こころの車いす」を提唱し，地域生活支援に関わる市民学習会「拾円塾」主宰，日本園芸療法研修会顧問，日本神経学的音楽療法勉強会顧問，日本音楽医療研究会世話人など，作業・活動を治療・援助手段とする多職種連携を推進

現在，京都大学大学院医学研究科人間健康科学系専攻教授
日本作業療法士協会副会長，日本精神障害者リハビリテーション学会理事，日本園芸療法学会理事

［著書］
『精神障害と作業療法 第3版 —— 治る・治すから生きるへ』(三輪書店)，『土の宿から「まなびやー」の風がふく』(青海社)，『ひとと植物・環境 —— 療法として園芸を使う』(青海社)，『作業療法の詩（うた）・ふたたび』(青海社)，『治療・援助における二つのコミュニケーション —— 作業を用いる療法の治療機序と治療関係の構築』(三輪書店)，『作業療法の詩（うた）』(青海社)，『ひとと音・音楽 —— 療法として音楽を使う』(青海社)，『ひとと作業・作業活動 第2版 —— ひとにとって作業とは？ どのように使うのか？』(三輪書店)，『ひとと集団・場 第2版 —— ひとの集まりと場を利用する』(三輪書店)，『食べることの障害とアプローチ』(三輪書店)，『伝えることの障害とアプローチ』(三輪書店) ほか

作業療法の知・技・理
さ ぎょう りょう ほう ち ぎ り

2011年7月10日 印刷
2011年7月20日 発行

著　者　山根　寛
発行者　立石　正信

装丁　臼井新太郎／装画　早川靖子
　　　本文組版　石倉康次
印刷　あづま堂印刷／製本　誠製本

発行所　株式会社　金剛出版
〒112-0005　東京都文京区水道1-5-16
電話 03-3815-6661　振替 00120-6-34848

ISBN 978-4-7724-1200-1 C3047　　Printed in Japan©2011

ハインツ・コフート

C・B・ストロジャー著／羽下大信，富樫公一，富樫真子訳　その生涯と，自己心理学の立場を確立するまでのコフートの思索の道筋をたどる伝記。　8,925円

事例から学ぶ精神鑑定実践ガイド

林幸司著　裁判員制度の時代に，「精神鑑定」への正しい知識と実務の実際，問題点と限界をわかりやすく解説した画期的なガイドブック。　4,410円

家族療法のスーパーヴィジョン

R・E・リー，C・A・エベレット著／福山和女，石井千賀子監訳　臨床教育者とスーパーヴァイザーのための家族療法スーパーヴィジョン入門書。　3,990円

エビデンス・ベイスト心理療法シリーズ8　社交不安障害

貝谷久宣，久保木富房，丹野義彦監修／M・M・アントニー他著／鈴木伸一監訳　社交不安障害の治療に必要な情報がコンパクトに解説されている。　2,520円

エビデンス・ベイスト心理療法シリーズ9　摂食障害

貝谷久宣，久保木富房，丹野義彦監修／S・W・トイズ他著／切池信夫監訳　認知行動療法を中心としたエビデンスに基づく治療法を提示する。　2,520円

精神科デイケア必携マニュアル

長谷川直実監修／笠井利佳，山本泰雄，畑山やよい，小川千玲編集　地域密着系・都市型デイケア「ほっとステーション」@札幌の10年の軌跡!!　2,940円

ディグニティセラピーのすすめ

小森康永，H・M・チョチノフ著　終末期における，死にゆく人の「尊厳」を高めるケア。創始者による研究論文と，その日本でのはじめての実践例。　2,940円

解離性障害とアルコール・薬物依存症を理解するためのセルフ・ワークブック

S・A・ウィンター著／小林桜児，松本俊彦訳　当事者，家族，すべての治療スタッフ必携のガイドブック。　2,520円

非行臨床の技術

橋本和明著　罪状決定・更生措置へと少年を導く非行臨床について，家庭裁判所調査官経験の著者がケースレポートから編み出す10の技術論。　3,990円

未熟型うつ病と双極スペクトラム

阿部隆明著　現代うつ病論の金字塔「未熟型うつ病」論考から構築される，成熟停止社会と一億総うつ時代のための臨床試論。　4,725円

私説・臨床心理学の方法

渡辺雄三著　初回面接・見立ての技法やクライエントとの良好な治療関係を築くコツなど面接場面で役立つ臨床知見が解説された著者の臨床の集大成。　6,090円

認知行動療法を学ぶ

下山晴彦編　認知行動療法の基礎スキルから臨床現場での実践方法まで，最新形の認知行動療法を体系的に学ぶための18講義。　3,780円

語り・妄想・スキゾフレニア

生田孝著　統合失調症の妄想論，幻聴の臨床研究，ワイツゼッカーの主体概念の考察など，臨床精神病理学によるスリリングな知的冒険の書。　4,725円

薬物・アルコール依存症からの回復支援ワークブック

松本俊彦，小林桜児，今村扶美著　認知行動療法にもとづく薬物・アルコール依存症からの回復プログラムを使いやすいワークブックとして刊行。　2,520円

価格は消費税込み（5%）です